Corona - Sprüche und Widersprüche

Eine Aufarbeitung der Corona-Pandemie

3. erweiterte Auflage (August 2023)

von Joachim Gilbert

Inhaltsverzeichnis

1. Vorwort

Wo warst du am 18. März 2020? Schon klar, der 18. März ist nicht
der 11. September. Eine besondere Bedeutung haben aber beide Tage.
An jenem Frühjahrestag vor drei Jahren schwor die damalige
Bundeskanzlerin Angela Merkel die Deutschen in einer TV-
Ansprache auf die Pandemie ein: „Es ist ernst. Nehmen Sie es auch
ernst. Seit der Deutschen Einheit, nein, seit dem Zweiten Weltkrieg
gab es keine Herausforderung an unser Land mehr, bei der es so sehr
auf unser gemeinsames solidarisches Handeln ankommt."

Seitdem hat Deutschland und die ganze Welt viel erlebt: Inzidenz, R-
Wert, AHA-Regeln, G1, G2, G3, Maskenpflicht, PCR-Test,
Impfzentren, Impfpflicht, Lockdowns, Schulschließungen,
Schließungen öffentlicher Einrichtungen, massive Beschneidungen
der persönlichen Freiheit, Querdenker, Impfverweigerer, volle
Krankenhäuser, Long Covid, Post Covid – Begriffe, von denen einige
wahrscheinlich in späteren Geschichtsbüchern auftauchen werden.

Die nachfolgenden Texte sind eine Sammlung aus Schlagzeilen
veröffentlichter Medien, die im Internet zu finden waren. Eingeleitet,
aufgelockert und ergänzt sind diese mit Kommentaren, Netzfunden,
Anregungen, Bonmots, Zitaten, Witzeleien, Leserbriefen sowie
eigenen Gedanken und Beobachtungen im Umfeld der Corona-
Verordnungen der Bundesregierung und der Länderregierungen sowie
über die Diskussionen über die Impfpflicht. Gelegentlich findest du
auch Sticheleien gegen die veröffentlichten Medien, gegen die Politik
im Allgemeinen, gegen Politiker und deren – gelinde gesagt –
zweifelhaften Aussagen und Maßnahmen.

Vorsicht, du liest hier kritische und provokante Inhalte zu den
Einschränkungen der Grundrechte der Bürger dieses Landes im
Rahmen der Corona-Maßnahmen. Ich habe nicht für alle geschrieben,
sondern nur für die, die sich angesprochen fühlen, die selbst und
kritisch denken. Setze dich in deinen bequemsten Sessel oder lege

dich auf deine Couch, schmökere in diesen Texten und genieße die Gespenster der Vergangenheit! Aber glaube nicht, dass diese Gespenster nicht auch nochmal wieder zurückkommen können – in dieser oder in einer anderen Gestalt!

Glaube mir nicht alles, was ich hier schreibe, beobachte selbst und informiere dich mittels eines breiten Medienangebots! Lasse dir keinen dieser Texte einfach so durchgehen, beschäftige dich damit und ziehe deine Schlüsse für dich persönlich daraus! Denke deine eigenen Gedanken und verlasse dich nicht auf vorgefertigte, einseitige und "gängige" Standpunkte!

Die nun folgenden Aufzeichnungen enthalten wahre, kritische, satirische, sarkastische, zynische, skurrile, ironische und auch bittere Bestandteile. Wer diese nicht versteht oder damit nicht umgehen kann, sollte sich die folgenden Texte besser nicht ansehen!

Die Texte sind teils witzig, teils erschreckend, aber auf jeden Fall zutreffend und scharf. Falls du durch das Lesen genervt wirst, solltest du wissen, dass mir deine Reaktionen am A.sch vorbeigehen. Ja, besser noch: Je mehr du dich aufregst, je mehr du mit dem Kopf nickst oder je mehr du lachst, desto eher erkennst du die verfahrene und absurde Situation, mit der wir uns über zwei Jahre gezwungenermaßen herumschlagen mussten und teilweise auch heute noch müssen. Im Frühjahr des Jahres 2023 werden es nunmehr 3 Jahre sein!

Die Texte sind in ihrer Abfolge in etwa zeitlich angeordnet und zeigen somit, wie sich die Schwerpunkte verlagerten und wie die Themenkreise der Corona-Pandemie in der Öffentlichkeit gesehen wurden.

Dabei erfolgt in diesem Buch eine Einteilung in die Bereiche Corona-Hochphase (Kap. 2), Corona-Finale (Kap. 3) und Corona-Impfschäden (Kap. 4) sowie Pandemie (Kap. 5).

2. Corona-Hochphase – Was uns alle beeinflusste

2.1 Einleitung zur Corona-Hochphase

Hier ist eine Sammlung von Texten aus veröffentlichten Medien ohne Einteilung in bestimmte Themenkreise aufgelistet. Diese Texte begleiten die Ereignisse zwischen Februar 2021 und April 2022, eine Zeit, die wir alle mitgemacht, gemeinsam erduldet und ausgestanden haben. Viele Menschen durften in der Corona-Zeit feststellen, dass unsere Freiheit nur auf dem Papier existiert!

Damit auch jeder versteht, unter welcher Intention die nun folgenden Texte einzuordnen sind:
"Jeder Mensch ist wertvoll, so wie er ist. Er hat eine Würde, weil er ein Mensch ist. Der Staat muss die Würde eines jeden Menschen schützen" (Artikel 1, Absatz 1 der Grundrechte in leichter Sprache). Inwieweit der Staat als verpflichteter Garant die grundlegende Würde seiner Bürger einhält, beschneidet oder gar außer Kraft setzt und "Verfehlungen" bestraft, wird anhand folgender Ausführungen sehr deutlich gemacht.

2.2 Texte aus veröffentlichten Medien

Focus 03.02.2021:
Hendrik Streeck: "In der ersten Pressekonferenz, auf der ich war, habe ich gesagt: Das Virus ist da, wir müssen lernen, mit ihm zu leben. Das Problem ist aber nach wie vor, dass wir es nicht schaffen, die Bevölkerung kommunikativ über die nächsten drei Wochen hinaus mitzunehmen. Momentan hangeln wir uns von Verordnung zu Verordnung. Mir fehlt ein Langzeitplan".

Der Mundnasenschutz:
(1) volkstümlich auch Maske, Lappen, Gesichtswindel, Maulkorb, Schweinsklappe, Rotzlappen, Filtertüte, Lakaienlappen, Fressbremse, Pappnase oder Fascholappen genannt, ist ein Bußgeldschutz und kein Virenschutz.

(2) Wenn man beim Kaffeetrinken vergisst, den Mundschutz vorher abzunehmen, bekommt das Wort "Filterkaffee" eine ganz neue Bedeutung.

(3) Analogie: "Freie Fahrt für freie Bürger." - "Freie Schnauzen für freie Bürger"

(4) Tipp: Wenn man die Atemschutzmaske über Nacht in Alkohol legt, hat man am nächsten Tag durchgehend gute Laune.

(5) FFP2-Masken schützen vergleichsweise gut vor einer Ansteckung mit dem Coronavirus, heißt es. Doch Millionen von ihnen könnten Experten zufolge zu viele der gefährlichen Partikel durchlassen. Grund ist ein Chaos beim Messverfahren. Der gesundheitliche Schaden dürfte groß sein.

(6) Die einzuhaltenden Abstände und das erzwungene Tragen von Masken sind nichts anderes als eine Verhöhnung des Volkes. Die Maske ist ein Zeichen der Unterwerfung, und das soll uns klar und deutlich gezeigt werden.

(7) Um die Initiatoren der Aktion "maskenfreier Ansturm" auf Supermärkte in ganz Österreich kümmert sich jetzt der Verfassungsschutz.

(8) Der Schauspieler Bruce Willis wurde ohne Maske beim Einkaufen in einer US-Drogerie erwischt. Er sei deshalb vom dortigen Personal aufgefordert worden, die Drogerie zu verlassen.

(9) Kennst du die Masken der Feuerwehrleute gegen den Rauch, Masken von Lackierern der Autoindustrie gegen die giftigen Dämpfe, Masken von Laboranten in Hochsicherheitslabors? Und dann soll eine einfache Stoffmaske gegen den tödlichsten Virus der Welt wirksam sein?

(10) Masken schützen erwiesenermaßen nicht einmal vor Bakterien und die sind um einiges größer als Viren. Allerdings gibt es über 700 wissenschaftliche Studien, die gesundheitsgefährdende Folgen solcher Masken belegen.

Verschwörungstheorie:

(1) Ein Verschwörungstheoretiker ist einer, der vor einem Jahr gesagt hat, wie die Politik heute mit uns umgeht.

(2) Seit Beginn der Corona-Krise werden regierungskritische

Stimmen oft pauschal als rechtsradikal oder unwissenschaftlich diffamiert und dadurch meistens zum Schweigen gebracht.

(3) Ab morgen macht der Verschwörungstheorien-Laden dicht, da er keine Theorien mehr hat, weil alle wahr geworden sind.

(4) Wir werden wach und merken, dass Verschwörungstheorien wahr geworden sind. Vielleicht merken es auch die letzten Menschen im Land.

(5) Verschwörungstheoretiker sind beinahe wie Eltern. Zuerst nerven sie dich mit allem, was tun und sagen, dann wirst du selbst zu einem und plötzlich realisierst du, dass sie die ganze Zeit Recht hatten.

(6) Wir brauchen neue Verschwörungstheorien, die alten sind leider wahr geworden.

(7) In Myanmar und Weißrussland demonstrierten die Menschen (zu recht) gegen die Militärjunta, aber wenn in Deutschland und Österreich Menschen für ihre Grundrechte demonstrieren, sind hier alle Rechtsextreme und Verschwörungstheoretiker.

(8) Früher nannte man es "Enthüllung" und die großen Zeitungen brachten es. Heute nennt man es "Verschwörungstheorie" und die Massenmedien verschweigen es.

Querdenken:

(1) Wikipedia: Laterales Denken (von lateinisch latus "Seite"), auch Querdenken genannt, ist eine Denkmethode, die im Rahmen der Anwendung von Kreativitätstechniken zur Lösung von Problemen oder Ideenfindung eingesetzt werden kann. Mancher Chef baut in seiner Abteilung auf ein oder zwei Querdenker, die die eingefahrenen, konventionellen Wege verlassen, das Scheuklappen- und Schubladendenken überwinden und frischen Wind in die Arbeitsabläufe bringen.

(2) In Kreuzworträtselbüchern gibt es Rätsel für "Querdenker". Das sind diejenigen Rätsel, deren Lösung ein besonderes hohes Maß an Flexibilität, eine genaue Analyse der Fragestellung und das Zurücklassen vorgefertigten Wissens erfordern. Das Denken über Grenzen hinweg ist angesagt.

Polizeiarbeit:

(1) In Hamburg jagt ein Streifenwagen einen Jugendlichen, der gegen Corona-Regeln verstoßen hat. In München und in anderen Städten messen Polizisten mit Zollstöcken die Abstände zwischen Menschen. Das geht zu weit. Die Polizei hat Besseres zu tun.

(2) Die Polizei sollte die Pandemie bekämpfen, aber sie kämpft gegen die Menschen, um die Pandemie zu verteidigen.

(3) "Herr Polizist, ich habe Kinderstimmen gehört. Wahrscheinlich ein unerlaubter Kindergeburtstag dort drüben."

(4) Kranke Systeme gehen mit Gewalt gegen friedliche Bürger vor.

(5) Die "Polizei" ist nicht da, um die Bürger zu schützen, sondern das Regime und um den Irrsinn durchzusetzen.

(6) Wenn ein Polizist einen Asylbewerber auch nur falsch anfasst, diskutieren wir ein halbes Jahr lang über Polizeigewalt. Wenn Polizisten bei Anti-Corona-Demos Menschen verprügeln, scheint das vielen egal zu sein, es sind ja nur „Querdenker". Bemerkt keiner diese ekelhafte Doppelmoral?

Frustrationen:

(1) Selbst die treuesten Maskenträger und Abstandhalter werden langsam mürbe. Bei den Impfungen geht es nur schleppend voran und neue Mutationen des Coronavirus tauchen auf. Wann haben wir diesen ganzen Irrsinn hinter uns und können wieder halbwegs normal leben? Ein Belohnungssystem für artige Bürger? Die Corona-Regeln werden immer irrer.

(2) Wenn sich ein Firmenmitarbeiter über Corona-Maßnahmen wie zum Beispiel Kontaktverbote lustig macht, riskiert er, dass dies durch Arbeitsgerichte auch als Lächerlichmachen der betrieblichen Arbeitsschutzregelungen in Pandemie-Zeiten gewertet wird.

Corona-Allerlei 1:

(1) MP Kretschmann kann sich kürzere Ferien wegen Corona vorstellen.

(2) Ladenhüter AstraZeneca? Was die Bundesländer jetzt mit den übrigen Dosen machen.

(3) Wäre Deutschland ein Schiff, dann steuerte es in der Corona-

Pandemie direkt auf einen großen Eisberg zu. Die Gefahr: größtenteils unsichtbar, durch zu hohes Tempo steigt das Risiko einer Katastrophe.

(4) Auch wer gegen Corona geimpft ist, könnte Überträger sein.

(5) In Österreich treten nach der Impfung mit dem AstraZeneca-Impfstoff bei zwei Frauen Komplikationen auf. Eine stirbt.

(6) Treibjagd auf CDU-Abgeordnete, die Merkels harten Lockdown kritisierten?

(7) Die Menschen sind keine Untertanen.

(8) Mein Gott, so viele Schwerverbrecher im ganzen Land, hoffentlich werden die Drogendealer und Islamisten davon nicht traumatisiert.

(9) In einem Berliner Park gaben sich spielende Kinder als Drogendealer aus, um nicht von der Polizei festgenommen zu werden.

(10) Rodeln verboten, dealen erlaubt.

Neue Regeln:

(1) Was bedeuten die neue Regel A-H-A? Arbeit weg – Haus weg – alles weg.

(2) Kennst du auch die F-A-U-L Regel? Fenster auf und lüften.

Corona-Allerlei 2:

(1) Wir werden alle manipuliert, belogen und betrogen. Das nimmt kein Ende.

(2) Corona ist doch gar nicht das Problem – da steckt mehr dahinter.

(3) Es wird weiter gehen mit dem Lockdown bis genügend Menschen geimpft sind. Es sterben zwar weniger Menschen an oder mit Covid, aber dafür sterben nun mehr Menschen den wirtschaftlichen und sozialen Tod.

(4) Dieser Kasperlhaufen geht mir so was von auf den pin. Und das jeden Tag mehr.

(5) Die Mehrheit fällt weiterhin auf diesen Nonsens rein.

(6) Wie traurig muss es in einem aussehen, wenn man Umarmungen als provokant und gefährlich empfindet?

(7) Es existiert keine Logik bei Schließungen oder auch Öffnungen. Das ist reine Willkür.

(8) Wo kommen wir denn da hin, wenn jeder auf seinen Grundrechten besteht?

(9) Die Grundrechte sind veraltet.... seit Corona.

(10) Der Staat weiß, was für den einzelnen "Bürger" am Besten ist.

(11) Es wurde uns innerhalb eines Jahres die ganze Freiheit weggenommen - das ist ein unerträglicher Zustand.

(12) Jetzt überlegen sie, für unsere Hunde eine CO_2 Steuer einzuführen und Menschen mit Maskenbefreiung sollen auf ihren Führerschein verzichten. Die finden für uns schon länger hier lebende täglich neuen Wahnsinn. Michel sollte langsam aufwachen.

Kanzleramt und Regierung:

(1) Die gefährlichste Mutation hockt im Kanzleramt.

(2) Ich hätte nie gedacht, dass so etwas in einer Demokratie überhaupt möglich ist. Es ist definitiv eine Scheindemokratie mit einer Scheinkanzlerin.

(3) Ich verstehe nicht, wie sich das Volk der Dichter und Denker von dieser abscheulichen und unglaubwürdigen Dame am Nasenring durch die Manege führen lässt.

(4) Schwach anfangen, stark nachlassen und dann mit Turbo in den Negativbereich .... So geht Bundesregierung.

(5) Eine Regierung, die aus Versagern besteht, kann keine guten Dinge machen. Verantwortungsvolle Minister wären schon längst zurückgetreten.

(6) Die Krake aus Berlin greift vehement und unerbittlich in unser aller Leben ein.

(7) Es ist nicht das Virus, das kontrolliert und eingeschränkt wird, sondern die Menschen sollen kontrolliert und eingeschränkt werden.

(8) Soll die Bundesregierung bei der Pandemie-Eindämmung mehr Macht bekommen? Eine Umfrage zeigt: Die Mehrheit der Deutschen wäre dafür.

(9) Die meisten Menschen haben ein blindes Vertrauen in die Regierung, das über Jahre gezüchtet wurde. Sie klammern sich an die Hoffnung, dass nach der Impfung alles wie früher wird.

(10) Staaten, die das Recht nicht achten, verkommen zu Räuberbanden.

Denkvorgänge:

(1) Mit betreutem Denken aufhören, selbst denken und Immunschutz aufbauen.

(2) Selber denken gefährdet das Allgemeinwohl.

(3) Bitte denkt eure eigenen Gedanken, denn nur sie sind die Gewinner in diesem Panikspiel.

(4) Wir brauchen kein betreutes Denken. Freiheit ist das höchste Gut. Grundwerte sind nicht verhandelbar.

(5) Wer nicht in der Lage ist zu denken, bleibt bitte zu Hause, testet sich täglich, trägt die FFP2-Maske rund um die Uhr und wartet auf die erlösende Impfung.

(6) Jeder Mensch mit gesundem Menschenverstand hat schon lange begriffen, dass die Inzidenzwerte herbeigetestet werden.

(7) Seit Beginn der Pandemie fragt man sich, ob es in Deutschland keine denkenden Menschen mehr gibt. Es gibt viel kluge Fachleute, die aber leider nicht gehört werden. Die Regierung hat aufgehört zu denken und hört aus Gründen des Machterhalts nur auf ihr genehme Fachleute.

(8) Mir scheint, dass hierzulande zu viele Menschen ihren Verstand an der Garderobe abgegeben haben. Ich hoffe sehr, dass sie ihn bald wieder abholen, denn sonst werden sie ihn ein Leben lang suchen müssen.

Corona-Allerlei 3:

(1) Es ist total verrückt: Alle hören auf zu leben um nicht zu sterben.

(2) Das ist kein Impfstoff, sondern eine unumkehrbare genetische Veränderung.

(3) Wie viele Menschen (mRNA-Geimpfte oder Interessierte) würden wohl in ein Flugzeug mit einer "Notzulassung" oder "bedingten Zulassung" steigen?

(4) Wem man die Mimik nimmt, dem nimmt man das Gesicht.

(5) Corona ist nur Mittel zum Zweck. Wir werden mit dem Coronagedöns abgelenkt. Der große Mist geschieht im Hintergrund.

(6) Gerade hat unsere Putzfrau angerufen. Sie macht jetzt Homeoffice. Sie sagt mir am Telefon, was ich zu machen habe.

(7) Die Impfstrategie des Bundes kann Millionen Menschen

gefährden: Alte und Kranke sollen zuerst geimpft werden und erste
Daten zu Risiken und Nebenwirkungen zu liefern.
(8) Auch die Knöpfe meiner Hose haben nun damit begonnen,
voneinander Abstand zu nehmen.
(9) Können wir 2020 deinstallieren und nochmals neu installieren?
Diese Version hat einen Virus.

C-Fragen:
Wieso darf jeder selbst bestimmen, ob er sein Leben beenden möchte,
aber nicht vergleichbare Entscheidungen treffen, wie…
(1) sich impfen zu lassen,
(2) mit oder ohne Maske herumzulaufen,
(3) sich dem Risiko einer Infektion auszusetzen,
(4) selbstbestimmt zu entscheiden, ob er sich isoliert oder sich dem
Risiko eines Superspreader-Events auszusetzen?

Wellengang:
(1) Erste Welle, zweite Welle, dritte Welle, vierte Welle, Dauerwelle,
Sommerwelle, Herbstwelle, Westerwelle (nein der nicht, der ist
gestorben), ….
(2) Hab mir nun ein Surfbrett zugelegt….bei so vielen Wellen muss ja
irgendwann die perfekte Welle dabei sein.
(3) Liebe Mitbürger: Vielen Dank für Ihre Teilnahme an der 3. Welle.
Seien Sie im Herbst zur 4. Welle wieder dabei. Diesmal unter dem
Motto: "Frisch gebräunt wieder eingezäunt".

Michel-Taten:
(1) Der Dummichel glaubt alles, zahlt brav seine Steuern für diese
Unsinnsverordnungen und geht auch noch zur Wahl, um die
Beschneidung seiner Freiheiten zu zementieren.
(2) Viel zu viele Michels werden sich testen und impfen lassen und
sind dann automatisch die Guten.

B. Brecht:
Wo Unrecht zu Recht wird, wird Widerstand zur Pflicht.

C-Tests:

(1) Tests können falsche Ergebnisse bringen? Nein, das gehört zur Verschwörungstheorie.

(2) Der Schnelltest kommt mir vor wie die Corona-App: Viel Aufwand, geringfügiger Nutzen aber für ein paar wenige lukrativ.

(3) Kann mir jemand sagen, wo er den Nutzen dieser Tests für Privatpersonen sieht? Mir fällt kein einziger sinnvoller Grund ein.

(4) Wer sollte denn einen freiwilligen Selbsttest durchführen, wenn er oder sie nicht vorhat, aus dem Ergebnis Konsequenzen zu ziehen? Dann lässt man doch einfach das Testen?

(5) Der Erfinder des PCR-Tests hat selber gesagt, dass dieser außerhalb von Laboren keine Aussagekraft hat.

(6) Sehr geehrte/r Mitbürgerin/Mitbürger: Die Corona-Teststation erreichen Sie über den Eingang in der Straße der Opfer des Faschismus.

(7) Negativer Test vor der Abreise in den Urlaub: Wer keinen hat, fliegt nicht mit.

(8) Heute: Freitesten, Morgen: Freiimpfen, Übermorgen: ...?

(9) Das neue Hobby der Deutschen: Mit dem Schnelltest-Stäbchen in der Nase popeln. Was soll dieser Blödsinn und was erwarten sich die Selbsttester davon? Doch nicht etwa, dass sie zum "normalen Leben" zurückkehren können?

(10) Jetzt getestet – in einer Stunde Covid.

(11) Die Apotheken verkaufen Salben für die durch das Testen beanspruchten Nasengänge.

(12) Ich habe mir die PCR-Tests bei Aldi geholt und gleich alle 5 ausprobiert. Ergebnis: 2 mal negativ, 2 mal positiv und 1 mal schwanger.

(13) Aldi ruft alle gekauften Schnelltests zurück. Es waren irrtümlicherweise Idiotentests verkauft worden.

(14) PCR ist kein Test, sondern ein Amplifikations-Verfahren und vom Erfinder als Virentest ausdrücklich als ungeeignet deklariert. Mit dem Test lässt sich alles nachweisen was man will, sofern man nur genügend Wiederholungen durchführt. Die Positivfehlerrate liegt bei 60 %.

(15) Deutschland ist ein Land, in dem völlig gesunde Menschen nur mithilfe eines Wattestäbchens zu Kranken gemacht werden.

Pandemie-Theater:
Die Pandemie erinnert an eine Serie mit zu vielen Staffeln: Die Gegner werden immer müder, die Helden immer blöder und die Handlung immer konfuser. Die Story ist vorhersehbar, das Publikum ist genervt und die Produzenten machen dennoch weiter.

P(l)andemie:
(1) Für die Denkfaulen: Eine Plandemie ist eine geplante Pandemie. Was das heißt, bleibt deinem kritischen Denken überlassen.
(2) Die Plandemie endet nur, wenn der Plan zu Ende geführt ist, um Gesundheit geht es schon lange nicht mehr.
(3) Eine Pandemie existiert nicht, da gemäß offiziellen Zahlen keine erhöhte Sterblichkeit vorliegt. Bei einer Pandemie (wie früher bei der Pest) liegen die Toten auf der Straße. Schaue aus dem Fenster, siehst du die Toten?
(4) Die Pandemie-Maßnahmen, genannt Verordnungen, verfügen nicht über die notwendigen gesetzlichen Grundlagen und sind infolgedessen gesetzeswidrig.

Gesundheit:
(1) Bei einer Pandemie, in der über 99 % aller Menschen gesund sind, müssen sich 100 % einen nicht getesteten Impfstoff verabreichen lassen, um niemanden zu gefährden.
(2) Nur in einer kranken Gesellschaft müssen gesunde Kinder beweisen, dass sie gesund sind.
(3) Über 99 % der Menschen sind gesund und werden als vermeintliche Gefahr betrachtet. Da muss ein Gesunder nachweisen, dass er gesund ist!
(4) Früher: Man fühlte sich krank und ging zum Arzt. Heute: Man geht zu Aldi, dm und Co., kauft sich einen Schnelltest, dieser fällt negativ aus, man fühlt sich gesund, geht zum Arzt und lässt sich impfen. Wo ist da die Logik?
(5) Als Gesunder muss ich zuerst krank werden oder mich auf eine

Krankheit testen lassen, damit ich als Genesener, Getesteter oder Geimpfter einen Kaffee im Restaurant trinken darf. Diese Haltung ist für mich krank.

Medienarbeit:
(1) Zitat Peter Scholl-Latour: "Wir leben in einem Zeitalter der Massenverblödung. Besonders der medialen Massenverblödung."
(2) "Bitte waschen Sie ihre Hände, Ihr Gehirn waschen wir" (ARD, ZDF).
(3) Europa ist ein Irrenhaus und Deutschland ist die Zentrale.
(4) Lassen Sie noch denken oder denken Sie schon selbst?

Angst:
(1) 2020/2021: Corona wird uns alle töten. Die Wahrheit ist, dass die Angst uns töten wird. Denn die Angst blockiert uns und macht uns zu gefügigen Nichtdenkern. Schalte den Fernseher aus und denke selbst!
(2) Das Einzige, was eine Regierung braucht, um Menschen zu Sklaven zu machen, ist Angst.
(3) Vor Covid 19 hab ich keine Angst. Vor einer Grippe so wieso nicht. Vor dem ewigen Lockdown einer A. M. schon.
(4) Die Menschen werden seit fast eineinhalb Jahren durch eine Politik der gezielten Angsterzeugung vor einem unsichtbaren Virus in einem permanenten Schock- und Ungewissheitszustand gehalten.
(5) Es gibt zwei Dinge, die einem richtig Angst machen: Das ist zum einen diese absurde Politik und noch schlimmer die verblödete und phlegmatische Mehrheit.

Sagte ein Virologe im TV:
Die beste Waffe im Krieg gegen das Coronavirus ist der gesunde Menschenverstand.
Antwort: Wir sind verloren! Die meisten von uns sind unbewaffnet!

Rat:
Halte dich 1,5 Meter von allen negativen Menschen entfernt.

Jesus:
Ein Jünger fragt: "Sag mir, Jesus, warum hast du den Menschen

Ohren gegeben, wenn sie doch nie zuhören?" Jesus antwortet: "Mein Sohn, im Jahr 2020 werde ich eine Pandemie auf die Erde schicken". "Und dann werden Sie zuhören?" "Nein, aber dann brauchen sie die Ohren, um die Maske zu befestigen."

Gerichte und Grundgesetz:
(1) Die deutsche Gerichtsbarkeit ist voll auf Regierungskurs.
(2) Wo sind die Wächter über unser Grundgesetz? Wo bleiben die Richter und Gerichte? Fällt denen nichts auf? Dürfen oder können sie noch unabhängig urteilen?
(3) Wozu gibt es denn ein Grundgesetz, wenn da jeder dran "rumschrauben" kann?
(4) Ex-Bundesinnenminister fordert befristeten Ausnahmezustand im Grundgesetz.
(5) Starker Tobak ist, das Grundgesetz auszuhebeln und uns Menschen wie Untertanen zu behandeln.
(6) Das Grundgesetz unterscheidet nicht zwischen Geimpften, Genesenen, Ungeimpften und Getesteten oder Ungetesteten. Freiheit für alle!
(7) Grundgesetz und Föderalismus stehen nur auf dem Papier, und Papier ist bekanntlich sehr geduldig. Die Regierung ist mit der Bundesnotbremse noch lange nicht am Ende, die schalten jetzt erst in den dritten Gang. Im Prinzip haben diese verbrecherischen Politiker jetzt mit der Änderung des "Infektionsschutzgesetzes" freie Bahn, kaum ein Richter stellt sich denen in den Weg, und der Rest wird mundtot gemacht.
(8) Es ist unheimlich, wie bedenkenlos in Deutschland mittlerweile mit unseren Grundrechten umgegangen wird. In der Pandemie streicht der Staat unsere elementaren Rechte, als wären es Bauvorschriften. Er bestimmt in bürokratischem Ton, wen wir wann treffen dürfen (Oma ODER Opa), wohin wir wann Ausflüge machen dürfen (Wannsee ja, Ostsee nein). Und jetzt schreibt er uns auch noch vor, wann wir überhaupt noch vor die Tür gehen dürfen.
(9) Der Gesetzentwurf zum neuen § 28b des Infektionsschutzgesetzes ist ein verfassungswidriger Angriff auf das Grundgesetz und gegen das Staatsprinzip des Föderalismus. Niemand in diesem Staat hat das

Recht auf Allmacht, schon gar nicht die Bundeskanzlerin.

(10) Es ist erschreckend, ja geradezu verbrecherisch, wie in kurzer Zeit "unsere Regierung" das Grundgesetz aushebelt. Sie lässt unbescholtene Bürger und Bürgerinnen niederknebeln, wenn diese unser Grundgesetz demonstrativ im öffentlichen Raum zeigen und daraus vorlesen.

(11) Viele scheinen vergessen zu haben, dass der Bürger der alleinige Souverän dieses Landes ist. Regierung, Gesetzgebung und Rechtsprechung sind nur die Diener dieses Souveräns.

(12) Gemäß GG Artikel 8 Absatz 1 haben alle Deutschen das Recht, sich ohne Anmeldung oder Erlaubnis friedlich und ohne Waffen zu versammeln. Absatz 2 schränkt diese Freiheit wieder ein und kann von den Regierenden so hingedreht werden, dass für Verbote jegliche Begründungen angeführt werden können. Somit existiert GG Artikel 8 nicht mehr für diejenigen, die die Regierung kritisieren.

(13) Wir erleben heutzutage die Umkehrung des Rechtsgrundsatzes "in dubio pro reo": Menschen sind in der Beweispflicht, nicht erkrankt zu sein. Konnte im Mittelalter eine Verdächtigte nicht beweisen, dass sie keine Hexe ist, landete sie auf dem Scheiterhaufen.

Der Impfpass:

(1) Merkels neue Mauer.

(2) Migranten kommen ohne Papiere ins Land. Einheimische brauchen einen Impfpass fürs Restaurant und zum Reisen ins Ausland – Das ist doch logisch, oder?

(3) Ostsee-Urlaub nur mit Impfpass.

Corona-Allerlei 4:

(1) Willkommen in der DDR Version 2 und sehr viele Schlafschafe merkeln das nicht.

(2) Solange dieser Wahnsinn vorherrscht, werde ich am normalen Leben, unter Auflagen wie ständiges Testen und Impfen, nicht mehr teilnehmen. Ich wurde bis jetzt nicht getestet und nicht geimpft und das bleibt auch so.

(3) Regt euch doch nicht auf über die Sonderrechte von Geimpften. Wir sollten ihren letzten Wunsch respektieren.

(4) Bisher wurde ich am Nasenring der Werbung durch den
Supermarkt gelotst, heute hänge ich am Nasenring der Politik.
(5) Was wir hier erleben, ist der Zerfall der Demokratie und die
Geburt einer Diktatur.
(6) Ob die Deutschen wohl wenigstens im Sommer checken, dass eine
ach so schlimme tödliche Grippe unmöglich existent sein kann bei 30
Grad?
(7) Joggen mit Maske: Damit bist du auf dem besten Weg ins
Krankenhaus mit Lungenschäden.
(8) Jeder in den USA hingerichtete Mörder, der mit einer Giftspritze
stirbt, stirbt humaner, als jemand, der eine hiesige Coronaspritze
bekommt.
(9) Was Covid klar zeigt, Volksschullehrer, Bankkaufleute und
Studienabbrecher sind nicht die richtigen Besetzungen für
Gesundheitsminister. Das Fehlen jeglicher Fachkompetenz ist
verheerend. Würdest du dich von einem Friseur operieren lassen,
nicht einmal an dein Auto würdest du einen Zuckerbäcker lassen.

Corona-Allerlei 5:
(1) Von mir aus, zieht 20 Masken übereinander und lasst euch drei
mal im Monat impfen, aber lasst die, die das nicht wollen, in Ruhe!
(2) Totales politisches Versagen! Obendrauf komm noch die reine
Willkür, gespickt mit Korruption!
(3) Das größte Problem des Lockdowns sind die Depressionen, unter
denen die Menschen leiden.
(4) Eine anständige Regierung hätte diesen größten Betrug an der
Menschheit überhaupt nicht zugelassen. Kein Virus (Grippe wie jedes
Jahr), kein Test, also wozu eine Impfung?
(5) Man kann nur noch bitterlich weinen, wenn man sieht, was hier
bei uns inzwischen abgeht. Das hätte ich vor anderthalb Jahren noch
nicht für möglich gehalten.
(6) Ich möchte mich nicht loben, aber ich war in diesem Jahr noch in
keiner Kneipe.
(7) Der 1. April wird in diesem Jahr abgesagt, weil kein erfundener
Streich mit der unglaublichen Sch…. mithalten kann, die gerade in
Deutschland passiert.

(8) "Die Lage ist besäufniserregend." - "Du meinst wohl
besorgniserregend?" - "Ja, das auch."
(9) Muss ich denn auf Demos gehen um leben zu können?

Wahlen:
(1) Landtagswahlen am 14.03.2021 in Baden-Württemberg und
Rheinland-Pfalz:
Wer immer noch daran glaubt, dass Wahlen etwas verändern könnten,
hat nichts verstanden. Das System ist das Problem und nicht die
Lösung. Dem System hinter dem System ist es egal, welche Farben
ihr wählt. Es ist eine Scheindemokratie, in der die Großkopfeten sich
die Wahlergebnisse selbst zusammenbasteln.
(2) Die dummen Schafe wählen ihren Schlachter selbst.
(3) Jetzt die Altparteien zu wählen, um das Land zu retten, ist genauso
sinnvoll, wie ein halbes Brathähnchen zum Tierarzt zu bringen.
(4) Wer seine Metzger mit Begeisterung weiter wählt, bekommt die
Rechnung (=Lockdown, zunehmende Unterdrückung und
Freiheitsentzug).
(5) Wer noch eine der 5 Blockparteien wählt, hat die Kontrolle über
sein Leben verloren.

Stechmücke:
Ich werde bald kommen und ich impfe euch alle ohne Termin.

DDR:
(1) Ein Ostler sagt: Ich musste '89 über die Westler lachen, die über
die DDR sagten: Mit uns hätte man das nicht machen können. - Ich
lache immer noch.
(2) Variante zu diesem Ausspruch: Damals haben so viele Wessis
gesagt, was sie sich in der DDR alles nicht gefallen lassen würden.
Wo sind diese Leute jetzt?
(3) In der DDR wurde das Westfernsehen verboten. Mittlerweile bin
ich auch dafür.
(4) Die ehemaligen DDR-Bürger durften nicht verreisen. Dürfen wir
heute ohne Behinderungen verreisen?

Deutsch-Absurdistan:

(1) Eine 3-köpfige Familie möchte eine 7-köpfige Familie zum Essen einladen. Das RKI verbietet das, da nicht mehr als 3 Personen außerhalb der eigenen Familie zulässig sind. Aber die 7-köpfige Familie darf die Familie mit 3 Personen einladen!

(2) Man wird der Rechte aus dem Grundgesetz beraubt aufgrund einer sehr geringen Wahrscheinlichkeit, dass etwas passieren könnte. Man muss nachweisen, dass man nicht krank ist oder geimpft ist und bekommt dann einen kleinen Teil seiner Rechte zurück.

Zitat Mark Twain:

"Es ist leichter die Menschen zu täuschen, als sie zu überzeugen, dass sie getäuscht worden sind".

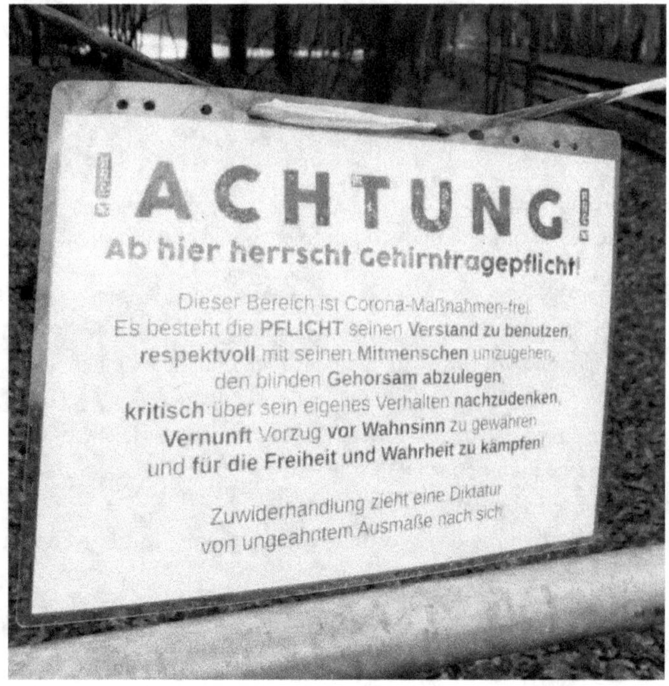

Bio:

(1) Du liebst dein Gemüse ungespritzt. Was ist mit deinem Kind?

(2) Bei Obst und Gemüse essen wir nur Bio und verzichten auf Gentechnik. Bei den Genspritzen ist das alles völlig egal.

Lockdown:

(1) Wir drehen uns im Lockdown-Karussell.

(2) Ich glaube, der Lockdown wird nicht mehr beendet: Die Regierung hat Gefallen daran gefunden. Ich glaube auch nicht, dass es Inkompetenz ist, vielmehr ist alles Strategie.

(3) Der Lockdown wird wie Kaugummi bis zum Dezember 2021 gezogen.

(4) Das dauert locker länger. Die "Löckerchen" waren Wahlgeschenke und das Wahlvieh hat es wieder mal gefressen.

(5) Vorschlag zum Lockdown: Geschäfte öffnen, Kanzleramt schließen.

(6) Nächsten Monat: Neue Mutanten am Start. Was machen wir dagegen? Lockdown, natürlich.

(7) Was schenken wir uns zum 1-jährigen Lockdown?

(8) 2020 und 2021 wiederholen sich einfach: Lockdown, Lockerungen, Lockdown Light, Brücken-Lockdown...und wir Vollidioten machen das auch noch mit.

(9) Noch dreimal Lockdown, dann ist Weihnachten.

(10) Ich bin mir sicher, dass die Menschen spätestens beim 48. Lockdown anfangen Fragen zu stellen. Dem deutschen Volk macht man noch lange was vor.

(11) Erst harter Lockdown 5 Tage über Ostern geplant und alles geschlossen, dann – oh Verzeihung – war nicht so gemeint. Sadismus und Ignoranz kann man nicht verzeihen.

(12) Ihr seht das ganz falsch: Wir haben keinen Lockdown sondern eine neue Realität.

(13) Das Schlimmste in einem 3-wöchigen Lockdown sind die ersten 6 Monate.

(14) Die Mehrheit wünscht einen kurzen, knackigen Lockdown. Und wenn dann die meisten Menschen geimpft sind, ist die ganze Schoße

vorbei. Wer so denkt, hat nichts kapiert, um was es hier eigentlich geht.

Corona-Allerlei 6:
(1) Israel gibt Geimpften ihre Freiheit zurück. Es ist also nur noch eine Frage der Zeit, bis A. M. bestätigt, dass wir wieder frei sind, wenn wir geimpft sind.
(2) Warum haben die Amish kein Corona? Weil sie kein Fernsehen haben.
(3) Sohn: "Papa, ich ziehe eine Karriere im organisierten Verbrechen in Betracht". Vater: "Regierung oder Pharma, mein Sohn?"
(4) Mag schon sein, dass Geimpfte mehr Rechte bekommen, aber Ungeimpfte leben länger.
(5) Ohne Pass kommt man in den deutschen Sozialstaat. Ohne Sachverstand und Verantwortungsgefühl kommt man in die deutsche Bundesregierung. Aber ohne Coronatest oder Impfpass kommt man nicht einmal ins Restaurant oder in den Urlaub.
(6) Der schlimmste Virus ist der blinde Gehorsam.

Großer Ansturm auf Krankenhäuser vor Ostern:
Deutsche Urlauber reservieren Intensivbetten mit Handtüchern nach ihrer Rückkehr von Mallorca.

Gesichtserkennung auf der Bank:
Bitte nehmen Sie aus Sicherheitsgründen während Ihres Besuchs in der Bank Ihre Kopfbedeckung ab, die Maske müssen Sie aufbehalten.

Zitat George Orwell 1984:
"Alles außer Arbeiten war verboten: Spazierengehen, Spaßhaben, Singen, Tanzen, sich treffen, alles war verboten…"

Neue Erkenntnisse:
Es gibt 5 Merkmale, dass die DDR zurück ist:
(1) Menschenschlangen vor Geschäften,
(2) leere Regale,
(3) die Grenzen sind zu,

(4) keine freie Meinungsäußerung und Demonstrationsverbot,
(5) Denunziantentum.

Ärztliche Untersuchungen:

An alle, die so vorbildlich testen gehen: Ruhig auch gleich beim
Röntgen nachsehen lassen, ob was gebrochen ist. Dann MRT, man
weiß ja nie, was man noch haben könnte. Dann noch zum Psychiater,
man könnte ja deppert sein.

Einer von Omas Sprüchen:

Abends gehe ich oft mit einer Schüssel Kartoffelsalat spazieren. Das
gibt mir das Gefühl, ich wäre zu einer Party eingeladen.

Corona-Allerlei 7:

(1) Wer sich an den Fakten orientiert, kommt zu dem Schluss, dass
die Politik, Wissenschaft und die Medien falsch agiert haben. Schuld
an der Wirtschaftskrise ist nicht Corona, sondern die Regierung.
(2) Der Lockdown und der Maskenzwang macht Kinder physisch und
psychisch krank.
(3) Gott sei Dank öffnen die Friseure endlich. Dann können
Einzelhändler und Gastronomen, die ein anständiges Hygienekonzept
hatten, wenigstens frisch gestylt auf dem Amt ihre Insolvenzanträge
stellen.
(4) Die Menschen kämpfen um ihre Existenz. Man sollte dann auch
mal an diejenigen denken, die sich am Verkauf von Masken bereichert
haben.
(5) Da freue ich mich doch schon auf ausgiebige Spaziergänge
während der Ausgangssperre.
(6) Das Versagen der Gesundheitsämter: Inzidenz, Inkompetenz,
Inkontinenz?

Anruf in der Notrufzentrale:

"Wir sind in der Hand skrupelloser Verbrecher und brauchen dringend
Hilfe". "Wo sind Sie und wie viele"? "In Deutschland und rund 81
Millionen."

Zitate vom Bild-Chefredakteur Reichelt:
(1) "Die Bundesregierung hat uns nicht zu sagen was wir zu tun und
zu lassen haben .... die Bundesregierung hat vielmehr die Umstände
herzustellen unter denen wir leben können."
(2) "Die Bundesregierung ist bereit, uns jetzt wieder Vertrauen zu
schenken? Entschuldigung .... wir schenken unserer Regierung
Vertrauen und NICHT die Bundesregierung den Bürgern!"
(3) Inzwischen wurde Herr Reichelt aus der "Schusslinie" genommen,
indem man ihn anderer "Vergehen" bezichtigte.

Das Abnehm-Ziel 2021:
Die Maske.

Dialog heute:
A: Wo ist Ihre Maske? B: Wo ist denn Ihr Regenschirm?. A: Wieso
Regenschirm, es regnet doch gar nicht. B: Prima, Sie haben es
verstanden.

Eine Analogie:
Stelle dir einen Einkaufswagen aus dem Supermarkt vor. Kann man
damit Sand transportieren? Stelle dir deine Maske vor. Kann diese die
C-Viren zurückhalten?

Skandal:
Professor Stöcker entwickelt einen hochwirksamen Antigen-Impfstoff
und wird angezeigt, weil er unerlaubt Tests an sich und seiner Familie
vorgenommen hat.

L-Bach:
(1) Großartige Neuigkeit: Mein IQ-Test ist zurück, er ist negativ.
(2) Somit mussten wir die Zahlen steigen lassen, um die Politik
begründen zu können.
(3) …. stützt seine Aussage, es würde bald 500 Tote pro Tag geben,
auf „anekdotische Evidenz" (Hörensagen) und auf "Spezialisten", die
ein bisschen rumgefragt hätten…
(4) "Abends muss man zu Hause bleiben".

Corona-Allerlei 8:

(1) Nur Menschen in Ketten freuen sich über Lockerungen.

(2) Ich habe mehr Angst vor der Dummheit der Menschen als vor irgendeinem Virus.

(3) Eine Pandemie ist, wenn 1000 gesunde Menschen vor einem Supermarkt Schlange stehen, um einen Test zu kaufen mit dem sie herausfinden wollen, ob sie krank sind.

(4) Keine Rente, aber Spritze ab 60 Jahren.

(5) Die Inzidenz steigt, die neue Mutante ist tödlicher als die vorherige, aber Todeszahlen steigen nicht...finde die Fehler!

(6) Im RKI sitzen sogenannte Wissenschafts-Funktionäre, die verbreiten, was ihnen das Zentralkomitee befiehlt.

(7) Bekämpfen wir den Menschen oder das Virus?

(8) Deutsche wacht auf und denkt nach! Oder gehört ihr zu den Schlafschafen, die sich am Nasenring von den inkompetenten und ignoranten Leithammeln in der Regierung und im RKI durch die Gegend schleifen und von ihrem selbstbestimmten Leben ausschließen lassen?

(9) 70 % der Gehirngewaschenen verstehen immer noch nicht was hier passiert.

(10) Wir brauchen eine Notbremse für die Torheiten der Politik.

Konsequenzen:

Merkel weg, Söder weg, Spahn weg, Wieler weg, Lauterbach weg, Corona weg.

Das dumme Volk hält den Politikern noch immer die Stange:

Ich sehe die Deppen schon in der 397. Welle und alle laufen noch mit Masken rum und glauben, dass Zitronenfalter Zitronen falten und die Politik zum Wohle des Volkes handelt.

Sophie Scholl:

Der größte Schaden entsteht durch die schweigende Mehrheit, die nur überleben will, sich fügt und alles mitmacht.

Mit anderen Worten: Wer mitmacht, merkt nichts oder will auch nichts merken.

Ausspruch eines Anwalts:
Wir werden zur Zeit von oben herab regiert und mit Maßnahmen
gegängelt, ohne dass das, was von oben kommt, irgendeine
Legitimität hat. Das Volk ist der Souverän und bestimmt, wie regiert
wird! Die Regierung hat keinen Kontakt mehr mit dem Volk, sondern
vertritt die Interessen der Pharma- und Finanzindustrie.

Ostern 2021:
(1) Früher hat man an Ostern seine Ostereier versteckt. Heute muss
man seine Ostergäste verstecken.
(2) Durch die C-Maßnahmen werden wir Bürger als unmündige
Kinder behandelt: Wenn wir artig sind, dürfen wir an Ostern ein
Osterei suchen und wenn nicht, gibt es Stubenarrest.
(3) Ostern 2021: Ansammlungen werden mit bis zu 2 Jahren Haft
geahndet.
(4) Als Ostergeschenk bekommen wir Lockdown bis Weihnachten
(welches Jahr?).
(5) Sollen wir die Impfzentren über Ostern zu und die Kirchen auf
machen?
(6) Zu Ramadan im April/Mai wird alles wieder geöffnet.
(7) Gesundheitsminister Spahn am Ostermontag zur Lage in der
Pandemie: "Impfen verhindert nicht die dritte Welle, die dritte Welle
wächst".
(8) Eine Pandemie ist doch noch lange kein Grund für die
Gesundheitsämter, über Ostern rund um die Uhr zu arbeiten. Es reicht,
wenn die Bevölkerung rund um die Uhr zu Hause bleibt.
(9) Ostern 2021 - Willkommen in der 2-Klassen-Gesellschaft: Mir
muss keiner irgendwelche Freiheiten geben, nur weil ich geimpft bin,
und bestimmt nicht diese Gestalten in der Politik.

NTV:
Pandemie-Folgen treiben Kinder in die Mediensucht.

William Shakespeare:
Das ist die Seuche unserer Zeit – Verrückte führen Blinde.

Toleranz:
Bald erreicht die Toleranz ein so tiefes Niveau, dass die Klugen nicht
mehr denken dürfen, da dies die Gefühle der Dummen beleidigt.

Verstand:
„Herr Doktor, ich leide seit kurzem an Verstand." „Gucken Sie 2 mal
täglich 15 Minuten Tagesschau oder Heute, dann sollte der Verstand
nach wenigen Tagen abklingen."

Krass:
(1) Gelbe Armbinde mit schwarzen Punkten als Erkennungszeichen
für Geimpfte.
(2) Junger Italiener lässt sich den QR-Code seines Impfpasses auf den
Oberarm tätowieren.

Impfreihenfolge in der Bäckerei:
Die Berliner werden zuerst geimpft.

Lockdown:
"Wir haben den Lockdown nicht wegen dem Virus, wir haben den
Lockdown, weil die Regierung vieles versäumt hat", sagt FDP-Vize
Wolfgang Kubicki.

Kurt Tucholsky:
"In Deutschland gilt derjenige, der auf den Schmutz hinweist, für viel
gefährlicher als derjenige, der den Schmutz macht."

Pleite:
(1) Drohung: Ihr bleibt so lange zuhause bis ihr pleite seid.
(2) Die Läden, Friseure und Gastronomen können sich nicht wehren
und viele gehen Pleite.

Was die wenigsten wissen:
Die Bevölkerung ist "rechtlich" gar nicht gezwungen, eine Maske zu
tragen, denn es gibt überhaupt kein Gesetz, das einem gesunden
Menschen eine Maske aufzwingen könnte. Es gibt lediglich
Verordnungen, die jedoch nicht unterschrieben und da ohne
gesetzliche Grundlage, auch rechtswidrig sind – grundgesetzwidrig!

Vater zum Sohn:
Wenn du nicht aufhörst zu lügen, wirst du später mal Faktenchecker
bei Facebook.

Woran erkennst du, dass die Wahrheit geschrieben wird?
(1) Facebook blockiert sie
(2) Twitter verbannt sie
(3) Google versteckt sie
(4) YouTube löscht sie
(5) die Regierung zensiert sie
(6) die GEZ-Medien verschweigen sie.

YouTube:
(1) Die Wahrheit über Corona wird immer gelöscht und die User
gesperrt. Das sollten sich die YouTuber unbedingt merken.
(2) YouTube ist der verlängerte Arm der staatlichen Zensur.

Supermarkt:
In Supermärkten wird Covid prinzipiell nicht übertragen. Es ist ein
pandemisches Wunder:
(1) jeder Käufer nimmt die Ware in die Hand,
(2) ich fasse den Wagengriff an, den vor mir schon viele Kunden
angefasst haben,
(3) ich teste das frische Obst und Gemüse, andere tun das auch.

Ein Mathematikstudent rechnet nach:
Das RKI berechnet die Inzidenz um das 4-fache zu hoch. Das kommt
daher, dass in die Berechnung nur die positiven Tests eingehen und
nicht zugleich auch die negativen. Das verstehe ich nicht so ganz, aber
ein renommiertes mathematisches Institut oder ein kundiger Statistik-
Professor sollten doch eine adäquate Berechnung mithilfe erprobter
statistischer Verfahren hinbekommen, um die jetzige fiktive und
politisch gewollte Berechnung ad absurdum zu führen.

Prof. Rieck:
Die Regierung beeinflusst die Parameter der statistischen Berechnung
der Inzidenz und treibt mit deren Steuerung bzw. Auswahl deren Wert

hoch. Damit verschafft sie sich einen Freibrief für die verschärften Maßnahmen.

Stoßgebet:
Unsere tägliche Inzidenz gib uns heute und vergib uns unsere Kontakte. Wie auch wir vergeben unseren Besuchern und führe uns nicht in die Sonne, sondern erlöse uns von unserem Immunsystem. Denn dein ist der PCR-Test und der R-Wert. Gib uns ewige Mutationen sowie die heilbringende Impfung. Amen.

Seehofer....
(1) hat es mal so oder so ähnlich ausgedrückt: Die, die gewählt werden, haben nichts zu sagen und die, die das Sagen haben, werden nicht gewählt.
(2) ….. ist für eine rigorose Vorgehensweise des "Rechtsstaates" und man muss allen Anfängen die Stirn bieten.

Virenschleuder:
Jeder Mensch trägt 80 Billionen Viren in sich – auch Corona-Viren. Ob diese aktiv werden, liegt am Immunsystem. Ein starkes Immunsystem liegt u. a. an:
(1) Guter, sauberer Luft,
(2) gesundem Essen,
(3) liebevollen Sozialkontakte,
(4) Angstfreiheit.
Fazit: Wer ein gutes Immunsystem hat, bleibt gesund, sonst wäre die Menschheit schon längst ausgestorben.

Angst:
(1) Einige wenige Schlaue verbreiten Angst und sehr viele Dumme haben Angst. Es läuft alles bestens - alle machen mit.
(2) B. Bahner: Deutschland, hast du soviel Angst vor dem Leben, dass du dich komplett wegsperren lässt?
(3) Zwei Engel treffen sich im Himmel. Engel 1: "Auch Corona?" Engel 2: "Nein, Angst davor".
(4) Wer Angst und Panik hat, soll mit dem Hintern im Haus bleiben. Alle anderen, die dies nicht wollen, leben weiter wie vor der

Pandemie.

(5) Man hat keine Angst vor dem Virus, sondern nur davor, wozu man
von der Regierung gezwungen wird, zu tun. Es muss endlich Schluss
sein mit diesem Irrsinn!

(6) Mehr Angst vor Long Covid als vor Nebenwirkungen des
Impfens?

Backpfeife:

Müsste ich wählen, ob ich eine Ohrfeige bekäme oder tagelang eine
Maske trage - ich würde die Ohrfeige als deutlich kleinere
Misshandlung empfinden. Umgedreht: Der Zwang zur Maske ist eine
schlimmere Misshandlung, als das Kind zu schlagen!

Autokauf:

Du kaufst ein Auto ohne Probefahrt und ohne zu wissen, wie viele
Kilometer es hat und der Händler gibt null Garantie. Warum lässt du
dir oder deinem Kind was spritzen, von dem der Hersteller nicht sagt,
was drin ist? Er sagt auch nicht, welche Nebenwirkungen es hat, eine
Garantie gibt er ohnehin nicht. Ist dir dein Auto wichtiger?

Medizinische Experimente:

Die schrecklichen medizinischen Experimente und der Völkermord,
die in Deutschland stattfanden, wurden in den Nürnberger Prozessen
verurteilt. Es ist sehr klar, dass die experimentellen mRNA-COVID-
Impfungen, wenn sie Menschen ohne informierte Zustimmung und
gegen ihren Willen verabreicht werden, eindeutig gegen die
Prinzipien der informierten medizinischen Zustimmung und die
Verurteilung von medizinischen Experimenten verstoßen, die im
Nürnberger Kodex niedergeschrieben ist.

Text nach Matthias Richling:

Corona ändert dauernd sein Verhalten und seine Mutanten kommen
aus England, Südafrika usw. Warum reagiert unsere Regierung nicht
auf diese Veränderungen und reagiert flexibel auf diese Mutanten?
Stattdessen kommen immer die gleichen Reaktionen und
Holzhammermethoden aus dem Mittelalter: Lockdown, Grenzen zu,
Lockdown…?

Infektionsschutzgesetz:
(1) Ein Gesetz zum Schutz der Infektion.
(2) Das Ermächtigungsgesetz, pardon das Infektionsschutzgesetz
(vom November 2020 und nochmalige Verschärfung im April 2021),
ist nichts anderes, als eine Aushebelung der Demokratie und ein
weiterer Schritt in Richtung Diktatur.

Die Regierung sagt:
Impfen bleibt "freiwillig". Aber wer nicht mitmacht, verliert
(1) seine Reisefreiheit,
(2) das Recht auf körperliche Unversehrtheit,
(3) die Unverletzlichkeit der Wohnung,
(4) wird von der Kultur und Bildung ausgeschlossen
(5) wird diffamiert und als Feind der Gesellschaft ausgeschlossen.

Eine Virologin
beschrieb die Maßnahmen der politisch Verantwortlichen: "Ich habe
immer mehr das Gefühl, dass die Eindämmung der Pandemie oder
auch nur die objektive Auseinandersetzung mit Daten bei einigen
Politikern nie das Ziel war, nur die Frage, wie man das jetzt irgendwie
laufen lassen kann, ohne hinterher verantwortlich gemacht zu
werden."

Eine Labormaus zur anderen:
"Bist du schon geimpft?" "Nein, wozu? Die haben ja jetzt Menschen
für ihre Versuche".

Benjamin Franklin:
Wer grundlegende Freiheiten aufgibt, um sich vorübergehend ein
wenig Sicherheit zu erkaufen, verdient weder Freiheit noch
Sicherheit.

Nächtliche Ausgangssperre:
(1) Bei uns sind spätestens ab 20 Uhr sowieso schon die Bürgersteige
hochgeklappt.
(2) Das Virus ist nachtaktiv, deswegen ja auch die Ausgangssperren in
der Nacht.

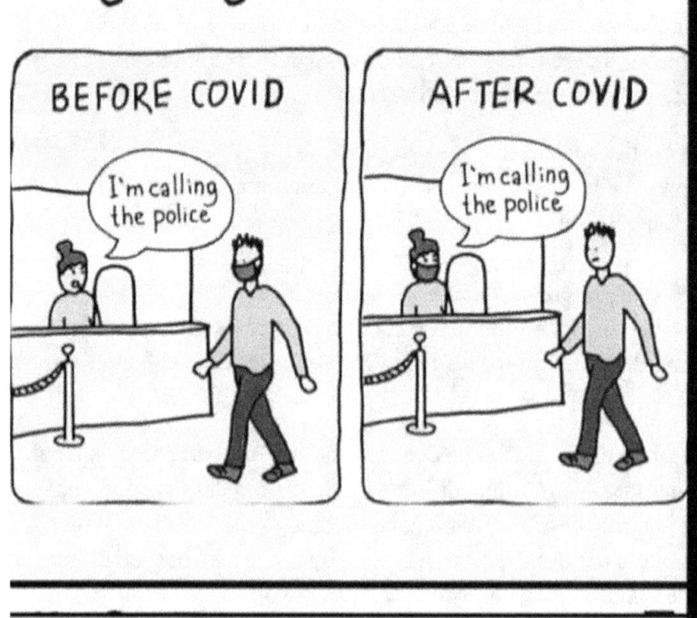

Geistige Beschränktheit:

(1) Wenn man seit Jahren geistig eingeschränkt ist, hat man auch kein Problem mit anderen Einschränkungen.

(2) Es ist ein untrügliches Zeichen für Wahnsinn, wenn man etwas macht, das zu keinem Ergebnis führt und dieses trotzdem ständig wiederholt.

(3) Wann kapieren die Menschen endlich, dass es nicht um ein Virus geht?

(4) Wer es jetzt immer noch nicht begreift, dass es alles nichts aber auch Null Komma nichts mit Gesundheit zu tun hat.... der braucht kognitive Hilfe.

(5) Die meisten Menschen glauben, die am häufigsten gewaschenen Körperteile wären die Hände. Tatsächlich ist es das Gehirn. Obwohl,

ein Extra-Waschgang im Oberstübchen könnten bei einigen Leuten vielleicht nicht schaden.

(6) Wer jetzt nicht verstanden hat, dass wir nur noch Laborratten sind, dem ist absolut nicht zu helfen.

(7) Aus einer Klassenarbeit: Mit dem Gehirn denkt man, dass man denkt. Außerdem wird es für die Kopfschmerzen gebraucht. Es sitzt im Kopf direkt hinter der Nase. Wenn man niest, tropft es. Das Gehirn ist ein sehr empfindliches Organ. Die meisten Leute benutzen es deshalb nur ganz selten.

Lockdown:

(1) Lockdown ist: Wir hocken alleine zuhause rum, langweilen uns und gehen uns auf die Nerven. Wir gehen kurz mal zum Einkaufen (selbstverständlich mit Maske!), gehen ein bisschen spazieren (achten auf Abstand zu anderen!), essen viel und werden dicker. Dazu verblöden wir durch die dauernde TV-Glotzerei.

(2) Lockdown-Varianten: Lockdown light, Mutter aller Lockdowns, Lockdown á la Wuhan, Lockdown wie in der Lombardei, Apokalypsen-Lockdown, Brücken-Lockdown, Wellenbrecher-Lockdown, Lockdown für Ungeimpfte,....

(3) An zahlreichen Orten in Deutschland gelten nächtliche Ausgangsbeschränkungen: Ein abendlicher Spaziergang befeuert das Infektionsgeschehen? Werden dann die Viren wach und stecken die Menschen an?

(4) Man kann den Lockdown auch beim eigentlichen Namen nennen: Ausgangssperre. So viele schöne Namen für ein und die selbe miese Sache: Ausgangssperren sind typisch für autoritäre Regimes.

(5) Virologe Drosten drängt auf "ernsthaften Lockdown". Und was war die ganze Zeit? War das ein Spiel? War das nicht ernst gemeint?

(6) In den USA haben schon 18 Bundesstaaten den Lockdown beendet. Und die Corona-Zahlen fallen.

(7) Jeden Monat wird der sinnlose Lockdown unter neuem Namen verlängert und zerstört unsere Volkswirtschaft: Nach der Osterruhe kommt der April-Frieden, gefolgt vom Mai-Stillstand, der Juni-Erstarrung, dem Juli-Schlaf und der August-Lähmung, ganz zu schweigen vom September-Selbstmord nach der Wahl.

(8) 24 Stunden Lockdown und das Dummvolk schreit HURRA! Ich
schäme mich mittlerweile für meine völlig hirnlosen Mitmenschen!
(9) Wir befinden uns nach wie vor im ersten Lockdown. Es gab nur
Lockerungen, mal mehr, mal weniger. Jetzt werden die Lockerungen
langsam wieder aufgehoben und anschließend wird uns ein neuer
Lockdown verkauft wegen wieder steigenden Inzidenzen und C-
Mutationen – trotz steigender Impfzahlen.

Regierungsmaßnahmen:
(1) Corona ist eine politische Krankheit geworden, es geht nur noch
um den Machterhalt der Regierung.
(2) Je alberner und wahnsinniger die Regierungsmaßnahmen werden,
desto größer ist die Chance, dass mehr und mehr Menschen
aufwachen und dass das Ruder endlich herumgerissen werden kann
und der ganze Zirkus endlich aufhört. Leider wachen erst viele auf,
wenn der Schmerz oder das Problem an der eigenen Tür angekommen
ist und so groß ist, dass es nicht mehr anders geht. Anscheinend sind
wir da noch nicht weit genug und es muss noch viel schlimmer
werden, als es eh schon ist.
(3) 12.04.2021: Einer Einschätzung des Kanzleramts zufolge sind
offenbar noch wochenlang scharfe Corona-Regeln nötig. Man redet
von 8 Wochen.
(4) Die Bundesregierung ist resistent gegenüber wissenschaftlichen
Erkenntnissen.
(5) Justizministerin ruft Polizei zu hartem Vorgehen bei Corona-
Protesten auf.
(6) Wer wie die Bundesregierung von Mai bis November 2020
insgesamt 20 Krankenhäuser mit 3000 Betten schließt, hat jegliches
Recht verloren, dem Volk mit einer etwaigen Überlastung des
Gesundheitssystems zu drohen.
(7) Es ist uninteressant, welcher Clown den Anführer der Nation
spielt. Entscheidend ist, wie viele Narren dieses Spiel mitspielen.

AstraZeneca:
(1) Das Paul-Ehrlich-Institut zählt für Deutschland inzwischen 42
Thrombose-Verdachtsfälle nach einer AstraZeneca-Impfung.
(2) MP Kretschmann litt unter Impfreaktion nach AstraZeneca-Dosis.
(3) Wie sieht der neue Opel AstraZeneca aus? Kannst du dir einen
Leichenwagen vorstellen? - Genau so!

Kurt Tucholski:
Unterschätze nie die Macht dummer Menschen, wenn sie sich einig
sind.

Leipzig am 10.04.2021:
100 Anti-C-Methoden-Demonstranten werden von 1700 Polizisten
vom Marktplatz verjagt. Eine Demonstration für scharfen Lockdown
mit 450 Menschen darf stattfinden.

Wie verblödet ist eine Gesellschaft?
Macht die Supermärkte zu, dass die Schafe endlich hungern und die
Situation begreifen. Hauptsache, die Impfzentren bleiben für die
Dummen offen.

Arthur Schopenhauer:
(1) Für den Fall meines Todes lege ich hier das Bekenntnis ab, dass
ich die Deutschen wegen ihrer überschwänglichen Dummheit
verachte und mich schäme ihnen anzugehören.
(2) Wir sind nicht nur für das verantwortlich, was wir tun, sondern
auch für das, was wir widerspruchslos hinnehmen.

Nach G. H.:
Wir redeten uns ein, uns zu klugen, informierten Menschen entwickelt
zu haben. Wir glaubten bereitwillig, die beste Zivilisationsstufe aller
Zeiten erreicht zu haben. Wir vertrauten einem System und überließen
es den sogenannten Experten. Wir dachten, unsere Regeln würden für
alle gelten. Jetzt sind wir aufgewacht, entzaubert, geschockt und
verzweifelt.

Urteil:
Ein Richter am Amtsgericht Weimar verbietet Masken und Tests an 2

Schulen:
Massenmedien reden von dubiosen Gutachten von Maskengegnern.
Der Richter dieses Urteils muß sich wegen "Rechtsbeugung"
verantworten. Die Räume des Richters und sein Auto wurden
durchsucht und das Handy beschlagnahmt. Die Hausdurchsuchung
erfolgte offenbar aus politischen Gründen: Bestrafe einen, erziehe
Tausend. Welcher Richter wird sich jetzt noch trauen, Recht zu
sprechen?

H. M. Broder:
Wahrscheinlich käme ein Shitstorm, würde ich jetzt von einem
Ermächtigungsgesetz sprechen, wenn es um die Neufassung des
Infektionsschutzgesetzes geht, mit der die Bundesregierung
weitreichende Vollmachten zur Einschränkung der Grundrechte an
sich ziehen will. Aber wie sollte man es richtig nennen? Es geht
immerhin um Machtverschiebung, mehr Durchregieren auf dem
Verordnungswege an Parlamenten vorbei und damit um einen
Demokratieabbau.

Wann stehen wir endlich auf?
Die Masken sind wirkungslos und die Impfungen kann man wegen
eventueller gefährlicher Nebenwirkungen nicht ohne Risiko
verabreichen.

Impfluencer:
(1) Ich glaube an die Impfung, wie ich an Merkel glaube.
(2) Jetzt setzt die Regierung auf prominente „Impfluencer".

Prof. Bhakdi:
Wie lange lasst Ihr Euch noch anlügen?

Demo in Österreich:
Kurz ist der Weg in die Diktatur.

Das hatten wir alles schon einmal:
Wieso gibt es offenbar wieder kaum Politiker mit Rückgrat, die sich
diesem totalitären Ansinnen widersetzen?

Aus der Presse:

(1) "Liebe Parteimitglieder, liebe Bürger, wir wissen schon, was gut für euch ist, also lasst uns einfach machen". Das, was in der Union gerade passiert, steht für einen Trend. Das Ritual der Parteiführung, Entscheidungen von oben nach unten durchzudrücken, verliert mehr und mehr an Akzeptanz. Man kann das beunruhigend finden. Nur ignorieren sollte man es nicht.

(2) Das Kanzleramt soll zur Superbehörde werden: A. M. und ihr Vertrauter H. B. haben einen Masterplan für ein Giga-Kanzleramt entwerfen lassen: 400 zusätzliche Büros, zwei Brücken über die Spree, Hubschrauberlandeplatz, Gärtnerei und viele weitere Extras will sich die Regierung bis zu 600 Millionen Euro kosten lassen – dabei ist die deutsche Regierungszentrale schon heute geräumiger als der Élysée-Palast in Paris oder das Weiße Haus in Washington. "Mit seinem ständigen Mitarbeiterwachstum verschiebt das Bundeskanzleramt die fein austarierten Gewichte des parlamentarischen Regierungssystems – und erobert sich eine Stellung, die man sonst nur von Präsidialregierungen kennt".

Zitat Franklin D. Roosevelt:

"In der Politik passiert nichts zufällig. Wenn es doch passiert, war es so geplant."

Friedrich Schiller:

Die Großen hören auf zu herrschen, wenn die Kleinen aufhören zu kriechen.

BILD:

"Wann hört dieser Irrsinn auf?"

Ein Bürger:

Hallo Polizei, bei mir sind Einbrecher im Haus. Polizei: Dafür haben wir im Moment keine Zeit. Bürger: Aber sie sind zu dritt und halten auch keinen Sicherheitsabstand. Polizei: Ok, wir sind in 5 Minuten bei Ihnen.

NTV:
Vollständig Geimpfte und von Covid-19 genesene Personen sollen wieder in den Genuss von mehr Freiheiten kommen. Doch es zeichnen sich Probleme ab. Es droht ein erneuter föderaler Flickenteppich. Zudem ist unklar, wie genau eine Kontrolle im Alltag erfolgen soll.

Ein Impfarzt laut NTV:
Astra ist weniger gefährlich als andere Vakzine.

Trauerspiel:
83 Millionen Menschen lassen sich in diesem Land für dumm verkaufen und lassen zu, dass der Föderalismus Deutschlands den Bach runtergeht und die Macht wieder in eine einzige Hand gelegt wird.

Nach einer Stern-Meldung vom 23.04.2021:
(1) Rund 50 prominente Film- und Fernsehschauspieler sorgen mit einer großangelegten Internetaktion unter dem Motto #allesdichtmachen für Aufsehen. Künstler wie Ulrich Tukur, Volker Bruch, Meret Becker, Ulrike Folkerts, Richy Müller, Heike Makatsch, Jan Josef Liefers und viele weitere verbreiteten am Donnerstag bei Instagram und auf der Videoplattform YouTube gleichzeitig ironisch-satirische Clips mit persönlichen Statements zur Coronapolitik der Bundesregierung. Andere prominente Schauspielkollegen reagierten entsetzt.
(2) Tukur fordert die Bundesregierung auf: "Schließen Sie ausnahmslos jede menschliche Wirkungsstätte und jeden Handelsplatz. Nicht nur Theater, Cafés, Schulen, Fabriken, Buchhandlungen, Knopfläden nein, auch alle Lebensmittelläden, Wochenmärkte und vor allem auch all die Supermärkte." Und er fügt hinzu: "Sind wir erst am Leibe und nicht nur an der Seele verhungert und allesamt mausetot, entziehen wir auch dem Virus und seiner hinterhältigen Mutantenbagage die Lebensgrundlage."
(3) Liefers bedankt sich in seinem Clip mit ironischem Unterton "bei allen Medien unseres Landes, die seit über einem Jahr unermüdlich

verantwortungsvoll und mit klarer Haltung dafür sorgen, dass der
Alarm genau da bleibt, wo er hingehört, nämlich ganz, ganz oben."
Als einer der Beteiligten distanzierte sich der "Tatort"-Star klar von
Verschwörungstheorien und der Querdenker-Bewegung.

Infektionsschutzgesetz vom April 2021:
(1) Jeder, der da mit "ja" abgestimmt hat, befindet sich nicht mehr auf
dem Boden des Grundgesetzes, wie das in zivilisierteren, früheren
Zeiten immer gern formuliert wurde. Was für ein absolut
geschichtsvergessenes Bewusstsein! Dass man das Ganze mit
irgendwelchen Winkelzügen und Machenschaften auch noch mit einer
einfach Mehrheit durchbringen konnte, zeigt nur, wie wenig die
repräsentative Demokratie einer feindlichen Übernahme durch
totalitäre Gesinnungen entgegenzusetzen hat.
(2) Das neue Infektionsschutzgesetz wurde heute durch die
Bundesregierung beschlossen. Das ist wahrlich ein schwarzer Tag für
Deutschland und die Demokratie.

Nach NTV:
(1) Umstritten ist vor allem die im Gesetz vorgesehene
Ausgangssperre, die automatisch und pauschal in Kraft tritt. Kritiker
halten sie für unverhältnismäßig oder zweifeln deren Nutzen an.
Gegen diese Maßnahme will die FDP und andere Gruppierungen nach
Karlsruhe ziehen. Die Ausgangsbeschränkungen seien ein starker
Einschnitt in die bürgerlichen Freiheiten, die verfassungsrechtlich
aber nur in einer "absoluten Notsituation" in Ordnung wären, sagte
der FDP-Politiker Hermann Otto Solms.
(2) Auch viele Bürger haben schlaflose Nächte wegen der Fülle der
Macht, die sich die Bundesregierung beschert und den Bürgern noch
mehr Grundrechte raubt.

NTV:
Verfassungsrechtliche Bedenken an den Ausgangsbeschränkungen hat
auch der Wissenschaftliche Dienst des Bundestags geäußert. "Ob sie
einer abschließenden verfassungsgerichtlichen Prüfung standhielte,
dürfte zweifelhaft sein", heißt es in einem Gutachten. Es ist nicht der

einzige Kritikpunkt: Verfassungsrechtler verträten "ganz überwiegend (falls nicht sogar einhellig) die Auffassung, dass Grundrechtseingriffe für Geimpfte grundsätzlich nicht mehr zu rechtfertigen sind".

Corona-Allerlei 9:

(1) Die Eilanträge gegen das modifizierte Infektionsschutzgesetz wurden am 6. Mai 2021 pauschal vom Bundesverfassungsgericht abgelehnt. Hier ist wohl eine Nähe zwischen Gericht und Regierung zu unterstellen nach dem Motto: Eine Krähe hackt einer anderen nicht die Augen aus.

(2) Unser Land wird jetzt in einen Staat verwandelt, in dem man für die Veröffentlichung seiner Meinung, die nicht dem Mainstream entspricht, berufliche Nachteile zu befürchten hat.

(3) Wie handhabt man die Ausgangssperre mit den Obdachlosen? Holt man die jetzt unter den Brücken weg und sperrt sie über Nacht in den Knast?

(4) In einer Welt, in der der Teufel regiert, wird halt eben die Lüge zur Wahrheit.

(5) Das hätte man nicht für möglich gehalten, Diskriminierung aufgrund einer persönlichen Meinung und Verweigerung des C-Tests mit der Folge der Kündigung.

(6) Wer sich umfassend informiert, hat keine Angst vor dem C-Virus, sondern vor unserer Regierung.

(7) Banksitzen im Berliner Tiergarten verboten.

Bundesnotbremse:

(1) Der deutsche Bundestag hat am 21.04.2021 die so genannte Bundesnotbremse beschlossen. Diese sieht einheitliche, automatisch verhängte Ausgangssperren für ganz Deutschland vor und ein Herunterfahren des öffentlichen Lebens gekoppelt an gewisse Inzidenzwerte.

(2) Sachsen-Anhalts Ministerpräsident Reiner Haseloff von der CDU beklagt eine Kompetenzverlagerung auf den Bund: "Der heutige Tag ist für mich ein Tiefpunkt in der föderalen Kultur der Bundesrepublik Deutschland", sagte er im Bundesrat am 22.04.2021.

Obwohl viele der Ministerpräsidenten Zweifel im Bundesrat äußerten, winkten die Heuchler das Ermächtigungsgesetz durch.

Focus:
Man kann nur staunen über den laxen Umgang mit Grundrechten, über den seltsam illiberalen Geist, der sich inzwischen offensichtlich im Kanzleramt angesiedelt hat.

C. J.:
Die tödlichste Pandemie aller Zeiten ist NICHT die tödlichste Pandemie aller Zeiten, aber sie wird von der Politik und den Medien den Bürgern als tödlichste Pandemie aller Zeiten verkauft. Lösungen, sogar einfache Lösungen wären vorhanden, aber diese werden gar nicht diskutiert.

Patient zum Arzt:
"Herr Doktor, wann ist diese Pandemie vorbei?" Arzt zum Patienten: "Keine Ahnung. Ich bin Arzt und kein Politiker."

Schwerverbrecher:
(1) Ich werde heute mal wieder etwas schwer Kriminelles machen: Party mit Freunden, alle ungeimpft.
(2) Gefährliche Gewaltverbrecher werden jede Woche am Fließband nach schwersten Straftaten sofort wieder freigelassen, währenddessen eine friedliche Frau, die das Recht frei zu atmen wahrnimmt, ins Gefängnis gesteckt wird.
(3) Bei schwachen Menschen spielen die Schergen den starken Mann, aber wehe dem, es kommen Clanmitglieder um die Ecke, dann sind Hosen voll bis zum Rand.
(4) Wieder mal eine hoch kriminelle Oma auf einer Demo erwischt. Respekt!

Impfung:
(1) Lieber ohne Impfung nichts mehr dürfen, als mit Impfung nichts mehr können.
(2) Ein 18-jähriger Schüler aus Baden-Württemberg hat nach der Impfung mit dem Impfstoff von Biontech/Pfizer eine

Herzmuskelentzündung entwickelt und musste intensivmedizinisch
behandelt werden. In Israel waren mehrere junge Männer nach der
Impfung ebenfalls an einer Herzmuskelentzündung erkrankt. Experten
halten einen Zusammenhang für wahrscheinlich. Auch in Deutschland
handelt es sich offenbar nicht um den ersten Vorfall dieser Art.
(3) Dieselben Leute, die glauben, dass die Erde überbevölkert ist,
sagen, sie können dein Leben retten, mit einem Impfstoff.
(4) Ich habe Symptome, wenn ich diese Horde von selbstgefälligen
Politikern sehe. Ich bleibe mit meinen 72 Lenzen am Leben ohne
Impfung. Ich lebe mein Leben und bleibe ungeimpft.
(5) An alle, die jetzt überlegen, sich das Zeug spritzen zu lassen, um
wieder ihre "Freiheit" zurück zu bekommen oder um ihren Job nicht
zu verlieren: Überlegt euch das bitte nochmal, ob ein Job oder ein
Urlaub es wert sind, dass ihr euer Leben so auf's Spiel setzt! Hinterher
ist es zu spät. Was drin ist, ist drin.

T-Online:
In Norwegen empfiehlt eine von der Regierung beauftragte
Kommission den Ausschluss der Impfstoffe von AstraZeneca und
Johnson & Johnson. Impfwillige, die sich freiwillig dafür entscheiden,
sollten die Vakzine aber erhalten, teilt die Kommission mit.
Impfungen mit AstraZeneca wurden am 11. März wegen der Gefahr
seltener Thrombosen ausgesetzt. Johnson & Johnson ist in Norwegen
noch gar nicht erhältlich.

Demo 01.05.2021:
Als Bürger die Deutsche Nationalhymne singen, stürmen Polizisten in
den Kessel von Weimar.

Sterberate:
Es sind weltweit bereits 620 000 Menschen an oder mit Corona
gestorben. Das ist bei einer Weltbevölkerung von 7,8 Milliarden ein
Prozentsatz von gerade mal 0,008 %.

Null Grippe-Todesfälle in der Saison 20/21:
Noch nie in der Geschichte der Medizin ist eine jährlich

wiederkehrende Krankheit vollständig verschwunden. Sie wurde durch eine andere mit genau denselben Symptomen ersetzt.

Maske:
(1) Ich habe meine Maske innen drin. Dort heißt sie Immunsystem.
(2) Forscher warnt vor gefährlichem Chemiecocktail in FFP2-Masken.
(3) Die meisten Menschen sind mit den Nerven am Ende: Keine Gestik, kein Mimik, wie Zombies, keiner lacht oder grüßt jemanden.

Schock im Supermarkt:
Exhibitionist zeigt allen seine nackte Nase.

Zur Abwechslung mal was Politisches ohne Corona-Bezug:
Treffen sich zwei Haie. Sagt der eine: "Ich habe letztens einen Griechen verschluckt. Ich habe nach drei Tagen immer noch nach Knoblauch gestunken". Sagt der andere: "Ich habe vor kurzem die Bärbock verschluckt. Die war so hohl, dass ich fünf Tage nicht tauchen konnte".

Noch mehr Politisches:
CDU: Wer ein Mitglied wirbt, wird ein Jahr vom Parteibeitrag befreit. Wer zwei Mitglieder wirbt, darf aus der Partei austreten. Wer drei neue Mitglieder wirbt, dem wird zusätzlich bestätigt, dass er nie in der Partei gewesen ist.

Öffnungszeiten:
(1) Montag bis Freitag geschlossen, Samstag und Sonntag Ruhetag.
(2) Deutschland: Bis auf weiteres geschlossen.

Zahlen:
Die Zahlen sind doch vollkommen egal. Jeder weiß inzwischen, dass das alles ein riesiger Beschiss ist. Zumindest der Großteil der Menschen weiß das. Das wirklich Bedenkliche und Gefährliche ist: Die Leute rennen weiter mit Masken rum, obwohl sie wissen, dass es Unsinn ist. Sie gehorchen einfach weiter. Stehen in der Schlange bei "Impfzentren", nur damit sie wieder im Freizeitpark Achterbahn fahren dürfen usw. Wer ernsthaft glaubt, dass man meditierend oder

im Kreis tanzend und "Kumbaya" singend seine Menschenrechte wieder bekommt, der irrt. So sehr ich mir das auch wünschen würde. Das wird nicht funktionieren. Die sogenannte "Polizei" prügelt seit 15 Monaten auf die Bürger ein und nach jeder Demo gehen alle wieder nach Hause und alles bleibt so wie es ist. So wird sich an den Zuständen überhaupt nichts ändern. Außer, dass man euch hier und da einen Zuckerwürfel in den Arsch reinschiebt und ihr mal wieder Pizza essen gehen dürft von Gott-Kanzlerins Gnaden. Vergesst es.

Ich bin entsetzt:
Bei uns in der Stadt haben wir eine Inzidenz von "8". Restaurantbesuch ohne Test nicht möglich. Maskenpflicht nach wie vor. Schwimmbäder geschlossen. Fitnessstudio ohne Test nicht betretbar. Das ist die reinste Verarschung.

Testerei:
Die ganze Testerei ist nur Schikane, damit sich die Leute impfen lassen.

Wissen und Denken:
Man kann einem Menschen Wissen geben, aber man kann ihn nicht zum Denken bringen. Manche Menschen wollen Narren bleiben, nur weil die Wahrheit Veränderung erfordert.

Immunsystem:
Ich bin gesund - nicht getestet, nicht geimpft und umarmbar - und werde dafür bestraft, weil mein Immunsystem funktioniert.

FAZ-Zitat:
"Das Bundesverfassungsgericht hat weitere Verfahren gegen die Corona-Notbremse des Bundes abgewiesen. Zuletzt hatte das Gericht Ende Mai mehrere Beschwerden abgewiesen; auf die damalige Begründung verwiesen sie nun. Acht Eilanträge lehnte das Gericht ab, darüber hinaus wurden 51 Verfassungsbeschwerden nicht zur Entscheidung angenommen, weil sie nicht ausreichend begründet oder aus anderen Gründen unzulässig waren. Es sind aber immer noch viele Klagen anhängig: Bis zum Ablauf des 31. Mai sind insgesamt

424 Verfahren in Karlsruhe eingegangen, darunter auch eines mit
mehr als 7000 Klägerinnen und Klägern" (Ende des Zitats).
Hunderttausende Klagen sind auch bei den Verwaltungsgerichten
anhängig. Da die Gesetzeslage für Richter und Staatsanwälte
eindeutig, aber die Bearbeitung politisch nicht gewollt ist, ruhen die
Klagen erst einmal in den Schubladen – Gemeinhin nennt man das
Arbeitsverweigerung.

NTV:
40 Prozent der Deutschen nehmen in Corona-Krise zu, im Schnitt 5,6
Kilogramm.

Muammar Gaddafi:
Sie werden die Viren selbst herstellen und Ihnen das Gegenmittel
verkaufen. Dann tun sie so, als würden sich sich die Zeit nehmen, um
die Lösung zu finden, die sie bereits haben.

Nobelpreisträger O. H. Warburg:
Wenn ein Zelle 48 Stunden lang nur 35 % des Sauerstoffs erhält,
verwandelt sie sich in eine Krebszelle.

In der Unfallversicherung
… gelten Schutzimpfungen gegen Infektionskrankheiten
mitversichert, allerdings nur gegen die in den besonderen
Bedingungen aufgeführten Infektionskrankheiten.
Gesundheitsschäden infolge der Corona-Schutzimpfung sind nicht
mitversichert. Demnach müsste jeder Einzelne für seine Impfung die
volle Verantwortung übernehmen. Wenn dies bekannt wäre, dann
wäre wahrscheinlich die Impfbereitschaft weitaus geringer.

Krankheit:
Es war einmal: Man fühlte sich krank und ging zum Arzt. Heute: Man
fühlt sich gut und geht zu Aldi um zu testen, ob man nicht doch krank
ist. Dann geht man zum Arzt und sagt: "Aldi hat festgestellt, dass ich
krank bin". Na so was.

G. von Rochow, 18. Jhdt.:

Es ist dem Untertanen untersagt, den Maßstab seiner beschränkten
Einsicht an die Handlungen der Obrigkeit anzulegen.

Voltaire:

Es ist schwierig, Narren von den Ketten zu befreien, die sie verehren.

Was du vielleicht noch nicht weißt:

(1) Kontakte stärken das Immunsystem.
(2) Der Gesichtsausdruck ist ein wichtiger Bestandteil der
Kommunikation und der menschlichen Verbindung.
(3) Das elektrische Biofeld des Herzens reicht bis zu 1,8 Meter weit.
(4) Bakterien sind unser Immunsystem.
(5) Viren sind Teil eines Entgiftungsmechanismus` und sind nicht die
Ursache von Krankheiten.

Politiksatire:

Vielen Dank für Ihre zahlreiche Mithilfe bei den Testungen. Wir
haben nun wieder genug falsch positive Tests für die neue Staffel
Lockdown Nr. 4.

Covid-Impfstoffe:

(1) Alle vier in Deutschland verwendeten Covid-Impfstoffe haben
bislang nur eine bedingte Zulassung ohne abgeschlossene klinische
Studien. Inzwischen gibt es zahlreiche Berichte, Studien und
Statistiken, die die Wirksamkeit und den Nutzen der C-Impfung stark
in Zweifel ziehen.
(2) Der AstraZeneca-Impfstoff wird zurückgerufen, die Anti-Baby-
Pille wird wie ein Hustenbonbon verschrieben.
(3) Ärzte sagen: Das ist kein Impfstoff, sondern eine unumkehrbare
genetische Veränderung.
(4) Die sogenannten Impfungen sind keine, da sie keine Viren
beinhalten, sondern es handelt sich um gefährliche und zudem
verbotene Gen-Manipulations-Experimente. Da hilft auch keine
"Zulassung" durch Gesundheitsbehörden.
(5) Stellen Sie sich einen Impfstoff vor, der so sicher ist, dass man
gedrängt werden muß, ihn zu nehmen. Für eine Krankheit, die so

tödlich ist, dass man getestet werden muss, um zu wissen, dass man sie hat.

(6) Es gibt keine wirksame Impfung gegen die Grippe. Es gibt keine Impfung gegen HIV nach 40 Jahren Forschung. Es gibt keine Impfung gegen Krebs nach 100 Jahren Forschung. Es gibt einen Impfstoff gegen Corona nach einem Jahr Entwicklungszeit. Erkenne den Widerspruch!

Infektionsschutzgesetz:

(1) Parallel zur Verlängerung des Infektionsschutzgesetzes (Gesetz zum Schutz der Bevölkerung bei einer epidemischen Lage von nationaler Tragweite) um weitere 3 Monate wurde am 10.06.2021 vom Bundestag die Installierung eine Staatstrojaners beschlossen. Damit dürfen die Behörden die Kommunikation von Menschen künftig auch präventiv überwachen. Dazu dürfen Smartphones und Computer gehackt werden, indem vorfabrizierte Sicherheitslücken der Provider genutzt werden.

(2) Verlängert wurde das Gesetz wegen der epidemischen Notlage von nationaler Tragweite deswegen, weil sonst die Notzulassungen für die Impfungen sofort enden würde.

(3) Solange unsere Volksvertreter weiterhin die "epidemische Lage" bestätigen, sind der Willkür auch weiterhin Tür und Tor geöffnet. Beendet die "epidemische Lage" (die bei einer Sterberate von unter 0,1% absolut nicht gerechtfertigt ist) und der Spuk hat ein Ende.

Spanische Verhältnisse:

"Spaniens Oberster Gerichtshof hat die auf den Balearen für die gesamte Bevölkerung verhängte Ausgangssperren sowie Beschränkungen bei Versammlungen für unvereinbar mit den Gesetzen erklärt." Der geneigte Leser wird sich fragen, ob die Maßnahmen hier angemessen sind. Man wird den Verdacht nicht los, dass die „Bild" hier und da unverdächtig dem Kollektiv beim Aufwachen hilft. Der Deutsche soll nicht erfahren, wo überall die Maßnahmen schon beendet wurden. Er könnte das auch wollen.

Die DDR-Bürgerrechtlerin Bärbel Bohley 1990:
"Aber die geheimen Verbote, das Beobachten, der Argwohn, die
Angst, das Isolieren und Ausgrenzen, das Brandmarken und
Mundtotmachen derer, die sich nicht anpassen – das wird
wiederkommen, glaubt mir. Man wird Einrichtungen schaffen, die
viel effektiver arbeiten, viel feiner als die Stasi. Auch das ständige
Lügen wird wiederkommen, die Desinformation, der Nebel, in dem
alles seine Kontur verliert."

Digitaler Impfpass:
(1) In Zukunft darf man nur mit dem "EU-Gesundheitszertifikat" sein
Leben leben.
(2) Was passiert, wenn das Smartphone streikt, abstürzt oder verloren
geht? Besser wäre ein Brandzeichen oder eine Tätowierung z.B. auf
dem Arm, selbst bei Stromausfall oder Systemausfall von
Mobilfunk/Smartphone wäre noch erkennbar, wer die Guten oder die
Schlechten sind.

Gendern:
(1) Der Vorteil an der Gendersprache ist, man weiß nach dem ersten
Satz, wenn jemand nicht mehr alle Tassen*innen im Schrank hat.
(2) Gendern heißt es, wenn in Sachsen ein Boot umkippt.
(3) Genderkonform: Es heißt nicht Viren, sondern Vir*innen,
Deutsche*innen, Arschloch*innen.
(4) Neue Wortschöpfungen: Väter*innen, Mütter*innen,
Kinder*innen, Grün*innen, Gäst*innen,, Käfer*innen, Café*innen,
Kund*in, Put*in.

Zensur und Freiheit:
(1) Staatliche Zensur beschützt dich vor der Realität.
(2) Klar gibt es in Deutschland noch Freiheiten: Äußere in
öffentlichen Medien deine nicht genehme Meinung und sei völlig frei
von Job, Bankkonto und sozialen Kontakten. Deine Freiheit kannst du
dann geschützt hinter festen Mauern genießen.

Spahn gemäß NTV:
In einem ersten Schritt kann die Maskenpflicht draußen grundsätzlich

entfallen. In Regionen mit sehr niedriger Inzidenz und einer hohen Impfquote nach und nach auch drinnen.

Corona-Allerlei 10:

(1) Auf dem G7-Gipfel in GB im Juni 2021 bewegten sich die Damen und Herren Regierenden ohne Abstand und ohne Masken. Sollten die Regierenden nicht Vorbild für uns alle sein?

(2) Wenn wir wirklich eine Pandemie hätten, wären wir alle schon tot, weil die Masken nicht vor Viren schützen. Aber wir lassen uns schön weiter verarschen und rennen wie die Lemminge weiter auf die Klippe zu.

(3) Husten und Schnupfen war früher eine leichte Erkältung. heute heißt es Delta. Man lernt nie aus.

(4) Herzinfarkt, Schlaganfall und Krebs darf man alles bekommen. Aber, um Gottes Willen, bloß kein Kratzen im Hals und Schnupfen. Die Delta-Variante wird uns alle töten. Ich warte immer noch auf die 200.000 Toten von Nostradamus. Ich hoffe aus tiefstem Herzen, dass uns während dieser Plandemie wenigsten noch ein paar Menschen erhalten bleiben, die gesund im Kopf sind.

(5) Das Geschwätz über die Delta-Variante ist nichts anderes als die Vorbereitung für neue Maßnahmen und Drangsalierungen. Unsere "Experten" stehen in den Startlöchern, um sich mehr fiese Tricks auszudenken und die Menschen weiter unter Druck zu setzen.

(6) L-Bach: Der Anstieg lässt erwarten, dass im Herbst die Delta-Variante dominiert. Die gute Nachricht: Doppelt Geimpfte sind zu 90 % geschützt. Die schlechte: Unsere Kinder werden nicht geschützt sein....

(7) Info-Medico hat die Zahlen des Paul Ehrlich-Institutes analysiert: Während es in den Jahren von 2000 bis 2020 bei über 770 Millionen Impfungen zu 206 dokumentierten Todesfällen kam, sind es nun bei 14,3 Millionen Corona-Impfungen (seit 2021) bereits über 2030 dokumentierte Todesfälle.

(8) Wer 1,5 Jahre lang gesund geblieben ist, gilt nun als gefährlich für seine Mitmenschen.

Regeln:
(1) Neue 3-G-Regel: Ich Gehe in Zukunft nur dahin, wo ich als
Gesunder auch ohne Impfpass Gewünscht bin.
(2) Noch eine neue 3-G-Regel: Gut Gelaunt und Gesellig.
(3) Die 3-U-Regel: Ungetestet, Ungeimpft, Unbeugsam.

S. Graumann, Deutscher Ethikrat:
Die Impfung schützt davor, schwer an Covid 19 zu erkranken, sie
schützt aber nach derzeitigem Kenntnisstand nicht zuverlässig davor,
sich zu infizieren und vor allem nicht davor, andere infizieren zu
können.

Berliner Luft:
(1) Das Verbot aller Demonstrationen am 21.04.2021 in Berlin ist
staatlicher Faschismus und die Unterdrückung von Demonstrations-
und Meinungsfreiheit. Die demonstrierenden Menschen sind
friedliche, besorgte und denkende Mitbürger, die sich trauen, für uns
Faule auf die Straße zu gehen.
(2) Am 19.06.2021 Spaziergang in Berlin mit Verhaftungen.

Antworten von "glücklich" Geimpften:
Wieder verreisen dürfen, mal wieder essen gehen, Angst vor noch
mehr Einschränkungen, Pflicht durch Job, raus aus den Repressalien.
Eine Antwort fehlt: Die Angst vor dem Virus oder der Erkrankung.

Studie:
(1) RTL stellte eine umfangreiche Studie zur Unwirksamkeit des
PCR-Tests vor. Die Aussage: Die Ergebnisse von RT-PCR-Tests
allein haben eine zu geringe Aussagekraft, um damit Maßnahmen zur
Pandemiebekämpfung zu begründen, schreiben die Autoren, die
190.000 Ergebnisse von 162.457 Menschen auswerteten. „Ein
positiver RT-PCR-Test allein ist nach unserer Studie kein
hinreichender Beweis dafür, dass Getestete das Coronavirus auf
Mitmenschen auch übertragen können", schreibt Andreas Stang,
Direktor des Instituts für Medizinische Informatik, Biometrie und
Epidemiologie des Universitätsklinikums Essen. Diese Studie wurde
in den GEZ-Medien verschwiegen. Merke: Es kann nicht sein, was

nicht sein darf.

(2) Frau A. M. wurde im Bundestag zu dieser Studie befragt – sie antwortete ausweichend und falsch. Sie wiederholte altbekannte und nicht korrekte Ausführungen von Dr. Osten.

Ein kritischer Journalist:

Ein „sich sorgender" Staat, der Eisflächen „freigibt" bzw. mit Hubschraubern Leute vom Eis vertreibt, der polizeilich Kindergeburtstage auflöst, rodelnde Familien kriminalisiert, sich anmaßt, die Art und Anzahl privater Kontakte zu kontrollieren und Menschen kompromisslos zum Maskentragen zwingt, ist totalitär. Er dringt in Lebensbereiche menschlicher Grundrechte vor, in denen staatliche Regulation nichts verloren hat – jeder vermeintliche Grund dafür ist unzulässig. Freiheit für einen Russen, auch als Lektion aus der Geschichte, ist zu tun und sagen, worauf man Lust hat, Risiko und Verantwortung dafür selbst zu tragen, ungeachtet aller anderen Menschen, und die angepassten Duckmäuser von ganzem Herzen zu verachten. Eigentlich könnte man auf die Idee kommen, dass diese Lektion aus der Geschichte ebenso für Deutschland gelten sollte.

Deutschland – ein Sommermärchen:

Die C-Inzidenz sinkt am 26. Juni 2021 bundesweit unter 7. Trotzdem bleibt es bei den staatlich verordneten und geahndeten Zwangsmaßnahmen der Maskentragepflicht und der einschränkenden Versammlungsverbote. Siehst du hier noch einen Zusammenhang?

Lockerungen:

In der Presse wird von "üppigen" Lockerungen gesprochen: Ab einer 7-Tage-Inzidenz von unter 35 gibt es in mehreren Bereichen ab 28.07.2021 überhaupt keine Einschränkungen mehr. Bedeutet, dass man ohne Test oder Impfnachweis ins Schwimmbad, den Freizeitpark, ins Einkaufszentrum, Restaurant oder zum Sport gehen kann. Genauso ist es mit Galerien, Museen oder Bibliotheken. Außerdem wird die Personenanzahl nicht mehr beschränkt. In geschlossenen Räumen wie Supermärkten, Einkaufszentren, Bussen, Bahnen oder Bahnhöfen muss die medizinische Maske auch weiterhin

getragen werden. Im privaten Bereich und im Freien wird die
Maskenpflicht allerdings wegfallen - außer wenn der empfohlene
Mindestabstand von 1,5 Metern nicht eingehalten werden kann.
Außerdem kann die Maskenpflicht häufig entfallen, wenn Teilnehmer
einer Veranstaltung einen sogenannten „3-G-Nachweis" (geimpft,
genesen oder getestet) erbracht haben. Frage: Was heißt hier "üppig",
wenn sich nur marginale Lockerungen erkennen lassen?

T-Online:
Bayerns Ministerpräsident Markus Söder ist gegen einen erneuten
Lockdown, sollten die Infektionszahlen wieder steigen. "In einer
denkbaren vierten Welle mit der Delta-Mutation muss es neue
Instrumente geben", sagte der CSU-Politiker dem "Münchner
Merkur" (Samstagausgabe). "Wir müssen bei einem Anstieg nicht
sofort wieder zur klassischen Notbremse greifen, also automatisch
Geschäfte und Gastronomie schließen."

C-Impfung:
(1) Die Hersteller übernehmen nicht die Verantwortung, die
Regierungen übernehmen nicht die Verantwortung, die Ärzte
übernehmen nicht die Verantwortung. Aber du bist
verantwortungslos, wenn du dich nicht impfen lässt.
(2) Beste Alternative zur Impfung: Warten bis die Wahrheit ans
Tageslicht kommt.
(3) Frage: "Bist du schon geimpft?" Antwort: "Nein, ich gehöre zur
Kontrollgruppe".

Corona ist ein riesiger Intelligenztest:
Die Klugen werden es ohne gesundheitliche Probleme überleben.

Kinder:
Fußball und draußen zusammen spielen ist für die Kinder wichtiger
als eine C-Impfung.

Eine Rechtsanwältin:
Eltern haben als Erziehungsberechtigte die klare Pflicht, für das
Wohlergehen der Kinder zu sorgen und sie natürlich auch davor zu

schützen, dass sie als Versuchskaninchen für experimentelle
Substanzen missbraucht werden.

Wir leben im besten Deutschland aller Zeiten:
Das ist das Deutschland, in dem man natürlich zu jeder Zeit auf die
Straße gehen kann, natürlich von seinem Versammlungsrecht
Gebrauch machen kann, wenn es für die politisch korrekte Sache ist.
Aber wenn Kritik verbreitet wird und wenn keine Masken getragen
und die Abstände nicht eingehalten werden, schreitet die Polizei ein.
Busse von Demonstrationsteilnehmern werden schon an den
Landesgrenzen abgefangen.

NTV:
In Bayern entfällt künftig an sämtlichen Schulen die Maskenpflicht.
Nach den bayerischen Grundschülern müssen auch Kinder und
Jugendliche an weiterführenden Schulen am Sitzplatz keinen Mund-
Nasen-Schutz mehr tragen, sofern die regionale Sieben-Tage-Inzidenz
unter 25 liegt. Das beschließt das bayerische Kabinett in München. Es
solle dabei empfohlen werden, dreimal statt zweimal pro Woche einen
Corona-Test zu machen.

Focus:
Freie-Wähler-Chef Hubert Aiwanger ist offenbar der einzige
bayerische Minister, der noch ungeimpft ist. Dem Ministerpräsidenten
und CSU-Chef Markus Söder passt das gar nicht. Öffentlich drängt er
Aiwanger zu einer Rechtfertigung. Dieser verweist auf seine
persönliche Freiheit: Endlich mal wieder die Stimme der Demokratie
genießen!

MM 02.07.2021:
(1) Leere Impfzentren, wartende Ärzte - stockt die Impfkampagne? Es
herrscht Flaute am Spritzentisch.
(2) Nach der Einschätzung einer Medizinerin führt selbst eine
doppelte Impfung nicht zwangsläufig zu einer Immunisierung gegen
die Delta-Variante.

RKI:
Ein vollständiger Impfschutz heißt nicht, dass sich eine Person nicht
mehr mit Sars-CoV-2 infizieren und Symptome entwickeln kann.

Nach dem Stern am 04.07.2021:
Bis zu 40 Prozent der Impftermine werden abgesagt. Impfstoff ist
mittlerweile zwar ausreichend vorhanden, nun droht das Impfen aber
durch die "fehlende Disziplin" einiger Menschen ins Stocken zu
geraten. Viele lassen nach der ersten Dosis ihren zweiten Impftermin
sausen.

Spiegel 04.07.2021:
Warum momentan ein Großteil der positiven Schnelltest-Ergebnisse
falsch ist. In Hamburg sind aktuell 80 Prozent der Menschen mit
einem positiven Schnelltest gar nicht mit dem Coronavirus infiziert.

WHO:
Eine Impfung alleine beendet die Pandemie nicht. Menschen müssen
weiterhin getestet, isoliert und behandelt werden.

Corona-Allerlei 11:
(1) Geldstrafe für "Impfterminschwänzer" – Bußgelder für mehr
Solidarität: Glückwunsch an alle, die nach dem ersten Schuss noch
einen lichten Moment hatten.
(2) Wenn die letzten 15 Monate eines gelehrt haben, dann das, dass
man in dieser Republik keinen Zentimeter mehr vom "Pfad der
Tugend" abweichen darf. Gleich wie "vernünftig" und "überzeugend"
die C-Maßnahmen begründet werden, kritisiert und demonstriert wird
nicht. Sollte das doch geschehen, wird prompt geahndet.
(3) Seit Beginn der Corona-Krise es es jetzt 15 Monate her. Sollten in
dieser Zeit nicht schon alle Maskenverweigerer tot sein?
(4) Morgens mit der S-Bahn dicht gedrängt zur Arbeit fahren. Abends
im Restaurant draußen essen gehen – mit negativem Test und an
Tischen mit 4 m Abstand.
(5) Wenn man mal richtig sein Gehirn gebraucht, dann kommt man zu
dem Schluss, dass die Pharmaindustrie an gesunden Menschen nichts
verdient.

Früher war es so:
Wenn die Pharmaindustrie ein neues Medikament testen wollte, hat
man den Testpersonen viel Geld für ihre Bereitschaft und ihr
einzugehendes Risiko gezahlt. Heute gibt es viele Freiwillige, die
ohne Geld einen neuen Impfstoff an sich testen lassen: Man jagt
diesen Menschen Angst ein, damit sie "freiwillig" ihren Arm
hinhalten.

Kritische Gedanken:
(1) Sie wollen, dass ich eine Maske trage, damit Sie geschützt sind?
Sie wollen, dass ich mich impfen lasse, damit Sie geschützt sind?
Dann wollen Sie sicher auch, dass ich genug schlafe, damit Sie
ausgeschlafen sind?
(2) Ich soll eine Maske tragen um deine Gesundheit zu schützen? Soll
ich auch noch für dich joggen gehen, damit du abnimmst?
(3) Man lässt sich ja nicht für sich selbst impfen, sondern für andere.
Man isst ja auch nicht weniger Schokolade, wenn die Nachbarin
abnehmen will oder Diabetes hat.
(4) Diese Fragen machen natürlich nur Sinn, wenn man dem C-
Wahnsinn erlegen ist.

Heidelberg24:
"Mit dem Ende der drastischen Coronabeschränkungen erfreuen sich
zahlreiche Menschen daran, endlich wieder ausgehen und mit
Freunden etwas trinken zu können. Doch unter den harmlosen
Partygängern halten sich auch immer wieder schwarze Schafe auf,
wie die Polizei der Stadt Heidelberg am Pfingstwochenende zum
ersten Mal feststellen muss. Als Folge auf Beleidigungen,
Schmähgesänge und Flaschenwürfe wird die Neckarwiese geräumt.
Diese Prozedur wiederholt sich in den Wochen darauf immer wieder.
Daher will die Stadt nun gegen „Krawalltouristen" vorgehen" und
erlässt verschiedene Verbote für die Neckarwiese, die Alte Brücke
und die Altstadt.

NTV:
"Laut Daten aus Israel schützt die doppelte Biontech-Impfung

nunmehr nur noch zu 64 Prozent gegen eine Ansteckung mit der
Delta-Variante. AstraZenca verhindert eine Infektion mit der Delta-
Mutation zu 60 Prozent. Bei Moderna wird eine Wirksamkeit von 60
bis 80 Prozent angenommen." - Ist das der Schutz, den sich die
geimpften Personen von der Pharmaindustrie wünschen?

Nach NTV:
Es gibt derzeit keine Corona-Impfpflicht in Deutschland. Allerdings
kann laut dem Infektionsschutzgesetz das
Bundesgesundheitsministerium Schutzimpfungen anordnen, wenn der
Bundesrat zustimmt. Das ist dann der Fall, wenn "eine übertragbare
Krankheit mit klinisch schweren Verlaufsformen auftritt und mit ihrer
epidemischen Verbreitung zu rechnen ist" (Infektionsschutzgesetz,
Paragraf 20, Absatz 6). Beides wäre im Fall von Covid-19 gegeben.

Impfung:
(1) Von einem Herrn L-Bach lasse ich mir nicht vorschreiben, dass
ich mich als gesunder Mensch mit einem Mittel impfen lasse, das nur
eine Notfallzulassung erhalten und eine geringe Wirksamkeit
aufzuweisen hat: Ich allein entscheide über meinen Körper und nicht
irgendwelche Ministerien oder Lobbyisten!
(2) Virologe Kekulé spricht bezüglich Impfungen von
"Weltexperiment" und hinterfragt Kinderimpfungen.
(3) Die Corona-Impfung bringt dir nicht deine Freiheit zurück,
sondern hält dich dank Impfpass in lebenslanger Abhängigkeit von
Pharma, Nadel und Regierung. - Glückwunsch zum Status "Junkie mit
Abo".
(4) Zuerst war der Corona-Impfstoff von AstraZeneca nur für jüngere
Menschen bis 65 Jahre zugelassen, dann kam die Freigabe für
Menschen bis 80 Jahren - und jetzt kommt die komplette Kehrtwende:
Die Ständige Impfkommission (STIKO) empfiehlt, nur noch Personen
mit dem britisch-schwedischen Impfstoff zu behandeln, die über 60
Jahre alt sind.
(5) Bei dem Corona-Impfstoff von AstraZeneca kann man
entscheiden: Hirnthrombose oder keine?
(6) Wer das Gift geimpft haben will, soll es haben. Ich brauche es

nicht, ich möchte gesund bleiben und noch länger leben. Ich weine auch keinem eine Träne nach, der dann an Langzeitschäden leidet oder gar zu Tode kommt. Jeder hat es selbst in der Hand.

(7) Es müsste reichen, wenn sich die Politiker der Altparteien impfen. Danach wird sich das Problem mit Corona, Klimaschutz und vieles mehr selbst klären.

(8) Wenn dir klar wird, dass der Impfstoff nicht für Covid eingeführt wurde, sondern Covid für die Impfung, ergibt auf einmal alles einen Sinn.

(9) Zum ersten Mal in der Geschichte kann man eine Krankheit, die man nicht hat, an Menschen übertragen, die dagegen geimpft sind.

(10) Die Ungepieksten sind die Unbestechlichen - und das bleiben sie auch.

(11) Paradox ist das ja schon: Wie kann eine ungeimpfte Person geimpfte Personen gefährden? Für was genau ist die Impfung dann?

(12) Die Ungeimpften werden mit Verweigerung von selbstverständlichen Freiheiten, Sanktionen und Konsequenzen überzogen - aber Impfen ist natürlich keine Pflicht.

(13) Wieso ist der Präsident des Robert Koch-Instituts Tierarzt? Weil 81 Millionen Schafe geimpft werden sollen!

Geimpftsein bringt dir Freiheiten:

(1) Du musst weiterhin Maske tragen,

(2) Du musst weiterhin in Quarantäne,

(3) Du musst weiterhin Tests machen,

(4) Du musst im Restaurant und bei Veranstaltungen deine Daten (Formular oder Luca-App) hinterlassen

(5) Sind das die Freiheiten, die du durch die Impfung erhofft hast?

Freiheit:

(1) Der Vorsitzende der Kassenärztlichen Vereinigung in Rheinland-Pfalz, Peter Heinz, fordert massive Freiheitseinschränkungen für Ungeimpfte: „Die Nicht-Geimpften haben nicht die Freiheit, ihre Maske abzulegen. Sie dürfen nicht ins Stadion, nicht ins Schwimmbad und nicht ohne Maske im Supermarkt einkaufen. Und man darf Ungeimpften und jenen mit nur einer einfachen Impfung nicht mehr

gestatten, in den Urlaub zu fahren", sagte er der „Rhein-Zeitung"
(Samstag-Ausgabe).

(2) Dieser Vorsitzende Heinz ist überhaupt nicht befugt, über
Reisefreiheit der Bürger, das Begehen von öffentlichen Plätzen wie
Schwimmbädern oder ob sie sich impfen lassen wollen oder nicht zu
entscheiden. Kein Arzt, kein Wissenschaftler oder kein steinreicher
IT-Freak aus Seattle ist dazu befugt! Herr Heinz ist kein gewählter
Politiker sondern wohl eher ein interessengeleiteter
Stimmungsmacher.

(3) Wir empfangen unsere Freiheiten aus Spahns Hand: Menschen,
die vollständig gegen Corona geimpft sind, sollen laut
Gesundheitsminister Spahn bald mehr Freiheiten erhalten.

(4) Jetzt nur noch wenige Jahrzehnte die Pobacken zusammenkneifen
und dann werden wir wieder frei sein.

(5) Ungeahnte Freiheiten bei der Demonstration am 03.04.2021 in
Stuttgart: Die Polizei schreitet nicht ein bei "Verstößen gegen
Maskenpflicht und Abstandshaltung" und wird von den
Mainstreammedien kritisiert, der Polizeipräsident wird auf einen
anderen Posten versetzt.

Welt:

(1) Die wachsende Impfmüdigkeit im Land bereitet Politikern Sorgen.
Deshalb sollen die Impfstoffe auf kreative Weise zu den Menschen
gebracht werden – in der Fußgängerzone, vor dem Club, bei Ikea.
Doch Praktiker mit ersten Erfahrungen vor Ort haben Zweifel am
Erfolg der Idee.

(2) Bayerns Ministerpräsident Markus Söder stellt kostenlose Corona-
Tests für Nicht-Geimpfte infrage. „Es ist eine Frage der Fairness",
sagt der CSU-Chef im ZDF. Da nun ausreichend Impfstoff zur
Verfügung stehe, stelle sich die Frage, wieso die Steuerzahler künftig
noch die hohen Testkosten für die übernehmen sollten, die sich nicht
impfen lassen wollen.

(3) Die US-Behörden warnen seit Montag vor
Lähmungserscheinungen im Zusammenhang mit dem
Johnson&Johnson-Impfstoff. Der Verdacht: In seltenen Fällen könnte
es zum Guillian-Barré-Syndrom kommen. Ein Anlass zur Sorge?

Nochmals zur Erinnerung die staatlich verordneten Hygienemaßnahmen:

(1) Halten Sie stets ausreichend Abstand zu Menschen.
(2) Vermeiden Sie Berührungen (z.B. Händeschütteln oder Umarmungen).
(3) Niesen oder husten Sie in die Armbeuge oder in ein Taschentuch.
(4) Halten Sie die Hände vom Gesicht fern.
(5) Waschen Sie regelmäßig und ausreichend lange Ihre Hände mit Wasser und Seife.

Toilettenpapier:

Es war ein sonniger Montagmorgen im Jahr 2053. Patrick ging ins Bad, weil er mal musste. Aber für Patrick war dies kein Tag wie jeder andere. Heute war der Tag, an dem er die letzte Packung Toilettenpapier öffnen würde, die seine Eltern im Jahr 2020 gekauft hatten.

FAZ:

(1) Ob Gastronomen, Einzelhändler oder Kulturschaffende: Die Corona-Krise hat die vier Millionen Selbständigen in Deutschland hart getroffen. Im Frühjahr vergangenen Jahres erlitten sie teils kräftige Umsatz- und Einkommensverluste – und die Soforthilfen der Bundesregierung empfanden viele von ihnen als unzureichend. Eine noch unveröffentlichte Untersuchung des Deutschen Instituts für Wirtschaftsforschung (DIW) geht nun der Frage nach, welche Folgen das hatte. Das Ergebnis: Viel mehr Selbständige als in früheren Jahren – und dabei insbesondere Frauen – haben in der Krise aufgegeben.
(2) Mit einem gemeinsamen Appell an die Bevölkerung haben Bundeskanzlerin Angela Merkel und Gesundheitsminister Jens Spahn (beide CDU) am Dienstag versucht, der Corona-Impfkampagne wieder mehr Schwung zu geben. Eine Impfpflicht, wie sie in Frankreich oder Griechenland geplant ist, soll es in Deutschland aber nicht geben, stellte Merkel nach einem Gespräch mit Spahn und dem Präsidenten des Robert Koch-Instituts (RKI), Lothar Wieler, in Berlin klar.

Frage an den Sensenmann:
Hast du bei der Pandemie viele Aufträge abgestaubt? Antwort: Die
Übersterblichkeit war eine Lüge, ich hoffe jetzt auf die Impfungen.

Kassenärzte:
Der Kassenärzte-Chef kritisiert erneut die Corona-Politik der
Bundesregierung. Dass diese die Impfquote für Maßnahmen
heranziehen will, hält Andreas Gassen für "skurril". Eine angestrebte
Impfquote von 85 beziehungsweise 90 Prozent sei nicht umsetzbar.

Künstler:
(1) Eric Clapton, der lange an den Folgen der Impfung litt, droht mit
Absage von Konzerten an Orten, die Impfnachweise verlangen.
(2) Helge Schneider bricht ein Strandkonzert ab, weil er es nicht mehr
ertragen kann, dass die Menschen mit einem "Lappen" vor dem
Gesicht zur Toilette laufen müssen und er die Gesichter seines
Publikums nicht sehen kann. Zitat: "Das System hier ist fadenscheinig
und dumm. Es tut mir leid für euch und vielleicht bekommt ihr euer
Geld wieder zurück".
(3) Ausspruch einer klugen Frau: Es geht nicht darum was wir dürfen,
sondern was wir mit uns machen lassen.

NTV:
Bei einem Konzert bei Berlin fordert Nena ihre Fans dazu auf, die
Corona-Vorschriften zu missachten und gemeinsam mit ihr vor der
Bühne zu feiern. Auch scheint sie mit den übrigen Maßnahmen der
Regierung in einigen Punkten nicht einverstanden zu sein. Am Ende
bricht das Ordnungsamt das Event ab.

Welt:
(1) Der Virologe Hendrik Streeck sieht mit den derzeitigen
Impfstoffen keine Herdenimmunität in naher Zukunft.
(2) Der Impfschutz werde überschätzt und eine Herdenimmunität sei
nicht erreichbar.

Stern:
Der Vorsitzende des Weltärztebundes, Frank Ulrich Montgomery, hält

es für richtig, wenn Geimpfte in Deutschland mehr Freiheiten bekommen als Nicht-Geimpfte. "Es gibt keinen Grund, Geimpften und Immunen ihre Grundrechte weiter vorzuenthalten, nur weil ein paar ewige Skeptiker sich der Impfung entziehen".- Dazu 2 Fragen von mir: (1) Wie viele sind "ein paar"? Könnten das ein paar Millionen sein – vielleicht 20 bis 30 Millionen? (2) Könnten diese Millionen die Bundestagswahl im September 2021 boykottieren, da keine der Parteien, die das reglementierende Infektionsschutzgesetz mitgetragen haben, wählbar ist? Mit anderen Worten: Wählen Sie die Parteien, die uns die Lockdowns, die Maskenpflicht und die (indirekte) Impflicht "beschert" haben?

Stern:
Jana ist seit Ende Juni doppelt geimpft. Sie freut sich auf einen sorgenfreien Sommer. Dann infiziert sie sich mit Corona. "Und plötzlich war meine Freiheit wieder weg".

Nach einer Bild-Meldung:
Den CSD in Berlin feierten 60 000 Menschen ohne Abstand und Mundnasenschutz, diese Veranstaltung war vom Senat genehmigt. Am selben Tag sollte in Kassel eine Demonstration gegen die Corona-Maßnahmen stattfinden. Doch diese wurde vom örtlichen Verwaltungsgericht verboten. Tausende Polizisten waren im Einsatz, um Menschenansammlungen zu verhindern. - Wie kann das sein? Gelten Freiheitsrechte nur noch, wenn der Zweck einer Veranstaltung politisch genehm ist? Kennen Sie den Ausdruck Ideologie-Konformität?

Demo in Berlin:
Bei weitestgehend friedlichen Demonstrationen gegen die Coronapolitik kam es am Sonntag 01.08.2021 in Berlin zu mehreren, größtenteils rabiaten und brutalen Handgreiflichkeiten gegen Demonstranten durch Einsatzkräfte der Polizei. Die Übergriffe sind vielfach dokumentiert. Besondere Aufmerksamkeit erhielt etwa ein Fall, in dem eine Dame zu Boden geworfen wurde, nachdem sie versucht hatte, an einem Polizeibeamten vorbeizugehen. Weitere

Übergriffe der Polizei möchte ich hier nicht aufführen, da sie allein mehrere Seiten füllen würden.

NTV 05.08.2021:
Die Polizeigewalt bei Berliner Demonstrationen gegen Corona-Maßnahmen haben den UN-Sonderberichterstatter für Folter und andere grausame, unmenschliche oder erniedrigende Behandlung auf den Plan gerufen. Der Schweizer Rechtsprofessor Nils Melzer will bei der Bundesregierung kommende Woche um eine Stellungnahme bitten. "Es sind einige Videos verbreitet worden, die besorgniserregend sind", sagte Melzer. "Die Hinweise sind stark genug, dass möglicherweise Menschenrechtsverletzungen begangen wurden."

Neue Definition der FDGO:
Wer der Regierung in Sachen Corona-Politik widerspricht, bekommt Druck. Dies gilt vor allem für Journalisten, die die C-Maßnahmen kritisch hinterfragen. Ihre Videos werden in YouTube gelöscht, angeblich wegen Missachtung deren Richtlinien in Bezug auf "falsche und irreführende" Darstellung der Corona- und Impfproblematik. Merke: Der Staat führt keine Zensur aus, dies übernehmen globale Privatunternehmen im Namen und auf "Wunsch" des Staates!

Geschichtsunterricht:
(1) Stelle dir vor, du lebst in einer Diktatur und merkst es nicht!
(2) Eine Diktatur wird nicht sagen, "holla, ich bin die Diktatur", wenn sie sich bei uns einschleicht. Sondern sie wird sagen, "ich biete dir Fürsorge und Schutz und verlange nur ein bisschen Solidarität und Anpassung. Aber wenn du nicht parierst, bekommst du Haue".
(3) Es ist schmerzhaft für uns alle, von der Demokratie auf eine Diktatur zu wechseln.
(4) Alle, die im Geschichtsunterricht bei der Zeit 1933 bis 1945 nicht zugehört haben, keine Bange, jetzt könnt ihr das live erleben. Realer Geschichtsunterricht.
(5) Wer nicht aus der Geschichte lernt, ist dazu verdammt sie zu wiederholen.

(6) Es wiederholt sich mal wieder eine dunkle Stunde in der deutschen Geschichte. Nichts gelernt aus der Geschichte, die Machtgier eines (einer) Einzelnen zerstört einmal mehr den Traum von Frieden und Freiheit!

Schweizer Rat:
Ein Schweizer Verhaltensökonom fordert öffentlich dazu auf, "Ungeimpfte zu diskriminieren". Wer hätte vor einem Jahr geglaubt, dass seine Freiheitsrechte massiv eingeschränkt werden und man sie nur gegen eine Impfung wieder zurückerhält? Währenddessen werden immer mehr Fälle von atypischen Impfreaktionen bis hin zu schwersten Impfschäden und sogar Todesfällen bekannt. Die Sicherheitsberichte des Paul-Ehrlich-Instituts sind voll von Berichten über Impfkomplikationen und Todesfälle.

Urlaub:
(1) Wer so blöd ist, unter solchen Bedingungen in den Urlaub zu fahren, dem ist nicht mehr zu helfen. Es war letztes Jahr mit den Masken schon völlig dämlich und es hatte mir nicht gefallen aber dieses Jahr schlägt es einem die Krone ins Gesicht.
(2) Deutschland macht Urlaub – und kommt mit dem Virus nach Hause.
(3) Schock für Urlauber: Alle Reiserückkehrer müssen ab 01.08.2021 bei jeder Einreise einen negativen C-Test haben, egal aus welchem Land sie zurückkommen.

NTV:
Tschechien plant eine Belohnung für die Corona-Impfung: Alle Staatsbediensteten, die die Spritze erhalten haben, sollen zwei zusätzliche bezahlte Urlaubstage erhalten.

Stern:
Ein kalifornischer Restaurantbesitzer will in Zukunft nur noch Ungeimpfte bedienen und ruft die Gastronomen des Landes dazu auf, es ihm gleich zu tun. Auf einem Schild, dass im Fenster des Restaurants hängt, ist zu lesen: "Wir haben null Toleranz für verräterische, antiamerikanische Dummheit".

Bundesregierung:
Wir sehen Lockerungen am Horizont. Wikipedia: Der Horizont ist
eine imaginäre Linie, die sich immer weiter zurückzieht, je näher man
ihr kommt.

A. M.-Satire:
Wir impfen sie jetzt und wenn sie im Herbst wie die Fliegen umfallen,
behaupten wir, es ist die Mutation und impfen sie nochmal.

Grundrechte?
(1) Die gibt's jetzt bei jeder Impfung! Pro Spritze gibt's ein
Grundrecht Ihrer Wahl zurück. Ausgenommen ist das Recht auf
körperliche Unversehrtheit. Zu Risiken und Nebenwirkungen
ignorieren Sie die Packungsbeilage und fragen Ihren Bankkaufmann
oder Tierarzt.
(2) Paradox: Grundrechte, die man zurückfordern muss, können nie
Grundrechte gewesen sein!
(3) An einem Laternenmast: Dieser Sticker ist schwerer zu entfernen
als Ihre Grundrechte.

MP Kretschmann zur Impfung/Nichtimpfung:
"Bedenken Sie auch, so manches wird unbequem für Sie werden,
wenn Sie sich nicht impfen lassen". Kann man das als Drohung
und/oder Diskriminierung verstehen?

Bratwurst-Sprüche:
(1) Der eine: "An der Vordertür gibt's Bratwurst". Der andere: "Und
an der Hintertür Impfpflicht".
(2) Menschen verkaufen ihre Gesundheit für eine Bratwurst. Und wir
dachten, wir könnten Ihnen die Zusammenhänge des Weltgeschehens
erklären.
(3) Stell dir vor, du bist Top-Virologe und leistest seit vielen Monaten
intensive Aufklärungsarbeit zum Thema Impfungen, aber am Ende
werden die Menschen durch eine Bratwurst überzeugt, die sie nach
der Impfung bekommen.
(4) An der Pommes-Bude: "Ich hätte gerne eine Bratwurst!" Antwort:
"Mit oder ohne Impfung?"

(5) Früher haben die Teilnehmer an klinischen Testphasen für
Medikamentenzulassungen noch Tagessätze von 200 € und mehr
bekommen, heute reicht eine Bratwurst mit Senf.

(6) Die Pandemie ist also erst dann vorbei, wenn 8 Milliarden
Bratwürste verteilt sind.

(7) Beim Arzt: "Gibt es psychische Krankheiten bei Ihnen in der
Familie?" Antwort: "Mein Onkel hat sich durch ein Experiment seine
DNS verändern lassen, um eine Bratwurst zu bekommen."

(8) Wenn die Bratwurst länger satt macht als der Impfstoff wirkt.

(9) Keiner will sich impfen lassen, trotz toller Angebote: Freibier,
Bratwurst und Impfparty. Wenn keiner oder nicht genug mitmachen,
gibt's halt wieder Lockdown. Da werden sich die Geimpften aber
freuen.

Welt 01.08.2021:

"Ungeimpfte notfalls ausschließen: Die Veranstaltungs- und
Gastrobranche beruft sich aufs Hausrecht".

Welt 01.08.2021:

Baden-Württemberg kündigte mit Blick auf die anstehenden Bund-
Länder-Gespräche an, bei der nächsten Corona-Verordnung einen
„Paradigmenwechsel" vornehmen zu wollen: „Die Inzidenz sollte von
einem Grenzwert abgelöst werden, der sich an der Belegung der
Intensivstationen orientieren und die Krankenhäuser vor Überlastung
schützen soll. Übersteigt dieser Wert eine gewisse Schwelle, sind
Beschränkungen wieder möglich – allerdings nur für Ungeimpfte",
sagte die Ministeriumsprecherin.

MM 01.08.2021:

(Auszüge) Der Chef-Pathologe der Uni Heidelberg warnt vor einer
hohen Dunkelziffer an Impftoten und beklagt: Von den meisten
Patienten, die nach und möglicherweise an einer Impfung sterben,
bekämen die Pathologen gar nichts mit. Das Problem aus seiner Sicht:
Geimpfte sterben meist nicht unter klinischer Beobachtung. "Der
leichenschauende Arzt stellt keinen Kontext mit der Impfung her und
bescheinigt einen natürlichen Tod und der Patient wird beerdigt".

Corona-Allerlei 12:

(1) Verantwortungslose Politiker befürworten am 02.08.2021
entgegen der Empfehlung der STIKO den Pieks für Kinder ab 12.
(2) Glyphosat und Antibiotika im Essen, Fluorid in der Zahnpasta,
Aluminium im Deo, Nanopartikel in der Atemluft, 5G-Elektrosmog
im Hirn – und die genmanipulierte Corona-Impfung soll gesund sein?
(3) Laschet spricht sich gegen Nachteile für Ungeimpfte mit Negativ-
Test aus: "Wer geimpft, genesen oder getestet ist, den darf der Staat
nicht von der Teilhabe am gesellschaftlichen Leben ausnehmen."
(4) Zwei Extra-Tage: Sachsen prüft Zusatzurlaub für Geimpfte im
öffentlichen Dienst.
(5) Was kostenlos ist, nimmt man mit. Die Impfung ist umsonst, aber
nicht kostenlos. Kann die Gesundheit kosten.
(6) Die Geschützten müssen vor den Ungeschützten geschützt werden,
indem man die Ungeschützten zwingt, sich mit dem "Schutz" zu
schützen, der die Geschützten nicht geschützt hat.
(7) Schild an einem Restaurant in Rheinland-Pfalz:
Toilettenbenutzung nur mit negativem Test (max. 24 Stunden alt).
(8) Wir freuen uns schon auf den Sommer 2021: 38 Grad und
Ausgangssperre, dann ist jeder, der an der Hitze stirbt ein Coronatoter.
(9) Warum ist der Getränkemarkt offen und die Kirche zu? Weil beten
nicht mehr hilft, sondern nur noch saufen.

Nach NTV vom 11.08.2021:

Für ungeimpfte Bürgerinnen und Bürger Deutschlands wird das
gesellschaftliche Leben bald mit deutlichen Zusatzkosten verbunden
sein. Ab einer Inzidenz von 35 sieht ein neuer Beschluss der
Ministerpräsidentenkonferenz ab dem 23. August vor, dass
Ungeimpfte in vielen Bereichen des öffentlichen Lebens einen
negativen Corona-Schnelltest vorzulegen haben. Zu den Orten, bei
denen einer dieser Tests für Ungeimpfte als Beleg verpflichtend wird,
zählt das offizielle Papier der Bundesregierung auf: Krankenhäuser,
Alten- und Pflegeheime, Beherbergung, Innengastronomie,
Veranstaltungen in Innenräumen (etwa Informations-, Kultur- oder
Sportveranstaltungen) sowie Kino-, Theater-, Friseur- und
Kosmetiksalonbesuche.

Nach der FAZ vom 11.08.2021:

Berlins Regierender Bürgermeister, Michael Müller (SPD), hob
hervor, dass die jüngsten Bund-Länder-Beschlüsse keine Impfpflicht
gegen das Coronavirus enthielten. „Die gibt es nicht". Allerdings
erläuterte er, dass der Druck auf Menschen ohne Impfung bewusst
erhöht werde. Er sprach von einem „ernst gemeinten und
ausdrücklichen Hinweis" an die Menschen, die Impfangebote
anzunehmen: „Macht es, sonst wird es für euch kompliziert und
möglicherweise auch teurer."

3-G:

Aus Kalkül und Herrschaftsanspruch wurde die 3-G-Regel verordnet
und aus Angst halten sich die meisten Menschen daran. Aber für über
20 Millionen Ungeimpfte gelten diese Regeln nicht! Diese haben sich
die 4-U-Regel verordnet: Ungetestet, Ungeimpft, Unbeugsam Und
gesund!

11 G-Regel-Variationen:

(1) Wie wär's mit den neuen 3-G: Geliebt, Geschützt, Gesund.

(2) Oder 3-G: Genesen, Geimpft, Genervt.

(3) Oder 3-G: Genesen, Geimpft, Gefälscht.

(4) 3-G in einem Restaurant: Gern Gesehener Gast.

(5) Oder diese Version von 3-G in einem Restaurant: Gegessen,
Getrunken, Glücklich.

(6) Oder 3-G in der provokanten Form: Getäuscht, Geimpft,
Gestorben.

(7) 3-G in der Küche: Gekocht, Gebraten, Gebacken.

(8) 3-G im Schlafzimmer: Geschlafen, Gedöst, Gefi..t.

(9) 3-G im Bad: Geduscht, Gepullert, Geka..t.

(10) 2-G heißt: Für die Guten Gemacht.

(11) 4-G: Geimpft, Geboostert, Getestet, Gefrustet.

Nachweise:

Wenn Gesunde nachweisen müssen, dass sie gesund sind, sollten
Politiker nachweisen, dass sie für ihr Amt geeignet sind!

Süd-West-Corona:
Corona in Baden-Württemberg und Rheinland-Pfalz (11.08.2021):
Gesundheitsminister räumt ein – Tausende Geimpfte an Covid-19
erkrankt.

Immunsystem:
(1) Ein starkes Immunsystem kommt von Sport, genügend Schlaf und
gesunder Ernährung, nicht von Bratwurst und Pharmaexperimenten.
(2) Es gibt keine Übersterblichkeit 2020 trotz erhöhter Suizide und
"Pandemie". Die Intensivstationen der Krankenhäuser sind nicht
überlastet, außer Psychiatrien. Die Menschen lebten schon immer mit
Viren und Viren mutierten auch schon immer. Wie konnten wir nur
all die vielen Krankheiten über die Jahrtausende und Jahrhunderte
überstehen ohne Masken und Lockdown? Menschen sind nicht steril
und sind auch nicht unsterblich. Das werden wir auch nicht ändern,
indem wir die Demokratie abschaffen, um vordergründig das C-Virus
auszurotten.
(3) Oder anders ausgedrückt: Gegen Viren, Bakterien etc. hat der
Mensch ein Immunsystem, das seit Jahrtausenden funktioniert, bei
einem besser beim anderen schlechter, das hängt von
Vorerkrankungen ab und der allgemeinen gesundheitlichen
Verfassung. Den Rest regelt die Natur auch schon seit Jahrtausenden,
ob ihr wollt oder nicht.

Aus einer Resolution des Europarats geht hervor:
„Es ist sicherzustellen, dass die Bürger darüber informiert werden,
dass die Impfung NICHT verpflichtend ist, und dass niemand
politisch, gesellschaftlich oder anderweitig unter Druck gesetzt wird,
sich impfen zu lassen, wenn er dies nicht selbst möchte".

NTV 13.08.2021:
"Viele Erwachsene, die sich bislang nicht um einen Impftermin
bemüht haben, haben das auch nicht mehr vor. Laut einer Umfrage
des Meinungsforschungsinstituts Insa betrifft das mehr als die Hälfte
der aktuell Ungeimpften. Als Hauptgrund nannten 67 Prozent der
Impfverweigerer mangelndes Vertrauen in die Impfstoffe."

Direktorin der US-Gesundheitsbehörde:
Impfstoffe können Übertragung von COVID-19 nicht verhindern.

Abstand:
Bei dem zweitägigen Lokführer-Streik wurde das C-Abstandsgebot
außer Kraft gesetzt: In den noch fahrenden Zügen der Deutschen
Bahn drängten sich die Menschen dicht an dicht, alle Sitzplätze sind
wieder buchbar.

Satire:
Ab 01.09.2021 gibt es Toilettenpapier nur noch für Geimpfte und
Genesene. Getestete nehmen Zeitungspapier, Ungeimpfte nehmen ein
Tütchen Kernseife zum Waschen der Hände.

Die Tochter will ausgehen.
Sagt die Mutter: "Meinetwegen auch einen Gepiercten, einen
Mohammedaner oder einen Kleinkriminellen, aber bringe bitte keinen
Ungeimpften mit nach Hause".

Replik:
(1) Es geht nicht um Trägheit, es geht um gesunden
Menschenverstand. Überall sieht man starke Nebenwirkungen und
Todesfälle infolge der C-Impfung. Zudem sind über 99,8 % von uns
völlig gesund. Also wieso soll ich mich gegen etwas impfen lassen,
was mir offenbar nichts anhaben kann!
(2) Meine Gesundheit ist mir wichtiger als ein Restaurant-, Friseur-
oder Konzertbesuch, oder was auch immer. Ich bin gesund und kein
Mensch zweiter Klasse!

Im Ausland geht es auch rund:
(1) Die französische Polizei kontrolliert den Impfstatus von Café-
Besuchern anhand deren "Gesundheitspass". Dies ist die intensivste
Kontrolle von Menschen seit der Nazi-Besetzung. Es scheint dort
wohl sonst keine kriminellen Machenschaften zu geben, bei denen die
Polizei gebraucht würde? Bei Verstoß droht ein Bußgeld von 135
Euro, im Wiederholungsfall bis zu 9.000 Euro. Und das ist die Spitze:
Macron verteidigt diese "Maßnahme" als "Freiheit". Solch eine

Freiheit wollen wir in Deutschland auch haben! Die Franzosen
protestieren seit Wochen mit einer Vehemenz, die uns Deutschen als
vorbildlich gelten könnte, gegen den Gesundheitspass.
(2) Israelis stellen sich gegen Corona-Impfungen: "Wir sind keine
Laborratten"!
(3) Focus 16.08.2021: "Mahnung für Deutschland? Island feierte die
Herdenimmunität – dann schossen plötzlich die Zahlen nach oben."

Spiegel 17.08.2021:
Jede zehnte Impfdosis gegen das Coronavirus bleibt in den deutschen
Arztpraxen liegen. An bedürftige Länder dürfen diese Vakzinen nicht
weitergegeben werden.

Nach NTV am 18.08.2021:
Auch Geimpfte können erkranken und landen auch im Krankenhaus -
einige sogar auf der Intensivstation. Rund jeder zehnte Corona-Patient
in deutschen Krankenhäusern ist nach Angaben von
Intensivmedizinern trotz Impfung erkrankt. "Aktuell haben wir in
Nordrhein-Westfalen 12 bis 13 Prozent der Covid-Patienten in den
Kliniken mit Impfschutz. Diese Quote dürfte auch der bundesweiten
Quote entsprechen", sagte der Kölner Intensivmediziner Christian
Karagiannidis von der Deutschen Interdisziplinären Vereinigung für
Intensiv- und Notfallmedizin (DIVI) der Funke Mediengruppe. Dass
die in Deutschland zugelassenen Impfstoffe trotz hoher Wirksamkeit
keinen 100-prozentigen Schutz gegen eine Erkrankung bieten, war
bereits bekannt. Erkrankungen trotz Impfungen waren also zu
erwarten. Es hieß aber oftmals, die Impfung schütze vor einem
schweren Verlauf von Covid-19. Das gilt auch bei der aggressiveren
Delta-Variante weiterhin für die meisten Patienten, allerdings nicht
für alle, wie die DIVI-Zahlen bestätigen.

Welt 19.08.2021:
(1) "In Deutschland wird auf politischer Ebene kaum noch über eine
Abschaffung diskutiert. Während in Ländern wie den USA,
Großbritannien oder Dänemark die Maskenpflicht grundsätzlich
abgeschafft wurde, verkündete Bundesgesundheitsminister Jens

Spahn (CDU) Anfang August, dass die Maskenpflicht bis Frühjahr 2022 bestehen bleiben soll."

(2) (Auszug) Der Aerosolforscher Gerhard Scheuch meinte, dass die Maske in geschlossenen Räumen nicht dauerhaft zur Pflicht gemacht werden könne. Im Freien hält er sie auch bei Großveranstaltungen für überflüssig. Die Masken seien längst zu einer Art Symbol oder „Dogma" geworden.

MM 21.08.2021:

"Pandemie-bedingt sinkt die Zahl der Verkehrstoten auf den Tiefststand von 1990." ---
Auch mal was Positives in Zeiten der Plandemie.

MM 21.08.2021:

Auszug Leserbrief G.Z.: "Der Gedanke, dass Grundrechte für einige (Geimpfte) gelten und für andere (Ungeimpfte) nicht, ist so abenteuerlich, dass sich jede Diskussion erübrigt. Jeder demokratische Gebildete weiß, dass Grundrechte entweder für alle gelten oder letzten Endes für niemanden. Schließlich ist, abgesehen von allen rechtsstaatlichen Erwägungen, zu konstatieren, dass Geimpfte das Virus ebenso wie Ungeimpfte übertragen können. Warum unter diesem Gesichtspunkt Geimpften Dinge erlaubt sein sollen, die Ungeimpften nicht erlaubt werden, ist auch unter diesem Aspekt nicht einsichtig."

Im Gasthaus:

Früher hat man im Wirtshaus einen Gespritzten bestellt. Heute musst du selbst gespritzt sein, um einen zu bekommen.

Mutationen:

Also lasst mich das mal zusammenfassen: C-19 ist ein Jahr so gut wie gar nicht mutiert. Aber seit angefangen wurde, zu "impfen", tritt plötzlich ein ganzes griechisches Alphabet von neuen Mutationen auf. Und schuld daran sind die Ungeimpften.

Tests:

(1) Wenn für die Tests in Zukunft bezahlt werden soll, gibt es weniger

Testergebnisse. Man weiß, wenn Menschen etwas umsonst haben
können, gehen sie großzügiger damit um. Müssen sie zahlen, werden
sie es sich eher überlegen. Weniger Tests heißt auch weniger
Fallzahlen. Damit wird der Inzidenz und der Plandemie die Grundlage
entzogen.
(2) Klar, es gibt mehr Coronafälle, da mehr getestet wird. Wenn es
mehr IQ-Tests gäbe, hätten wir auch mehr Idioten.
(3) Woanders gelten strenge Regeln, ins Parlament kommen die
Politiker gänzlich ungetestet. Ausgerechnet im Bundestag gilt die 3-
G-Regel nicht.
(4) Ein PCR-Test kann eine Infektion nicht nachweisen. Bei jedem
positiven Ergebnis muss ein Arzt erst eine Infektion feststellen.
Minimum wäre ein zweiter Test. Somit basieren die überall
veröffentlichten Zahlen der Neuinfektionen (inkl. Inzidenzwerte) auf
Betrug und Manipulation!
(5) "Selbsttests sind keine Wunderwaffe", sagte der Präsident des
Robert Koch-Instituts (RKI), Lothar Wieler, bereits im Februar. Ein
negatives Ergebnis ist nämlich eine reine Momentaufnahme und
schließt eine Infektion nicht grundsätzlich aus. Selbst bei korrekter
Anwendung der Tests sei es "lediglich weniger wahrscheinlich" zu
diesem Zeitpunkt für andere ansteckend zu sein, so das RKI.
(6) Ach da fällt mir ein, ich muss noch schnell zu Lidl - einen
Schnelltest kaufen, damit der Inzidenzwert durch falsch positiv über
100 steigt.

Aus einer freien Zeitung:
Am 6. August 2021 ließ die Direktorin der US-Seuchenschutzbehörde
Centers for Disease Control (CDC) eine Bombe platzen: Rochelle
Walensky-Bersoff gab in einem CNN-Interview erstmals öffentlich
zu, dass die sogenannten Corona-"Impfungen" weder eine Covid-19-
Infektion verhindern noch geimpfte Personen davon abhalten, andere
Leute anzustecken. Aus diesem Grund, so die Chefin des
Gesundheitsamts, stellen geimpfte wie auch ungeimpfte Personen, die
einen öffentlichen Raum betreten, genau das gleich Risiko für die
anderen Anwesenden dar. Das heißt im Klartext: Impfpässe und
Covid-Zertifikate sind völlig wertlos!

Stern 02.09.2021:

"Die Impfquote soll steigen – das fordern Wissenschaftler:innen und Politiker:innen, um in der Bevölkerung einen größeren Schutz gegen Covid-19 zu gewährleisten. Da der rein gesundheitliche Aspekt vielen nicht als Argument auszureichen scheint, gibt es in manchen Ländern auch finanzielle Anreize. Impflotterien zum Beispiel eröffnen bei einer Impfung die Möglichkeit auf einen großen Geldgewinn...."

Focus 02.09.2021:

Der Berliner Virologe Christian Drosten hält angesichts des sinkenden Impftempos in Deutschland neue Corona-Beschränkungen für möglich. "Wir werden gesamtgesellschaftlich die Zahl der Kontakte wieder einschränken müssen. Das ist ganz klar. Die Infektionslast steigt im Herbst", sagte der Forscher der Berliner Charité im Deutschlandfunk.

Nürnberger Kodex:

Das wichtigste Argument gegen 3-G und jeden Zwang zu einem Test ist ein Verstoß gegen den Nürnberger Kodex und damit ein Verbrechen gegen die Menschlichkeit. Es stellt die Prinzipien einer jeden freien demokratischen Gesellschaft auf den Kopf.

Noch was Politisches:

Wahlkampf ohne Verfassung - In Deutschland ist Wahlkampf, am 26. September wird gewählt. Keine einzige der Parteien hat das Schaffen einer VERFASSUNG (nach §146 Grundgesetz) in ihrem Wahlprogramm.

Leserbrief im Internet:

Die allermeisten Schlafschafe sind der Meinung, dass die Regierung genau das richtige unternimmt, einigen geht es sogar noch nicht weit genug. Die 10 bis 15%, die dem Schwachsinn ein Ende setzen wollen, sind nicht in der Lage, da etwas zu tun. Nicht vernetzt, kaum Möglichkeiten die Öffentlichkeit zu informieren, kaum Kontakt untereinander. Es ist fast schon ein Wunder, 2 Großdemos in Berlin durchgeführt zu haben, nur hat das Imperium anschließend mit Macht zurückgeschlagen. Die Politik kommt ohne Gesichtsverlust nicht mehr aus der Spahndemie-Nummer raus, da hilft in deren Augen nur Daumenschrauben anziehen – bis es quietscht.

T-Online 02.09.2021:
Sarah Connor hat sich trotz Impfung mit Corona infiziert, das berichtet die Sängerin in einem Facebook-Post. Auch eines ihrer Kinder hat sich mit dem Virus angesteckt. Sarah Connor hat wegen einer akuten Covid-19-Erkrankung ein für diesen Freitag in Leipzig geplantes Konzert abgesagt.

Versteckte Impfpflicht für Arme:
Tafel-Ausgabe nur für Geimpfte, Genesene und Getestete.

Spiegel 03.09.2021:
Vizekanzler Olaf Scholz hat Geimpfte aufgerufen, in ihrem Umfeld für die Impfung zu werben. Dabei hat er auch einen Appell an Ungeimpfte gerichtet: "Wir waren ja alle die Versuchskaninchen für diejenigen, die bisher abgewartet haben. Deshalb sage ich als einer dieser 50 Millionen – es ist gut gegangen! Bitte macht mit."

Noch mehr Politisches:
(1) Wenn man der Regierung erlaubt, wegen eines Notstandes die Gesetze zu brechen, was hält dann die Regierung davon ab, einen Notstand zu erschaffen, um die Gesetze brechen zu können?
(2) Entgegen zahlreicher wissenschaftlicher Erkenntnisse, Studien und den gesunden Menschenverstand werden politische Maßnahmen und Sanktionen in vielen Ländern gegen ungeimpfte Menschen immer absurder.
(3) Politische Fehlentscheidungen, aber keine medizinische Notwendigkeit: Testen testen testen... Impfen impfen impfen....wozu?
(4) Die C-Maßnahmen werden zur Durchsetzung politischer Interessen benutzt.
(5) In der Bundespressekonferenz wurde gesagt, dass wir ab Herbst die "Pandemie der Ungeimpften" haben werden. So versucht man schon jetzt, die Maßnahmen den Ungeimpften in die Schuhe zu schieben. Wen überrascht das noch?

(6) Politische Gegner müssen mit aller Gewalt ausgeschaltet werden.
Sich aber über Lukaschenkos Knüppeleien in Weißrussland aufregen.

Impfung:
(1) Sie können mit einer Krankheit, die Sie nicht haben, jemanden
infizieren, der dagegen zweimal geimpft ist?
(2) Die Ungeimpften sind nicht zu faul um zum Impfen zu gehen,
sondern zu klug um geimpft zu werden.
(3) Immer mehr impfende Ärzte stellen die Impfung in den eigenen
Praxen ein, da die Datenlage nicht überzeugt.
(4) Also so langsam kommt man bei diesem Impfzirkus zur Ansicht:
Beim Flughafen BER lief im Grunde alles recht solide.
(5) "Du kannst Impfverweigerer nicht leiden?" "Dann ignoriere sie
einfach, wie du auch die Inhaltsstoffe deiner C-Impfung ignorierst".
(6) In einem Seniorenheim haben sich mehrere Bewohner einer
Wohngruppe mit dem C-Virus infiziert obwohl alle vollständig
geimpft waren. Dies wurde mit dem Phänomen der Immunantwort
älterer Menschen erklärt. Na so was: Schützt die Impfung nicht den
Geimpften und seine Mitmenschen?
(7) Immer mehr doppelt geimpfte Menschen infizieren sich mit
Corona und müssen ins Krankenhaus, weil sie mit extrem schweren
Verläufen zu kämpfen haben.

Öffentliches Leben:
Ungeimpfte und Ungetestete dürfen nicht mehr am öffentlichen Leben
teilnehmen. Sie dürfen ohne 3-G (in einigen Bundesländern verschärft
auf 2-G) nicht mehr ins Restaurant, nicht zu Sportveranstaltungen,
nicht zu Volksfesten, nicht ins Theater usw.. Dadurch entstehen der
Volkswirtschaft Verluste in Milliardenhöhe. Können wir uns das
leisten? Aber selbstverständlich: Der "Staat" macht Schulden bis ins
Unendliche und die nachfolgenden Generationen müssen das
ausbaden!

Etwas zur Bundestagswahl am 26.09.2021:
Die neuen Wahlplakate der Grünen sind da: Diesel 4,59; Super E10
4,87; Super 4,95; Super Plus 5,35.

Nach Stern 05.09.2021:

Schauspieler Til Schweiger hat sich im Trailer zu einem Dokumentarfilm mit dem Titel "Eine andere Freiheit" resolut gegen die Impfung von Kindern ausgesprochen. In dem sechsminütigen Clip der Produktionsfirma Schutzfilm sagt Schweiger: "Für Kinder ist dieses Virus absolut harmlos und die Gefahr von so einer Impfung, die man nicht erforscht hat, ist ungleich höher als der Virus selber, deswegen halte ich persönlich das für entsetzlich, entsetzlich finde ich das." Damit widerspricht Schweiger allerdings dem aktuellen Erkenntnisstand der Ständigen Impfkommission (Stiko). Die empfiehlt seit dem 16. August die Impfung für Kinder ab zwölf Jahren, da "nach gegenwärtigem Wissensstand die Vorteile der Impfung gegenüber dem Risiko von sehr seltenen Impfnebenwirkungen überwiegen". Für Kinder unter zwölf Jahren ist bislang kein Impfstoff zugelassen.

Nach Focus 09.09.2021:

Baden-Württemberg legt einen neuen, scharfen Grenzwert für Corona-Beschränkungen für Ungeimpfte fest. Nach dem Durchlaufen von Vorwarnstufen werden ab 16.09.2021 Ungeimpfte vom öffentlichen Leben ausgeschlossen, wenn mindestens 390 Menschen auf Intensivstationen behandelt werden. Zugang erhalten sie dann nur noch zu Läden der Grundversorgung, wie Tankstellen, Supermärkte und Bäckereien. Kleidung kaufen, ins Kino gehen oder ähnliches ist dann nicht mehr möglich.

Aus dem Focus 10.09.2021:

US-Präsident Biden weitet die Impflicht auf bestimmte Berufsgruppen in den USA aus. Seine Ankündigung verhärtet die Fronten der politischen Parteien sowie der Gesellschaft. Auch hierzulande droht bei einer Impfpflicht eine solche Spaltung. Mit sinkendem Impftempo scheint auch die Geduld mit den Ungeimpften immer weiter nachzulassen. So erwägen mehrere deutsche Bundesländer inzwischen, die Lohnfortzahlung für Ungeimpfte abzuschaffen, die sich auf behördliche Anweisung hin in Isolation begeben müssen.

Aus dem Focus 11.09.2021:
Ohne Pieks kein Job: Ungeimpfte rutschen tiefer in Hartz 4 - der Staat
muss zahlen. Wer sich nicht impfen lassen will und ohne Job dasteht,
findet auch oft keinen, weil Arbeitgeber Impfausweise, Tests oder
Genesungsnachweise sehen möchten. Arbeitslosengeld erhalten die
Betroffenen trotzdem. Sanktionen lässt das Arbeitsrecht nicht zu, da
es keine allgemeine Test- oder Impfpflicht in Deutschland gibt, auf
deren Basis man Impfverweigerer sanktionieren dürfte.

Heidelberg24, Leserbriefe:
(1) Soll ich euch mal sagen, wie mir 3-G am Arsch vorbei geht? Bleib
ich eben zu Hause und genieße mein H4.
(2) Ihr wollt die Ungeimpften strafen? Zwangsaussperrung und
Lohnausfall? Naja, zu Hause brauch ich eh viel weniger. Und da, wo
ich nicht rein darf, da geh ich bestimmt nicht mehr hin.

NTV 11.09.2021:
Nach der Aufhebung der letzten verbliebenen Beschränkungen in
Dänemark lädt die Rockband The Minds of 99 für den Abend zu
einem ausverkauften Konzert ins Stadion Parken ein. 50.000 Fans
sollen bei dem Auftritt in der dänischen Hauptstadt dabei sein. Nach
Angaben des Veranstalters und der Zeitung "Jyllands-Posten" ist die
Band damit die erste, die seit Pandemiebeginn in Europa eine Stadion-
Show mit voller Zuschauerauslastung spielt.

NTV 11.09.2021:
Alt-Bundespräsident Joachim Gauck greift die Gegner einer Impfung
gegen das Coronavirus scharf an. Bei einer Tagung für Lehrer in
Rostock betont er, dass die Pandemie noch nicht überwunden sei.
"Dann ist ja auch schrecklich, dass wir in einem Land leben, in dem
nicht nur Bildungswillige leben, sondern auch hinreichende Zahlen
von Bekloppten. Also Entschuldigung: Das darf ich mal so locker
formulieren, ich bin ja jetzt Rentner und muss nicht mehr auf jedes
Wort achten." Gauck sagt, dass die Menschen mit ihrer Einsicht
"Impfen sei schädlich" nicht für sich selbst, sondern für ihr Umfeld
Probleme schafften. "Das ist ja alles unglaublich".

NTV 12.09.2021:

Es gibt in der Biologie das ökologische Konzept "Kill The Winner" (deutsch: Tod den Siegern). Es besagt: Wenn ein Organismus besonders erfolgreich ist und sich stark vermehrt, steigt auch die Zahl seiner Gegner. Dazu zählen Raubtiere, aber auch Krankheitserreger wie Viren. Auch die Corona-Pandemie sei ein Beispiel für das "Kill The Winner"-Prinzip, sagt der österreichische Mikrobiologe Heribert Insam.

NZZ 15.09.2021:

Die Geimpften führen ihren Kreuzzug für die Impfung, und die Impfgegner wehren sich mit wachsender Erbitterung. Sie radikalisieren sich in der Spirale eines Denkens, das sie vielleicht sogar aus den gewohnten Bahnen ihres sozialen Lebens wirft. Manche finden sich in Querdenker-Milieus wieder und sind stolz auf diese neue Heimat.

MoPo 16.09.2021:

Bislang sind in Hamburg 1405 Corona-Infektionen trotz Schutzimpfung gemeldet worden. Das entspricht einem Anteil von 0,12 Prozent aller 1.164.692 komplettierten Impfserien bis zum 30. August. In der vergangenen Woche wurden 235 solcher Fälle gemeldet. Bisher mussten 86 Menschen mit einer Corona-Infektion trotz Schutzimpfung in einem Krankenhaus behandelt werden, wie die Hamburger Sozialbehörde am Mittwoch mitteilte. In neun Fällen sei eine intensivmedizinische Behandlung notwendig gewesen. Die Daten zu den sogenannten Impfdurchbrüchen basierten auf der Definition des Robert Koch-Instituts (RKI), wonach 14 Tage nach der Impfung, die die Impfserie abschließt, von einer vollständigen Schutzwirkung ausgegangen werde.

Aus Heidelberg24 16.09.2021:

Die Gewerkschaften Verdi und DGB in Baden-Württemberg haben kritisiert, dass das Land freiwillig Ungeimpften im Quarantänefall künftig keine Verdienstausfälle mehr bezahlt. Ungeimpfte müssen ab sofort damit rechnen, im Fall einer Quarantäne auf ihren

Verdienstausfällen sitzen bleiben. Diese Maßnahme erntet heftige Kritik. Ein Sprecher moniert, dass dieser Schritt als indirekte Impfpflicht empfunden werde und viel Misstrauen bringe.

Impfung:
(1) Weder Masken noch "Impfungen" schützen dich oder andere vor C. Sie zeigen nur, ob du gehorchst oder nicht.
(2) Zum ersten Mal in der Geschichte der Impfung greifen die sogenannten mRNA-Impfstoffe der neuesten Generation direkt in das Erbgut des Patienten ein und verändern somit das individuelle Erbgut, was eine Genmanipulation darstellt, die bereits verboten war und früher als Verbrechen galt.
(3) Ungeimpfte, die nicht krank sind, was früher gesund hieß, sind eine Gefahr. Menschen, die krank waren, aber wieder gesund sind, gelten als genesen, jedoch nur für 6 Monate. Dann sind sie wieder eine Gefahr und müssen geimpft werden. Geimpfte können krank sein und Viren weitergeben, was jedoch gefahrlos ist – was für ein Schwachsinn! Ich lebe mein Leben und bleibe ungeimpft.
(4) Die Geschützten müssen vor den Ungeschützten geschützt werden, indem man die Ungeschützten zwingt, sich mit dem Schutz zu schützen, der die Geschützen nicht schützt. - Alles klar?
(5) Es ist schon schade für jeden Geimpften, aber wer die ersten 2 Impfungen schon hat, dem schadet die 3. bestimmt nicht mehr.

FAZ 16.09.2021:
Italien wird Mitte Oktober als erstes Land in der EU die allgemeine Corona-Zertifikatspflicht für das gesamte Arbeitsleben einführen. Arbeiter und Angestellte in öffentlichen Unternehmen und Verwaltungen sowie in Privatbetrieben müssen gemäß Kabinettsbeschluss vom Donnerstag ab dem 15. Oktober über den sogenannten Green Pass verfügen, wenn sie ihren Arbeitsplatz aufsuchen. Mit diesem Pass wird die Impfung mit mindestens einer Dosis, die Genesung von einer Covid-19-Erkranung oder ein negativer Test nachgewiesen. Die Verpflichtung zum Green Pass entspricht in Deutschland der 3-G-Regel, wonach eine Einrichtung nur betreten darf, wer geimpft, genesen oder getestet ist. Wer sich

ohne Green Pass an seinen Arbeitsplatz begibt, wird mit einer
Geldbuße zwischen 400 und 1000 Euro bestraft. Eine Kündigung darf
wegen eines Verstoßes gegen die Green-Pass-Pflicht jedoch nicht
ausgesprochen werden.

NTV 17.09.2021:
Ein Arzt witzelt über Impfanreize: "Wir könnten Impfungen mit
Viagra-Pillen belohnen".

FAZ 17.9.21:
In Ostdeutschland sind die Corona-Impfquoten auffallend niedrig.
Was ist der Grund dafür? Ein Soziologe sieht den Widerstand gegen
die Spritze als Teil der grundlegenden Protesthaltung gegenüber der
Regierung.

NTV 20.09.2021:
"In den Niederlanden dürfen nach neuen Vorschriften nur Geimpfte in
Restaurants zu essen. Gesundheitsministerin Huge de Jonge betonte
nun, wie strikt diese Regel gelte - so dürften Ungeimpfte nicht einmal
nach innen gehen, um die Toiletten von Restaurants benutzen, wie der
"Guardian" berichtet. "Wenn Sie auf die Toilette gehen wollen,
müssen Sie Ihren QR-Code vorzeigen", wird de Jonge zitiert. Er
bezieht sich damit auf den QR-Code, mit dem auf dem Mobiltelefon
eine Impfung, Genesung oder ein negativer Test nachgewiesen
werden kann."

NTV 20.09.2021:
Zum Ende der bundesweiten "Impfwoche" feiert sich die
Bundesregierung für mehr als 500.000 durchgeführte Erstimpfungen.
Doch die Gesamtbilanz fällt bei einem genaueren Blick auf die Daten
recht ernüchternd aus. Experten und Politiker zeigen sich zunehmend
besorgt über die geringe Quote und die nun schon lang anhaltende
Flaute an der Impffront.

Focus 21.09.2021:
Der Vorstandsvorsitzende der genossenschaftlichen R+V-
Versicherung, Norbert Rollinger, hat vorgeschlagen, unterschiedliche

Versicherungstarife für Geimpfte und Ungeimpfte einzuführen. "Das sind schließlich Kosten der Gemeinschaft: Wenn jemand wegen Corona auf der Intensivstation landet, ist das deutlich teurer als eine Impfung. Schon jetzt dürfen Krankenkassen beim Tarif zwischen Rauchern und Nicht-Rauchern unterscheiden". Das könne man auch bei der Corona-Impfung machen. "Als Versicherungsbranche werden wir früher oder später darüber nachdenken müssen, möglicherweise Tarife nach Impfstatus zu unterscheiden", so Rollinger. "Wann das der Fall sein wird, hängt von der Frage ab, wie lange sich die schweigende Mehrheit der Geimpften von den hartnäckigen Impfverweigerern noch auf der Nase herumtanzen lässt."

An alle, die höhere Versicherungsbeiträge für Ungeimpfte fordern:
Gelten die dann auch für Übergewichtige, Alkoholiker, Raucher, HIV-Infizierte, Extremsportler, Fastfood-Junkies, Menschen mit Piercings und Schönheits- OPs? Oder geht es doch nur um die Diskriminierung Ungeimpfter?

21.09.2021, Australien:
Mehr als 1000 Demonstranten, darunter viele Bauarbeiter, denen eine Impfpflicht auferlegt wurde, brachten ihre Wut auf den Straßen im Zentrum von Melbourne zum Ausdruck. Die Bauindustrie ist von einer über Nacht verhängten zweiwöchigen Schließung betroffen. Australien setzt in der Corona-Krise auf die Schließung der Außengrenzen und lokale Lockdowns. In Sydney und Melbourne, den beiden größten Städten Australiens, sorgte diese Politik für "Dauer-Lockdowns". In der Millionenstadt Melbourne war der sechste Lockdown Ende August verlängert worden. Das heißt, die nächtliche Ausgangssperre und Versammlungsverbote gelten weiterhin. Vieles ist nun schon seit langer Zeit dauerhaft geschlossen, sogar Spielplätze. Diese Zustände und Maßnahmen haben jetzt Hunderte von Demonstranten auf die Straßen von Melbourne getrieben. Die Demonstration artete in Gewalt aus, als die Menge der Protestler auf die Polizei traf. Die eingesetzten Beamten waren in der Unterzahl und mussten flüchten. Die Polizei setzte Tränengas, Rauchgranaten und

Gummigeschosse ein, während die Protestler Fackeln, Steine und
Flaschen auf die Sicherheitsbeamten warfen. Die Polizei verurteilte
die gewaltbereiten Demonstranten als "Egoisten" und "Feiglinge".

Staatlich geförderte Schizophrenie:
(1) Ein Vermieter in Stuttgart bietet eine Wohnung für "Ungeimpfte"
an. Die Medien zerreißen sich das Maul darüber, dass hier die
Impfkampagne der Regierung torpediert wird und zudem der
Vermieter kein Recht hätte, diese Frage zu stellen.
(2) Ein Gaststättenbesitzer ist mittlerweile berechtigt, den Impfpass
der Gäste zu verlangen, bevor er sie ins Restaurant lässt. Ob er es
denn tut, hängt von seiner wirtschaftlichen Situation ab, auf
beträchtlichen Umsatz verzichten zu können: Keine Gäste, keine
Knete.

Stern 27.09.2021:
Aus Krankenhäusern gibt es Stimmen, die über ungeimpfte Corona-
Patienten einfach nur noch wütend sind. Zu Recht – oder geht
Berufsethos vor? In einer privaten Facebook-Gruppe kocht die Wut
über ungeimpfte Covid-19-Patienten manchmal richtig hoch. "Ganz
ehrlich? Ich hätte ihm am liebsten eine reingehauen", schreibt eine
Krankenschwester aus Bayern über einen Mann, den sie auf einer
Intensivstation mit gesund pflegte. Als der Patient sich erholte, habe
er ihr gesagt, dass ja alles nicht so schlimm gewesen sei. Und dass er
sich in einer "Diktatur von Coronajüngern" auch weiterhin an keine
Schutzmaßnahmen halten werde. "Könnt ihr verstehen, dass ich echt
keinen Bock mehr habe?", fragt die Intensivschwester.

Stern 27.09.2021:
Die Niederlande sind auf dem Weg zurück zu einem normalen Leben.
Mit dem 25.09.2021 wird der verpflichtete Sicherheitsabstand von 1,5
Metern abgeschafft – nach gut 18 Monaten. "Damit machen wir einen
deutlichen Schritt in Richtung einer Gesellschaft ohne einschränkende
Corona-Maßnahmen", erklärte die Regierung am Freitag in Den Haag.
Allerdings können die Niederländer noch keinen "Vrijheidsdag"
(Freiheitstag) feiern. Denn an die Stelle der 1,5 Meter-Regel tritt der

heftig umstrittene Corona-Pass. Fortan muss jeder ab 13 Jahre vor dem Besuch von Gaststätten, Kultur oder Sport nachweisen, dass er geimpft, getestet oder genesen ist.

Stern 27.09.2021:
Norwegen verabschiedet sich von den meisten in der Pandemie erhobenen Corona-Beschränkungen. Am Samstag (25.09.2021) um 16 Uhr werden die allermeisten Maßnahmen innerhalb des Landes aufgehoben, wie die scheidende Ministerpräsidentin Erna Solberg am Freitag auf einer Pressekonferenz in Oslo bekannt gab. Unter anderem gilt künftig nicht mehr die Ein-Meter-Abstandsregel, auch die Teilnehmerbeschränkungen bei Veranstaltungen und Zusammenkünften fallen weg. Einzig die Anforderung, im Falle einer Corona-Erkrankung in Isolation zu gehen, bleibt bestehen. Auch die Einreisebeschränkungen werden schrittweise aufgehoben.

Focus 28.09.2021:
Im Zuge der Corona-Pandemie ist die Lebenserwartung in vielen Ländern einer Studie zufolge so stark gesunken wie seit dem Zweiten Weltkrieg in Westeuropa nicht mehr. In einigen Ländern sei der Fortschritt der vergangenen Jahre in kurzer Zeit zunichtegemacht worden, berichten Forscher des Leverhulme Centre for Demographic Science an der Universität Oxford im "International Journal of Epidemiology". Bei Männern war der Rückgang demnach größer als bei Frauen.

Jean Jacques Rousseau:
Die Freiheit des Menschen liegt nicht darin, dass er tun kann, was er will, sondern, dass er nicht tun muss, was er nicht will.

Thomas Jefferson:
Nur die Lüge braucht die Stütze der Staatsgewalt. Die Wahrheit steht von alleine aufrecht.

Noch'n Spruch:
Wer die Wahrheit nicht weiß, der ist bloß ein Dummkopf. Aber wer sie weiß und sie eine Lüge nennt, der ist ein Verbrecher.

Spiegel 29.09.2021:
Die Videoplattform YouTube verschärft ihr Vorgehen gegen
Impfgegner. Wie die Google-Tochter am Mittwoch mitteilte, werden
fortan Videos gelöscht, in denen fälschlicherweise behauptet werde,
zugelassene Impfstoffe seien gefährlich. YouTube beschränkt sich
dabei nicht mehr nur auf Impfstoffe gegen das Coronavirus, wie es
bisher der Fall war. Zukünftig gelten die Richtlinien für Vakzinen
allgemein.

Spiegel 29.09.2021:
Grundsätzlich heißt es in den Richtlinien von YouTube, dass
diejenigen, die wiederholt Fehlinformationen über Corona verbreiten,
die »ein ernsthaftes Risiko erheblicher Gefährdung mit sich bringen«,
damit rechnen müssen, dass YouTube den Kanal sperrt.
Fehlinformationen, die im Widerspruch zu medizinischen
Informationen der Weltgesundheitsorganisation (WHO) stehen, seien
demnach genauso untersagt, wie etwa die Aussage, dass die
Sterblichkeit bei der saisonalen Grippe höher ist als bei Covid-19.

NZZ 29.09.2021:
Die Mitnahme von Schutzmasken im Auto soll künftig zur Pflicht
werden. Das bestätigte das Bundesverkehrsministerium auf Anfrage
der Nachrichtenagentur dpa. Demnach müssen Fahrzeugführer auch
nach der Corona-Pandemie stets zwei Mund-Nase-Bedeckungen im
Auto dabei haben. Geplant sei, dass die Masken künftig dem
vorgeschriebenen Inhalt des Verbandskastens in Pkw, Lkw und
Bussen hinzugefügt werden. Dies hatte nach Angaben des
Ministeriums der Bundesverband Medizintechnologie vorgeschlagen.

MoPo 30.09.2021:
In den USA ist ein bereits geimpftes Ehepaar an Covid-19 gestorben –
im Krankenhaus, Händchen haltend und mit nur einer Minute
Abstand, berichtet der britische „Independent".

MoPo 30.09.2021:
Die Gewerkschaft Nahrung-Genuss-Gaststätten (NGG) ist mit der
Hamburger 2-G-Regel unzufrieden. Silke Kettner, Geschäftsführerin

der NGG-Region Hamburg-Elmshorn, sagt im Interview mit dem
"Abendblatt": „Wenn nur Geimpfte oder Genesene erlaubt sind, gilt
das auch für die Beschäftigten. Nur wer sich impfen lässt, kann in
diesen Betrieben weiter eingesetzt werden. Das halten wir für falsch."
Die Politik habe stets versprochen, keine Impfpflicht einführen zu
wollen. Kettner beklagt, dass die Entscheidung darüber nun quasi in
der Hand der Betriebe und Arbeitgeber liege. "Die 2-G-Regel trägt
nun zur Spaltung bei, das ist unehrlich, kontraproduktiv und Wasser
auf die Mühlen derjenigen, die politikverdrossen sind. Zwang ist der
falsche Weg", sagt Kettner.

Aus NTV 30.09.2021:
Die SPD-Fraktion feiert die Neuen in ihren Reihen - und sorgt mit
ihrem ersten Gruppenfoto gleich ordentlich für Kritik. Auf dem Bild
aus dem Bundestag stehen die insgesamt 206 Abgeordneten dicht
gedrängt zusammen. Die gute Laune ist auf ihren Gesichtern deutlich
zu erkennen - auch, weil fast keiner von ihnen eine Maske trägt.
Einzig Karl Lauterbach sticht in dem Bild mit seinem weißen Mund-
Nase-Schutz hervor.

Heidelberg24 03.10.2021:
Das Land Baden-Württemberg will den Druck auf Ungeimpfte
erhöhen und dringt darauf, dass Beschäftigte bei einer Corona-
Quarantäne dem Arbeitgeber ihren Impfstatus offenbaren. Für die
meisten Ungeimpften würde das bedeuten, dass sie im Fall einer
Isolierung von November an ihren Verdienstausfall nicht mehr
ausgeglichen bekämen. Doch diese vom Sozialministerium geplante
Praxis trifft auf den Widerstand des Landesdatenschutzbeauftragten
Stefan Brink. Der oberste Datenschützer erklärte am Samstag (2.
Oktober) in Stuttgart, die Arbeitgeber dürften in so einem Fall zwar
fragen, ob die betroffenen Beschäftigten geimpft seien. Den
Arbeitnehmerinnen und Arbeitnehmern stehe es aber frei, nicht zu
antworten. Brink monierte: „Die Pandemie greift nach wie vor massiv
in die Bürgerrechte der Menschen ein."

RP Online 03.10.2021:
Wegen hoher Infektionszahlen erhöht Israels Regierung den Druck
auf zweifach Geimpfte. Nach einem halben Jahr wird eine
Auffrischungsimpfung nötig.

Aus einem nachdenklichen Leserbrief:
Warum sind eigentlich die Schweden nicht ausgestorben, wenn dieser
Virus so gefährlich ist und die Schweden einfach keinen Lockdown
und Maskenpflicht und so was hatten? Und auch Impfung ist dort kein
Gesprächsthema, sondern, wer will, macht's, wer nicht, der nicht.

Heidelberg24 07.10.2021:
Gastronomen und Veranstalter dürfen im Südwesten womöglich bald
das 2-G-Modell einführen. Bereits ab Mitte Oktober soll in Baden-
Württemberg eine neue Corona-Verordnung eingeführt werden.
Demnach will das Land unter anderem auch größere Veranstaltungen
ohne Maskenpflicht und Abstandsregeln erlauben – wenn nur
Geimpfte und Genesene zugelassen sind. Geplant ist ein sogenanntes
2-G-Optionsmodell, wie es auch schon in einigen Bundesländern
existiert.

Aus der FAZ 08.10.2021:
Es wird ungemütlich für Ungeimpfte. Wer sich nicht impfen lässt, der
muss sich diese Haltung künftig finanziell leisten können oder ein
Leben führen, in dem es keinen Platz für Kino-, Theater- oder
Restaurantbesuche gibt. Von Montag an müssen die meisten
Menschen ihren offiziellen Corona-Schnelltest, der überall dort
vorgelegt werden muss, wo das 3-G-Modell gilt, selbst zahlen.

Heidelberg24 08.10.2021:
(aus einem Leserbrief) Corona-Test selbst zahlen? Ich muss nicht
beweisen, dass ich gesund bin! Ich muss ja auch nicht beweisen, dass
ich unschuldig bin. Das wäre etwa so, als wenn die Polizei eine
allgemeine Verkehrskontrolle machen würde und dann verlangt, dass
die Kontrollierten die Kontrolle bezahlen sollen.

DWN 08.10.2021:

Wer sich nicht dreimal impfen lässt, verliert den „Grünen Pass": Israel
war das erste Land, welches einen Corona-Pass einführte. Seitdem
werden nicht mehr nur ungeimpfte Bürger diskriminiert - die
Regierung droht nun auch zweifach Geimpften.

Aus NTV 09.10.2021:

Bei den bundesweiten Impfungen muss das Robert-Koch-Institut eine
Verzerrung der Zahlen eingestehen. Die Quote sei um bis zu fünf
Prozent höher. FDP und Grüne sehen beim RKI eine zu große Nähe
zur Regierung und rütteln damit auch kräftig am Stuhl von Instituts-
Chef Wieler. Anlass für die Kritik ist das Eingeständnis des Instituts
vom Donnerstag, dass die Zahl der geimpften Menschen in
Deutschland lange zu niedrig angegeben worden sei. Bei Wieler gebe
es "von Fehlereinsicht keine Spur", sagte die FDP-
Gesundheitsexpertin Christine Aschenberg-Dugnus (FDP) der "Bild"-
Zeitung. Wieler sei "zu nah dran an der Linie der Bundesregierung",
kritisierte sie. Die FDP wolle, dass die Behörde nicht länger dem
Bundesgesundheitsministerium untersteht: "Wir machen uns dafür
stark, dem RKI künftig politische Unabhängigkeit zu garantieren."

WDR aktuell 09.10.2021:

Die Bahn ist trotz Corona wieder voller – die Auslastung liegt derzeit
laut Bahn bei 75 Prozent. Gewimmel und Gedränge kommt dabei
auch immer wieder vor. Die meisten Pendler sehen das allerdings
gelassen. Der Großteil der Reisenden hält sich an die Maskenpflicht
und scheint sich daher wenig Sorgen um eine Corona-Infektion zu
machen. Die Bahn lehnt Maßnahmen wie die 3-G-Regel ab, ebenso
viele Verbände. Die nötigen Kontrollen seien personell bei weitem
nicht leistbar, so die Bahn. Man versuche aber, die Passagiere
bestmöglich in den Zügen zu verteilen.

Focus 10.10.2021:

Vor dem Auslaufen der kostenlosen Corona-Tests am Montag hat die
Ärztegewerkschaft Marburger Bund vor einem Anstieg der
Infektionen gewarnt. "Kostenpflichtige Coronatests führen dazu, dass

sich künftig weniger Menschen mit Symptomen testen lassen werden", sagte die Gewerkschaftsvorsitzende Susanne Johna den Zeitungen des Redaktionsnetzwerks Deutschland (RND) vom Sonntag. "Das ist ein Einfallstor für eine weitere Übertragung des Virus." Der Sozialverband VdK forderte Ausnahmeregelungen.

NTV 10.10.2021:
An vielen Hochschulen in Deutschland beginnt an diesem und am kommenden Montag die Vorlesungszeit. Nach drei Corona-Online-Semestern können die Studierenden die Mehrzahl der Lehrveranstaltungen wieder direkt an der Uni oder der Fachhochschule erleben. Dafür müssen sie nachweisen, dass sie entweder geimpft, genesen oder getestet sind (3-G). Große Vorlesungen fänden aber weiter zu einem großen Teil digital statt, kündigt der Präsident der Hochschulrektorenkonferenz, Peter-André Alt, an. Die durch die Corona-Zeit "erzwungenen" Erfahrungen mit der Online-Lehre seien auch hilfreich. "Es sollte keine einfache Rückkehr zur Situation vor der Pandemie geben", so Alt.

Stern 10.10.2021:
Engpässe an den Check-ins. "Alle arbeiten hart und machen ihren Job, so gut es geht", hieß es vom Flughafen am Samstag. Es mache sich bemerkbar, dass verstärkt viele geimpfte Menschen nun wieder in den Urlaub fliegen möchten. Grund für die langen Warteschlangen waren dem Sprecher zufolge Engpässe an den Check-ins. In Corona-Zeiten würden die Abläufe deutlich länger dauern, beispielsweise wegen der Kontrolle von Impfpässen. Der Flughafensprecher appellierte an Reisende: "Seien Sie zwei Stunden eher da." Beim Check-in sollten Urlauber ihre Papiere und den Impfausweis sofort griffbereit haben, um die Wartezeiten kurz zu halten.

Impfausweis:
(1) Bill Gates: "Schlussendlich werden wir ein Zertifikat für die brauchen, die entweder genesen oder geimpft sind, weil wir nicht wollen, dass Menschen beliebig durch die Welt reisen, in der es Länder gibt, die die „grassierende Krankheit" leider nicht unter

Kontrolle haben. Man will diesen Menschen nicht die Möglichkeit
komplett nehmen zu reisen und zurückzukommen. Deshalb wird es
schließlich eine Art digitalen Immunitätsbeleg geben, der die globale
Öffnung der Grenzen ermöglichen wird."
(2) Kristel Teyras: "Sogenannte digitale Impfpässe werden eine
Schlüsselrolle dabei spielen, den Bürgern zu ermöglichen, alle
möglichen Dienste in Anspruch zu nehmen, und werden als
Wegbereiter für das Ausrollen mobiler digitaler Identitätsnachweise
fungieren."

Stern 10.10.2021:

Wie in Italien den Ungeimpften das Leben schwer gemacht wird.
Kontrollen, Suspendierung, Geldstrafen: Wer in Italien am
öffentlichen Leben teilnehmen will, braucht den "Grünen Pass". Und
wer nicht geimpft ist, muss ständig selbst für Corona-Tests zahlen.
Eindrücke aus einem Land, dessen Regierung es ernst damit meint,
mehr als 80 Prozent der Bevölkerung zu impfen.

GMX 12.10.2021:

In Bayern entfällt von diesem Freitag (15. Oktober) an auf breiter
Front die Pflicht zur Kontaktdatenerfassung. Insbesondere in der
Gastronomie und bei kulturellen Veranstaltungen müssen Kunden und
Besucher also dann wegen Corona keine persönlichen Daten mehr
angeben. Das hat das Kabinett am Dienstag in München beschlossen.
Kontaktdaten müssen demnach nur noch in Schwerpunktbereichen
"mit hohem Risiko von Mehrfachansteckungen (Spreading)" erfasst
werden. Dazu zählen laut Kabinettsbeschluss alle geschlossenen
Veranstaltungen mit mehr als 1.000 Personen, Clubs, Diskotheken,
Bordelle "und vergleichbare Freizeiteinrichtungen" sowie
gastronomische Angebote mit Tanzmusik. Auch bei körpernahen
Dienstleistungen und in Gemeinschaftsunterkünften (etwa Schlafsäle
in Jugendherbergen oder Berghütten) müssen Kontakte noch erfasst
werden.

Heidelberg24 12.10.2021:

Der erste Corona-Impfstoff der Firma Curevac ist gescheitert. Das

Unternehmen hat sich aus dem laufenden Zulassungsverfahren zurückgezogen. Der Impfstoff der Tübinger Biotechfirma Curevac galt als erste große Hoffnung im Kampf gegen das Coronavirus, entpuppte sich am Ende aber als eine Art Fehlschlag! So war die Zulassung des einstigen „Vorreiters" für Sommer 2021 geplant, aber es gab einige Komplikationen. Nun scheint der erste Impfstoffkandidat endgültig gescheitert: Curevac gibt den Corona-Impfstoff auf - zumindest zum Teil. Denn das Tübinger Unternehmen will nun an einem Impfstoff der zweiten Generation arbeiten.

Stern 12.10.2021:

In Texas ist eine Impfpflicht für Bundesbehörden und viele private Unternehmen nichtig: Der texanische Regierungschef Gregg Abbott hat am Montag sämtliche Verpflichtungen zur Corona-Impfung in seinem Bundesstaat für ungültig erklärt. "Ich habe eine Durchführungsverordnung erlassen, die verpflichtende Impfungen durch jegliche Einrichtungen in Texas verbietet", schrieb der Gouverneur auf Twitter. Vergangenen Monat hatte US-Präsident Joe Biden eine Impfpflicht für Mitarbeiter von Bundesbehörden und zahlreicher Privatunternehmen erlassen.

NTV 13.10.2021:

Der evangelische Theologe Thies Gundlach hat sich dafür ausgesprochen, in Gottesdiensten zukünftig nur Geimpfte sowie Genesene und negativ Getestete zuzulassen. "Ich wäre sehr dafür, dass wir mindestens 3-G machen. Mit Blick auf Konzerte und Veranstaltungen wird das auch so sein. Bei den Gottesdiensten ist die Diskussion etwas diffiziler", sagte der scheidende theologische Vizepräsident des Kirchenamts der Evangelischen Kirche in Deutschland (EKD) dem Evangelischen Pressedienst. "Ich finde aber, wir sollten die gesellschaftlichen Impfbemühungen nicht unterlaufen", betonte Gundlach: "Die Kirche sollte nicht zum Hort von Impfskeptikern werden, weil wir denken, dass ein Gottesdienst in jedem Fall zugänglich sein sollte."

NTV 13.10.2021:

Die meisten Menschen, die trotz Impfung mit Covid-19 auf der Intensivstation liegen, sind ältere Patienten, deren Impfung schon länger zurückliegt. "Diese Menschen leiden in aller Regel zudem unter schweren chronischen Krankheiten", sagte Gernot Marx, Präsident der Deutschen Interdisziplinären Vereinigung für Intensiv- und Notfallmedizin (DIVI), dem Redaktionsnetzwerk Deutschland (RND). "Die allermeisten Patienten, die wir behandeln - das wissen wir aus den Gesprächen mit vielen Kollegen großer deutscher Intensivstationen - sind gar nicht oder nicht vollständig geimpft", betonte Marx. Nach Zahlen des Bundesgesundheitsministeriums sind inzwischen etwa zehn Prozent der Intensivpatienten geimpft – eine logische Entwicklung, da auch der Anteil der Geimpften an der Gesamtbevölkerung zunimmt.

Nach DW 13.10.2021:

Impfdurchbruch im Pflegeheim - 15 Infizierte, zwei Tote: Es sind Schlagzeilen wie diese, die viele Menschen verunsichern und Ängste schüren. Sind Corona-Impfungen doch nicht so wirksam wie ursprünglich angenommen? Als Impfdurchbrüche gelten Corona-Infektionen bei Menschen, die trotz vollständiger Impfung an COVID-19 erkranken und Symptome der Infektion zeigen. Bisher bietet kein Corona-Impfstoff einen 100-prozentigen Schutz gegen eine Infektion.

Heidelberg24 15.10.2021:

Ungeimpfte müssen draußen bleiben: Die Einführung eines sogenannten 2-G-Optionsmodells hatte sich während der vergangenen Wochen schon weitestgehend abgezeichnet. In der Praxis heißt das: Veranstalter, Restaurant-, Club- oder Ladenbesitzer dürfen eigenständig entscheiden, ob sie Ungeimpfte zulassen. Grundsätzlich war das zwar auch bisher schon so und wurde in vielen Fällen auch bereits so gehandhabt, denn die Entscheidung über die Berechtigung zum Zutritt ist ohnehin über das Hausrecht gedeckt. Doch dürfte die Zahl derer, die Nicht-Immunisierten den Zutritt verweigern, jetzt weiter deutlich steigen.

NTV 15.10.2021:
Deutschland hat einen neuen Corona-Flickenteppich. Während in
Dresden etwa Weihnachtsmärkte fast ohne Maßnahmen geplant sind,
können in Hessen Ungeimpfte nun sogar aus Supermärkten und dem
Einzelhandel verbannt werden.

Focus 15.10.2021:
Eine höhere Impfquote könnte Deutschland entspannter durch den
Winter bringen - sagen Immunologen und Ärztinnen. Viele Menschen
allerdings zögern noch. Eine aktuelle Umfrage zeigt: Um bestimmte
Menschen muss man sich besonders bemühen, um sie aktiv
aufzuklären. „Die wenigsten haben aktiv was gegen die Impfung. Den
meisten ist es einfach egal", berichtet Lara Erdmann auf „Zeit Online"
aus dem Klinikum Dortmund. Ihre Patienten auf der Pneumologie
sagen ihr oft: „Ich wollte mich ja impfen lassen, aber ich habe kein
Angebot bekommen." Sie denken, es hätte sich einer bei ihnen
melden müssen.

DWN 15.10.2021:
Brüssel - Zutritt zu Restaurants und Krankenhäusern nur noch mit
Corona-Pass: In Brüsseler Restaurants und Bars ist seit Freitag der
Corona-Pass mit einem QR-Code vorgeschrieben. In Krankenhäusern
oder Altenheimen müssen auch Kinder ab 12 einen Nachweis dabei
haben.

MoPo 17.10.2021:
Impfdurchbruch! Schlagerstar Tony Marshall auf Intensivstation.
Eigentlich hätte er am Sonntag für seine Fans singen sollen, doch nun
liegt der Schlagerstar Tony Marshall Medienberichten zufolge auf der
Intensivstation: Er hat sich mit Corona angesteckt, bestätigte sein
Manager der „Bild" – trotz zweifacher Impfung. Sein Zustand sei
kritisch. „Wir wissen nicht, wo sich Tony die Infektion einfangen hat.
Er war ja zweifach geimpft und trotzdem immer vorsichtig", zitiert
die „Bild am Sonntag" Marshalls Manager Herbert Nold. Der Sänger
soll stets eine Maske getragen und Abstand gehalten haben.

NTV 17.10.2021:

Tausende Schweizer protestieren erneut gegen die Corona-Beschränkungen. Bei der größten Demonstration in Rapperswil-Jona im Kanton St. Gallen kommen rund 3000 Gegner der Corona-Maßnahmen zusammen, wie die Nachrichtenagentur Keystone-SDA unter Berufung auf Polizeiangaben berichtete. Demnach bleibt es weitgehend friedlich. Auch in Baden im Aargau und in Lugano gehen zahlreiche Menschen auf die Straße. In Lausanne fordern Demonstranten den Rücktritt von Gesundheitsminister Alain Berset. Die Proteste richten sich unter anderem gegen den seit September vorgeschriebenen Einsatz des Covid-Zertifikats etwa in Restaurants, Bars und Sportstätten.

Focus 18.10.2021:

Sind doch schon mehr Menschen gegen Corona geimpft als gedacht? Die aktualisierten Impfquoten des RKI legen das nahe. Statistiker Christian Hesse erklärt, warum es nicht mehr weit bis zur Herdenimmunität ist, was wir dafür noch tun müssen – und wie es danach mit Corona weitergeht. Nach RKI-Angaben sind in Deutschland offenbar bereits mehr Menschen gegen Corona geimpft als zunächst offiziell bekannt. Die Quoten bei Erwachsenen seien demnach rund fünf Prozent höher als angenommen. Zum Stichtag des 5. Oktobers hätte die Quote damit bei 84 Prozent Erst- und 80 Prozent Zweitimpfungen bei Erwachsenen gelegen.

NTV 18.10.2021:

Die Sängerin der "Kelly Family", Patricia Kelly, liegt zur Zeit wegen einer Corona-Erkrankung im Krankenhaus. Wie ihr Social-Media-Team über Instagram bestätigte, infizierte sich die 51-Jährige "trotz abgeschlossener Impfung" und einer bereits zuvor überstandenen Infektion mit dem Virus, nach Informationen der "Bild" soll Kelly einen schweren Verlauf durchgemacht haben, ihr Zustand inzwischen aber wieder stabil sein.

NZZ 18.10.2021:

Es sei unwahrscheinlich, dass der Bundestag die pandemische Lage

verlängere, soll der deutsche Gesundheitsminister Jens Spahn laut
Informationen der «Bild»-Zeitung in der
Gesundheitsministerkonferenz der Länder am Montag (18. 10.) gesagt
haben. Demnach würde der Notstand automatisch Ende November
auslaufen. Im März 2020 hatte die Regierung die «epidemische Lage
von nationaler Tragweite» ausgerufen, die dem Bund weitreichende
Kompetenzen für Corona-Beschränkungen gab.

Focus 21.10.2021:
Die Corona-Zahlen steigen - und nicht nur die bei den Ungeimpften.
Das Robert-Koch-Institut meldet von Woche zu Woche mehr
Impfdurchbrüche. Sogar Bayern-Trainer Julian Nagelsmann hat es
nun erwischt. Während die Zahl der Geimpften immer weiter
zunimmt, tut es auch die der Impfdurchbrüche. Zwar schützen die
Impfungen weiterhin den Großteil der Menschen vor einem schweren
Verlauf. Dennoch infizieren sich Menschen trotz der Immunisierung
und entwickeln Symptome. Teils so schwer, dass sie auf der
Intensivstation behandelt werden müssen.

FAZ 22.10.2021:
Dem Fall Nagelsmann ist bei allem Erschrecken aber auch etwas
Gutes abzugewinnen. Prominente Beispiele führen vor Augen, was
Impfexperten schon lange gesagt haben. Kein Stoff bietet einen
einhundertprozentigen Schutz. Der liegt bei eher 83 bis 84 Prozent je
nach Alter. Laut RKI sind bislang rund 50.000 Impfdurchbrüche
registriert worden.

Focus 21.10.2021:
Professor Thomas Martens hat 15 verschiedene Typen von
Ungeimpften identifiziert und deren "psychologischen Barrieren"
analysiert, die sie bislang vom Gang zur Nadel abgehalten haben. Nur
sehr wenige Personen hält er für absolut nicht überzeugbar, beim
Großteil aber brauche es nur den richtigen Ansatz. Der eine glaubt,
ihn wird das Virus schon nicht erwischen, der andere sorgt sich um
die Sicherheit des Impfstoffes, der dritte will sich grundsätzlich nichts
vorschreiben lassen: Es gibt zahlreiche Gründe, warum Menschen

zögern, sich impfen zu lassen. Professor Thomas Martens von der Medical School in Hamburg hat 15 verschiedene Typen von Ungeimpften identifiziert – und macht Vorschläge für maßgeschneiderte Ansprachen.

Heidelberg24 21.10.2021:
Das Land Baden-Württemberg scheint einer 2-G-Regelung eher skeptisch gegenüberzustehen. „Die Handelsverbände haben bereits signalisiert, dass in solchen Fällen die Umsetzung von umfassenden Kontrollpflichten für die Einzelhändler nicht praktikabel ist. Alleine die erforderliche Kontrolle der Immunisierungsnachweise und der damit verbundene Aufwand des Betreibers stünde dem geringen Vorteil für die Kundinnen und Kunden entgegen", antwortet ein Sprecher des Sozialministeriums auf Heidelberg24-Anfrage.

Heidelberg24 21.10.2021:
(aus Leserbriefen) Wann erwachen die Menschen und tun was gegen den 2-G-Terror? "Ich brauche nicht Aldi, Rewe oder Lidl, ich gehe zum Bauern und mit 2 Tomaten und 2 Eiern habe schon gegessen. Die Frage ist: Können Aldi, Lidl und Rewe ohne die Kunden überleben?" „Ein Händler, der jetzt Ungeimpfte auf Befehl schikaniert, sieht mich nach Corona auch nie wieder!"

RP Online 21.10.2021:
Düsseldorf - Steigt die Impfquote, wenn die Corona-Schnelltests kostenpflichtig werden? Seit Anfang letzter Woche müssen die meisten Erwachsenen für die Tests zahlen. Was können Hausärzte und das NRW-Gesundheitsministerium beobachten? Ein starker Anstieg der Impfungen ist ausgeblieben.

Ein Witz zwischendurch:
Ich rate jedem von Hamsterkäufen ab. Habe 3 gekauft – jetzt sind es 27 und die fressen mir die letzten Vorräte weg.

Heidelberg24 22.10.2021:
Corona in Heidelberg: Jeder 5. Gastro-Betrieb hat gegen Richtlinien verstoßen. Während der Aktion in Heidelberg haben 13 KOD-

Mitarbeiterinnen und Mitarbeiter in der Altstadt und entlang der Hauptstraße über einen Zeitraum von etwa vier Stunden insgesamt 44 Gastronomiebetriebe kontrolliert. Dabei wurden in neun Betrieben insgesamt 15 Verstöße festgestellt. Lediglich in zwei Fällen war eine gänzlich fehlende Kontaktdatenerhebung aufgedeckt worden.

Welt 22.10.20121:

In den ersten 16 Monaten der Corona-Pandemie könnten nach Schätzungen der Weltgesundheitsorganisation (WHO) rund 115 000 Pflegekräfte weltweit an Covid-19 gestorben sein. Die Organisation führt das unter anderem auf schlechte Ausstattung vor allem zu Beginn der Pandemie und mangelnde Verteilung der Impfstoffe in ärmeren Ländern zurück. In Afrika seien nur zehn Prozent der Pflegekräfte gegen das Coronavirus geimpft worden, in den meisten reichen Ländern seien es 80 Prozent.

Welt 22.10.20121:

Mit dem Ende kostenloser Corona-Tests registrieren einige Bundesländer vermehrten Betrug mit gefälschten Impfnachweisen bis hin zu einem regelrechten Handel. Der Profit, den der Verkauf gefälschter Zertifikate nach sich ziehen könne, spreche ein Täterspektrum an, „das zumindest zum Teil auch professionell agiert", teilte das Landeskriminalamt in Nordrhein-Westfalen auf Anfrage des Evangelischen Pressedienstes (epd) mit.

FAZ 22.10.2021:

Der Rhein-Main-Verkehrsverbund (RMV) schickt zwei Bahnen zum Impfen auf die Gleise. Es handelt sich um den neuen Impf-Express der Verkehrsgesellschaft Frankfurt (VGF). Milchige Fenster und abgetrennte Kabinen im Inneren der Bahn machen deutlich, dass es sich nicht um normale Straßenbahnen handelt, sondern um ein rollendes Impfzentren. Bei voller Fahrt werde aber nicht geimpft, versichert Hans Reinheimer vom Deutschen Roten Kreuz (DRK) Frankfurt. Die Schutzimpfung werde immer nur während der Stopps an den Haltestellen verabreicht. Das Angebot soll helfen, auch Menschen zu erreichen, die keinen festen Hausarzt als

Ansprechpartner haben. Auch wer sich über die Impfung informieren möchte, kann das im Impf-Express erledigen.

Focus 23.10.2021:
Online-Handel und Lockdown haben die Innenstädte in eine schwere Krise gestürzt. Viele Marken ziehen sich aus der Fläche zurück. Besonders auf dem Land ist die Lage ernst. Modegeschäfte, Schuhläden oder Büchereien findet man dort kaum mehr. Trotz Ende der Beschränkungen laufen die Geschäfte schlecht. Die Narben aus dem monatelangen Lockdown sehen Kunden bereits in den Einkaufsstraßen. Dort wo einst Juweliere, Schuhläden oder Optiker ihre Ware verkauften, sind nun Döner-Buden, Friseurbetriebe und Euroshops eingezogen. Große Ketten wiederum stecken mitten in Insolvenzen, Umstrukturierungen oder verkleinern Filialen. Zudem verschärft sich der Leerstand, weil sich immer mehr Banken aus den Städten zurückziehen.

NTV 23.10.2021:
Alexander Kekulé: "Wir werden eine Welle der Geimpften bekommen. Der Impfschutz bezüglich der Ansteckungsfähigkeit beträgt gegen die Delta-Variante nur 50 bis 70 Prozent, bei AstraZeneca eher noch weniger. Das heißt, drei bis fünf Menschen von zehn, die geimpft wurden, können sich infizieren und das Virus auch weitergeben."

Welt 25.10.2021:
In Moskau haben die Behörden wegen rasch steigender Corona-Zahlen und stark belasteter Krankenhäuser die schärfsten Beschränkungen des öffentlichen Lebens seit Juni 2020 verhängt. Von diesem Donnerstag an dürfen nur noch Geschäfte des täglichen Bedarfs wie Apotheken und Supermärkte öffnen. Schulen und staatliche Kindergärten dagegen müssen schließen. Anders als im Sommer vor einem Jahr dürfen die Einwohnerinnen und Einwohner der Hauptstadt ihre Wohnungen verlassen. Von Samstag an müssen zudem im ganzen Land die Betriebe für eine Woche dichtmachen.

Wie Moskau haben auch andere Städte in Russland beschlossen, schon vorher das öffentliche Leben stark einzuschränken.

Heidelberg24 26.10.2021:
(aus einem Leserbrief) Wie es scheint, muss man die Nichtgeimpften vor den Geimpften schützen...irrwitzig. Als Geimpfter will ich Priorität haben, ist doch ganz klar.

DWN 26.10.2021:
Schon mehr 1,6 Millionen Deutsche haben die dritte Corona-Spritze - den sogenannten Booster - erhalten. Doch vor dem Hintergrund steigender Zahlen wollen Politik und Verbände die Auffrischungsimpfungen deutlich ausweiten.

FR 27.10.2021:
Die Virologin Dr. Jana Schroeder sagte bei Markus Lanz (ZDF), das Problem sei nicht, dass Kimmich sich nicht impfen lassen wolle, sondern dass er einem wissenschaftlichen Irrglauben aufgesessen sei, nämlich dass es bei Corona-Impfung Langzeitfolgen gibt. In der Geschichte der Impfungen hat es noch nie Folgen oder Nebenwirkungen gegeben, die erst nach einem halben Jahr oder gar noch später aufgetreten sind. In sehr seltenen Fällen wird erst später erkannt, dass eine Nebenwirkung in Zusammenhang mit einer Impfung stand, aber die Nebenwirkung trat immer sehr zeitnah auf.

NTV 27.10.2021:
Die Pandemie sorgt in China vergangenes Jahr für eine Wohlstandsexplosion – und befördert viele Unternehmer in die höchste Einkommensklasse. Fast jeden Tag zählt die Volksrepublik einen Milliardär mehr. In Peking leben inzwischen mehr Milliardäre als in der US-Finanzmetropole New York.

DW 27.10.2021:
Kein Kino. Kein Konzertbesuch. Und kein Kaffee mit der Kollegin. Auch nach anderthalb Jahren Corona-Pandemie schränken viele Deutsche ihre Kontakte stark ein. Der Komplexitätsforscher Dirk Brockmann und seine Mitarbeitenden haben anonymisierte GPS-

Daten von mehr als einer Million Handys in Deutschland ausgewertet. Befanden sich zwei Geräte für mindestens zwei Minuten am selben Ort, einer als acht Quadratmeter groß definierten Fläche, dann zählten sie das als Kontakt. Vor Beginn der Pandemie hatte jeder Handynutzer im Schnitt etwa 20 solcher Kontakte pro Tag. "Jetzt liegt der Wert nur etwa halb so hoch", sagt Brockmann.

DW 27.10.2021:
Die mögliche künftige Regierung aus SPD, Grünen und FDP will die "epidemische Lage von nationaler Tragweite" am 25. November beenden. "Schulschließungen, Lockdowns und Ausgangssperren wird es jedenfalls mit uns nicht mehr geben und sind auch in der aktuellen Situation unverhältnismäßig", sagte Dirk Wiese, Fraktionsvize der SPD im Bundestag.

Schulschließungen:
(1) Wegen der Schulschließungen sollen Lehrer auch in den Ferien und an Samstagen unterrichten – damit Schüler den Stoff nachholen können.
(2) Kommunen fordern Ausschluss ungetesteter Schüler vom Präsenzunterricht.

NTV 28.10.2021:
(1) Erhöhen niedrigschwellige Angebote die Impfbereitschaft? Eine Forsa-Umfrage lässt Zweifel aufkommen. Die meisten Impfgegner haben sich offenbar entschieden. Anreize oder Druck lassen nicht die Immunisierungs-Quote ansteigen, sondern das Misstrauen gegenüber dem Staat. So wird sich die große Mehrheit der Ungeimpften wohl nicht mehr von einer Immunisierung gegen das Coronavirus überzeugen lassen. Das ergab die bisher größte Befragung von Ungeimpften durch das Meinungsforschungsinstitut Forsa im Auftrag des Bundesgesundheitsministeriums. Anreize könnten sogar kontraproduktiv sein: Denn 18 Prozent gaben an, dass durch Prämien ihre Impfbereitschaft abnehmen würde.
(2) Das Interesse an gefälschten digitalen Impfzertifikaten steigt, für rund 300 Euro werden sie im Darknet angeboten. Nach Einschätzung

von Experten könnten Arztpraxen den Fälschern Zugang verschafft
haben. Die einzig saubere Lösung sei nun, dass alle Geimpften sich
einen neuen Nachweis abholen.
(3) Lauterbach: Ungeimpfte bis März "geimpft, genesen oder leider
verstorben"

Tagesschau vom 28.10.2020:
14964 Neuinfektionen - Ein Jahr und 112 Millionen Impfungen
später: Tagesschau vom 28.10.2021: 28037 Neuinfektionen.

Welt 29.10.2021:
Während die Ampel-Parteien auf Bundesebene das Ende des
Ausnahmezustands planen, bereiten immer mehr Bundesländer
scharfe Corona-Beschränkungen vor – insbesondere für Ungeimpfte.
Mancherorts soll es bereits in wenigen Tagen soweit sein.
Mein Kommentar dazu: Endet nun wahrhaftig der Notstand und mit
ihm die Maßnahmen? Ein Blick hinter die Fassade offenbart das
genaue Gegenteil. Das Ende des Notstands markiert den Beginn der
endlosen Maßnahmen.

DW 29.10.2021:
Nach einer Studie der US-amerikanischen Gesundheitsbehörde CDC
schwankt der Schutz für Geimpfte vor einer neuen Infektion zwischen
85 Prozent und 95 Prozent. In Deutschland lag die durchschnittliche
Impfeffektivität nach Berechnungen des RKI in der Altersgruppe 18-
59 Jahre in den vergangenen neun Monaten bei 83 Prozent. Für die
über 60-Jährigen liegt der Wert bei 81 Prozent. In den vergangenen
vier Wochen ist der Schutz vor Infektionen allerdings gesunken, laut
RKI lag die geschätzte Impfeffektivität für die Altersgruppe 18-59
Jahre bei zirka 75 Prozent und für die Altersgruppe über 60 Jahre bei
rund 73 Prozent. Einer der Hauptgründe ist die ansteckende Delta-
Variante.

NTV 29.10.2021:
Zwei Drittel der Bundesbürger haben bereits eine vollständige
Impfung erhalten, fast 70 Prozent sind mindestens einmal geimpft.

Allerdings sind 27,7 Millionen Menschen bisher nicht geimpft, darunter 18,5 Millionen Impfberechtigte.

FAZ 30.10.2021:
Slogan in der S-Bahn Rhein-Main: "Nur gemeinsam schützen Masken. Ich trage eine Maske für Dich". - So'n Schmarren.

Aus dem Stern 30.10.2021:
Der G20-Gipfel begann am Samstag mit der Begrüßung der Teilnehmer durch den italienischen Ministerpräsidenten Mario Draghi und dem traditionelle Gruppenfoto (ohne Maske). Dafür holte der Gastgeber Corona-Helfer mit auf das Podest – Ärzte, Krankenpfleger und Sanitäter (mit Maske). Unter dem Applaus der Politiker stellten sich diese dann zwischen die Staatschefs.

Focus 31.10.2021:
(Alexander Kekulé, Auszüge) Die Corona-Fallzahlen steigen rasant – vor allem unter den Ungeimpften. Doch auch die Zahl der sogenannten Impfdurchbrüche wächst. Das ist zwar nicht überraschend, doch viele wollen eine unbequeme Wahrheit nicht wahrhaben: Corona ist gekommen, um zu bleiben. Die Erwartungen an die Corona-Impfung hätten kaum höher sein können. Wenn sich genügend Menschen impfen lassen, so versprachen es Politik und – leider auch – Teile der Wissenschaft, würde eine "Herdenimmunität" erzeugt und dadurch die Pandemie beendet. Nun werden die vollmundigen Impfversprecher von der Realität eingeholt. Selbst die hervorragend wirksamen mRNA-Spritzen erzeugen – erwartungsgemäß – keine sterile Immunität: Sie schützen gut vor schwerer Erkrankung und Tod, aber nur unvollständig vor leichten und asymptomatischen Infektionen. Geimpfte werden zwar nur noch selten schwer krank, können sich aber infizieren. Sie haben in der Regel keine oder nur leichte Symptome, liegen nicht im Bett und müssen sich weder testen noch isolieren. Aus Sicht des Virus war die Anpassung an den neuen Wirt damit ein voller Erfolg: Es kann sich diskret und sehr effektiv ausbreiten. Die häufigen Impfdurchbrüche sind ein weiterer Beweis dafür, dass das vielfach beschworene

"Herausimpfen aus der Pandemie", die Heilsbotschaft einer baldigen "Herdenimmunität" und die radikale "NoCovid"-Strategie nichts als Utopien waren. e und Masken in Schulen, Großveranstaltungen unter 2G-Bedingungen in Innenräumen und die von den Ampel-Koalitionären geplante Beendigung der epidemischen Lage von nationaler Tragweite ist es definitiv zu früh.

Focus 31.10.2021:
(aus einem Leserbrief) Bevor genügend Leute geimpft sind, fällt bei den Frühgeimpften (Alten) der Schutz wieder ab und die Zahlen gehen hoch. Vielen Dank ihr Ungeimpften, dass wir jetzt wieder Richtung Weihnachts-Lockdown marschieren. Warum kann man nicht eine Impfpflicht einführen (außer begründete Ausnahmen)? Die STVO ist auch für jeden bindend. Ich kann nicht unter Berufung auf meine persönliche Freiheit mit 90 km/h durch eine Ortschaft rasen und dabei mich und Andere gefährden.

Halloween
ist, wenn man die gruselige, deutsche C-Politik betrachtet.

Zeitumstellung am 31.10.2021:
Vergesst nicht, die Uhren auf 1933 zurückzudrehen.

DW 01.11.2021:
Die Sprecherin des Weißen Hauses, Jen Psaki, hat sich trotz einer Impfung mit dem Coronavirus infiziert. Sie sei positiv auf das Virus getestet worden, teilte Psaki schriftlich mit. Psaki begleitet US-Präsident Joe Biden allerdings nicht auf dessen Europa-Reise und hat ihren Chef nach eigenen Angaben zuletzt am vergangenen Dienstag getroffen. - Bereits Mitte Oktober war der frühere US-Außenminister Colin Powell infolge von Komplikationen nach einer Corona-Infektion im Alter von 84 Jahren gestorben. Powell sei vollständig gegen das Coronavirus geimpft gewesen, hieß es. Er hatte Medienberichten zufolge seit Längerem gesundheitliche Probleme.

Die Nachrichten 01.11.2021:
Die Konzerne Bayer, Eon und Alltours wollen künftig in ihren

Kantinen und Cafeterias die 2-G-Regel anwenden. Geimpfte und von
Corona Genesene sollen eigene Bereiche bekommen. Das berichtet
die „Rheinische Post" laut Vorabbericht. In diesen Sonderbereichen
dürften Beschäftigte ungezwungen zusammensitzen, während
diejenigen, die sich nicht impfen ließen oder keine Auskunft über
ihren Impfstatus geben wollten, weiterhin mit Abstandsregeln,
Masken und Trennwänden beim Essen leben müssten.

Focus 01.11.2021:

„Ich habe auch Angst vor Corona", sagt Sahra Wagenknecht. Aber:
Die Sorge um bislang noch unbekannte Folgen der Corona-Vakzine
sei bei ihr noch größer. Denn: „Ich frage mich, warum die Hersteller
in den Verträgen so großen Wert daraufgelegt haben, nicht zu haften
für mögliche Langzeitfolgen", wenn es doch eben diese gar nicht
geben soll. Vakzine mit der neuen mRNA-Technologie seien ihr
schlicht aktuell zu ungewiss – sobald ein Totimpfstoff auf dem Markt
sei, würde sie sich hingegen wohl impfen lassen. Eine Argumentation,
die kürzlich auch FC Bayern-Kicker Joshua Kimmich vorgebracht
hatte.

Focus 01.11.2021:

Umfragen zeigen: 30 Prozent der Bevölkerung sind im Schnitt nicht
geimpft, und 88 Prozent dieser Gruppe hat das in den nächsten
Monaten auch nicht vor – unabhängig davon, ob es nun Bratwurst zur
Spritze gibt oder man ihnen mit einem exklusiven Lockdown droht.
25 Prozent sagen sogar: Höherer Druck werde ihre Impfbereitschaft
nur noch weiter senken.

Heidelberg24 01.11.2021:

Wie die Stadt Heidelberg mitteilt, wird ab Montag (8. November) der
Zutritt zu Veranstaltungen städtischer Einrichtungen in geschlossenen
Räumen nur für genesene und geimpfte Personen gestattet. Dazu
zählen etwa das Theater und Orchester Heidelberg, die Stadtbücherei
oder das Kurpfälzische Museum.

MoPo 01.11.2021:

aus Leserbriefen:

(1) Wenn sich bloß die ganzen Idioten endlich mal impfen lassen würden, es wäre so viel angenehmer in Deutschland. Wovor haben diese Leute bloß Angst, ein kleiner Pieks und gut ist. Schaut Euch mal Dänemark an, da klappt das ganz hervorragend!

(2) Und Sie sind nur vor Corona geschützt, wenn Sie ab sofort immer auch nachts durchgehend eine FFP3 Maske tragen und das Ganze solange, bis Corona in einigen Jahren vollkommen verschwunden ist. Danach tragen Sie bitte Ihre Maske immer dann, wenn Sie Ihre privaten Räumlichkeiten verlassen. Diese Lockerung können wir dann akzeptieren. Abnehmen dürfen Sie die Maske nur zum Wechseln und für Essen und Trinken gibt es Spezialmodelle mit einer Öffnung.

NTV 01.11.2021:

Landauf, landab werden mitten in der vierten Welle Corona-Maßnahmen eher gelockert als verschärft. Mathematik-Professor Kristan Schneider berechnet in einem Modell den wahrscheinlichen weiteren Verlauf der Pandemie - und warnt, sie dürfte erst zur Hälfte überstanden sein.

Monika Gruber:

(1) „Unsere Politiker möchten offensichtlich keine mündigen, eigenverantwortlichen Bürger, sondern Untertanen, die sie nach Belieben – und teilweise auch ohne Angabe von relevanten Gründen – gängeln können. Aber fast noch schlimmer finde ich, dass die breite Masse sich in diesem unsäglichen Zustand sehr wohlzufühlen scheint. Egal, mit wem man sich unterhält, ob nun der Bäcker oder der Metzger ums Eck, der Großgastronom oder jemand aus einem anderen Dienstleistungssektor, alle sagen dasselbe: Ich finde keine Leute ... kein Mensch hat mehr Bock zu arbeiten!"

(2) „Die Art und Weise, wie die Politik ungerechtfertigt Druck auf die Ungeimpften ausübt, sie versucht, aus der Gesellschaft ausgrenzen, und damit die tiefe Spaltung in der Gesellschaft weiter vorantreibt, ist einfach nur unerträglich und infam."

Deutsches Ärzteblatt 2002; 99(38) ….., Punkt 11:

"Der Wettbewerb zwingt zur Erschließung neuer Märkte. Das Ziel muss die Umwandlung aller Gesunden in Kranke sein, also in Menschen, die sich möglichst lebenslang sowohl chemisch-physikalisch als auch psychisch für von Experten therapeutisch, rehabilitativ und präventiv manipulierungsbedürftig halten, um „gesund leben" zu können. Das gelingt im Bereich der körperlichen Erkrankungen schon recht gut, im Bereich der psychischen Störungen aber noch besser, zumal es keinen Mangel an Theorien gibt, nach denen fast alle Menschen nicht gesund sind."

Satiren:
(1) Im März 2022 fragt Petrus am Himmelstor: "Bist Du gespritzt?" Antwort: "Nein, sonst wäre ich ja nicht hier." Petrus: "Hier kommst Du auch nicht rein, zu viele Impfdurchbrüche, kein Platz mehr."
(2) Corona? Sorry, hab keine Zeit dafür krank zu werden, weil ich jetzt Feierabend habe.
(3) Ich gehe jeden Tag auf den Friedhof, um zu sehen ob ich noch lebe.
(4) Ich bewege mich ausschließlich in überfüllten Zügen dicht gedrängt zur Arbeit und abends mit nur 163 anderen beim Supermarkt an der Kasse - überall dort hat das Virus Hausverbot.

Bösartig:
UN-Geimpfte sind hier UN-Erwünscht – Aufspüren, einfangen, internieren und durchimpfen.

Dumme Frage:
Warum tragen Sie keine Maske? Antwort: Ich kann nicht, mein IQ ist zu hoch.

NTV 03.11.2021:
Gesetzeslücke bei gefälschten Impfpässen: Das Landgericht Osnabrück hatte Ende Oktober entschieden, dass die Vorlage eines gefälschten Corona-Impfausweises in einer Apotheke nicht strafbar sei. Es bestehe laut geltender Rechtslage für diesen Fall eine "Strafbarkeitslücke". Strafrechtlich sanktioniert sind laut der Gerichtsentscheidung nur die Herstellung von gefälschten Gesundheitszeugnissen sowie deren Gebrauch gegenüber Behörden

oder Versicherungen, um die es sich bei einer Apotheke nicht handle. Im Ergebnis bleibe die Vorlage eines falschen Impfausweises in einer Apotheke nach der derzeit herrschenden Rechtslage deshalb straffrei.

NZZ 03.11.2021:

"In der Pandemie hat sich das Bundesverfassungsgericht merkwürdig still verhalten, obwohl es vergleichbare Grundrechtseingriffe seit dem Zweiten Weltkrieg nicht gegeben hat. Das Gericht erledigte zwar einige Eilverfahren, tastete jedoch die Regelungen der Bundesregierung nicht an. Wo sind die Richter geblieben, die schon so oft die Grenzen staatlicher Eingriffe in individuelle Freiheiten abgesteckt hatten? Diese Frage stellen seit vielen Monaten immer mehr Bürger, auch öffentlich. Zumal Gerichtspräsident Stephan Harbarth direkt aus der CDU-Bundestagsfraktion erst in das höchste Gericht und dann an dessen Spitze befördert worden war, was ihm den bösen Verdacht einbrachte, Angela Merkels verlängerter Arm in Karlsruhe zu sein."

Handelsblatt 03.11.2021:

(Leserbrief) "...inzwischen wird kollektiv der Eindruck vermittelt, dass die bisher noch Ungeimpften die Deppen der Nation und die Nestbeschmutzer sind. Es fehlt nur noch die gelbe Armbinde als Erkennungsmerkmal für eine verheerende Pandemie der Ungeimpften. Es ist wohl bisher kaum aufgefallen, dass sich gerade diese Gruppe nicht als Impfgegner präsentiert, denn ein Impfverweigerer ist noch keineswegs auch ein Impfgegner. Als letzterer wird aber jeder gebrandmarkt und diese Beurteilung zeugt nicht gerade von einem noch vertretbaren Demokratieverständnis, wobei die Abfolge der Maßnahmen sich wenig schlüssig bzw. plausibel darstellt, gleichwohl dennoch erwartet wird, dass alle bisher Ungeimpften im Gleichschritt marschieren. Wenn man angesichts der angeblich so explosiven Situation die kostenlosen Testmöglichkeiten abgeschafft hat, so muss man sich schon fragen, welche verständlichen Erwägungen dafür maßgeblich waren, denn situationsbedingt ergibt sich ein Widerspruch. Bisher hat die Politik nicht überzeugend darlegen können, dass gerade die Ungeimpften die

schwarzen Schafe der Nation sind. Ist es vor diesem Hintergrund ein
Wunder, dass die bisher Ungeimpften dem nicht verständlichen
Wechselkurs der Politik weiterhin kritisch gegenüber stehen, weil das
erwartete Vertrauen des Volkes leichtfertig verspielt wurde?
Einschränkungen für Ungeimpfte sind ein Armutsbeweis einer Politik,
die auf halbem Wege aufgehört hat, etwas anstrengender einen
Schüssel zum Schloss zu finden. Das Spiel mit der Angst hat sich hier
zu einem verheerenden Geschäftsmodell entwickelt, was auch Herr
Spahn sehr wohl weiß" (Zitat mit Rechtschreibkorrekturen).

FR 04.11.2021:
Der SPD-Gesundheitsexperte Karl Lauterbach hält die Corona-
Kontrollen vieler Gastronomen und Veranstalter in Deutschland für
zu „läppisch". In vielen Restaurants in Deutschland werde nur
unzureichend überprüft, ob Gäste geimpft seien oder einen aktuellen
Schnelltest vorweisen könnten, sagte Lauterbach am Mittwoch im
Spiegel-Spitzengespräch. Um der vierten Welle zu begegnen, halte er
weitere Einschränkungen schon bald für unabdingbar. Der SPD-
Politiker forderte von den Bundesländern klare Regelungen: „2G
bringt am meisten, das ist der Königsweg". Er empfahl, Restaurants,
Clubs und andere Veranstaltungsorte nur noch für Geimpfte oder
Genesene zu öffnen.

Heidelberg24 04.11.2021:
Bekannt ist mittlerweile, dass der Immunschutz nach der zweiten
Impfung mit der Zeit abnimmt. Besonders immungeschwächten oder
älteren Menschen ab 70 Jahren, sowie Bewohnern von Pflegeheimen
rät die Stiko deshalb zu Auffrischimpfungen. Dass diese Booster-
Impfungen durchaus angebracht sind, verdeutlichen auch teils
tödliche Covid-19-Ausbrüche in Senioren- oder Pflegeheimen. In den
vergangenen Tagen gab es bundesweit Berichte,....... Demnach
wurden mehr als 100 Bewohner und Mitarbeiter in den hiesigen
Senioren- und Pflegeheimen positiv getestet. Leider sind auch
mehrere Bewohner an oder mit einer Covid-19-Infektion gestorben.

T-Online 05.11.2021:

Eine von Pfizer entwickelte Tablettenreihe kann das Risiko, an Covid-19 zu erkranken oder zu sterben, um 89 Prozent senken, wenn sie innerhalb von drei Tagen nach Auftreten der Symptome eingenommen wird. Das hat das Pharmaunternehmen am Freitag bekanntgegeben, wie mehrere US-Medien übereinstimmend berichteten.

Klartext 05.11.2021:

Der Kampf gegen drohenden Impfzwang ist so alt wie die Impfungen selbst. Schon aus dem 19. Jahrhundert lassen sich Publikationen finden, die von Impfgegnern herausgegeben wurden. Im 19. und frühen 20. Jahrhundert ging es um die Pocken-Impfung. In der Bibliothek des medizinhistorischen Instituts in Zürich finden sich Dokumente, die zeigen, dass schon seit dem letzten Drittel des 19. Jahrhunderts dieses Thema ein Politikum war. Doch im Unterschied zu heute wurden damals wegen der wachsenden Kritik an den Impfungen Konferenzen führender Mediziner einberufen - und über Nebenwirkungen der Impfstoffe wurde in den Medien des Mainstreams ausführlich berichtet ...

FAZ 06.11.2021:

„Es braucht verpflichtend 3G am Arbeitsplatz in ganz Deutschland“, sagte der CSU-Chef den Zeitungen der Funke Mediengruppe. „Und die Arbeitgeber müssen das Recht haben, zu fragen, ob die Angestellten geimpft sind oder einen Test gemacht haben.“ In manchen Corona-Hotspots im Freistaat wird auch die 2G-Regel schon angewendet. Bayern zählt zu den Bundesländern mit den höchsten Corona-Inzidenzen. Söder plädiert auch dafür, Schnelltests in größerem Umfang wieder kostenlos anzubieten. „Wir stellen leider fest, dass die Einführung der Kostenpflicht die Impfbereitschaft kaum erhöht hat“, sagte der CSU-Chef. „Auch Geimpfte müssen wieder die Möglichkeit haben, sich ohne finanziellen Aufwand testen zu lassen.“ Diese Forderung kommt auch vom Einzelhandel und der Gastronomie.

FAZ 06.11.2021:

Der Berliner Rechtswissenschaftler Christian Pestalozza hat sich im
Kampf gegen das Coronavirus für eine allgemeine Impfpflicht
ausgesprochen. „Da sich offenbar nicht ausreichend Menschen
freiwillig haben impfen lassen, halte ich diesen Schritt für
unumgänglich“, sagte Pestalozza dem RedaktionsNetzwerk
Deutschland. Aus Sicht des Experten für Verfassungsrecht sind alle
grundrechtlichen Voraussetzungen für eine Impfpflicht erfüllt: „Die
Maßnahme verfolgt ein legitimes Ziel, ist geeignet, erforderlich und
zumutbar.“

NTV 06.11.2021:

Karl Lauterbach rät angesichts der sich verschärfenden Corona-Lage
von größeren Weihnachts- und Karnevalsfeiern ab. "Diese wird
wahrscheinlich die letzte große Welle der Pandemie sein, kann aber
noch sehr viele Menschenleben kosten. Daher ist es wichtig, dass die
Menschen vorsichtiger werden", sagte Lauterbach der "Rheinischen
Post". "Dazu gehört, möglichst auf betriebliche Weihnachtsfeiern in
Innenräumen zu verzichten, an Weihnachten in kleineren Gruppen zu
feiern und nicht zum Karneval zu gehen."

NTV 06.11.2021:

Der Virologe Jonas Schmidt-Chanasit hat davor gewarnt, die Wirkung
von 2G-Regeln, also der Zulassung nur von Geimpften und
Genesenen zu Veranstaltungen, zu überschätzen. 2G gebe eine
"Scheinsicherheit", sagte Schmidt-Chanasit im Deutschlandfunk.
Auch Geimpfte könnten sich infizieren und das Virus übertragen,
auch wenn die Wahrscheinlichkeit geringer sei. Wenn man wirklich
Sicherheit wolle, helfe nur 1G weiter - also alle zu testen, egal ob
geimpft, ungeimpft oder genesen.

Focus 09.11.2021:

Der Schutz vor Covid-19 sinkt in den Monaten nach einer Corona-
Impfung deutlich. Wie stark, hängt unter anderem von Alter,
Geschlecht und Impfstoff ab, so das Fazit einer Forschungsgruppe der
Universität Umeå in Schweden. Ihre Studie ist vorerst allerdings nur

als "Preprint" veröffentlicht, das heißt: Die für eine Publikation in Fachzeitschriften nötige Qualitätsprüfung steht noch aus.

NTV 09.11.2021:

Der Virologe Christian Drosten hat die deutschen Medien zu einer kritischen Reflexion ihrer Arbeit in der Corona-Pandemie aufgerufen. "Wir werden noch lange zu knabbern haben an der Aufarbeitung der Pandemie. Eine Nachbesinnung ist nicht nur in der Politik und der Wissenschaft, sondern unbedingt auch im Journalismus nötig", sagte der bekannte Experte am Abend bei der Verleihung des Hanns-Joachim-Friedrichs-Preises für Fernsehjournalismus in Köln. "Unsere Realität ist das, was die Medien uns spiegeln."

Focus 10.11.2021:

Eine Impfpflicht bringt jetzt die Leopoldina ins Spiel – nicht nur für Pflegeberufe oder medizinisches Personal, sondern für „Multiplikatoren". Also Menschen, die berufsbedingt mit vielen anderen in Kontakt kommen – was auf Lehrer ebenso zutrifft wie auf Journalisten. Und Menschen wie den Bayern-Kicker Joshua Kimmich.

NTV 10.11.2021:

Deutschland rennt mit Anlauf in die nächste Corona-Welle. Und das, obwohl es völlig unnötig ist. Wir wissen, wie die Pandemie zu bekämpfen ist. Wir haben die Mittel. Es ist frustrierend. Millionen lassen sich nicht impfen. Wer im ICE oder der U-Bahn unterwegs ist, begegnet Menschen, die ihre Maske unter der Nase oder unter dem Kinn tragen. In Restaurants und Kneipen werden Testergebnisse und Impfzertifikate nur ausnahmsweise kontrolliert. Wer darauf hinweist, erntet Schulterzucken, Grinsen oder den Hinweis, besser den Mund zu halten. Also schweigt man. Nach zwei Jahren Pandemie wächst die Wut über die Ignoranz anderer und der Ärger über die eigene Hilflosigkeit. Daher doch besser im Homeoffice bleiben und aufs Ausgehen verzichten?

Netzfund:

Entschuldigung, haben Sie ein Impfzertifikat? Nein, wozu denn auch? Mein Fitnesscenter ist der Wald, mein Lieblingsrestaurant ist meine

Küche, mein Konzert ist das Vogelgezwitscher, mein Tanzlokal ist überall, wo Menschen sich frei bewegen, meine Bestimmung ist Liebe. Ich gehe dahin, wo ich als Mensch willkommen bin.

DW 12.11.2021:
Nach Impfdurchbrüchen müssen immer mehr Geimpfte ins Krankenhaus - auch Jüngere. Erschreckend viele Geimpfte glauben nach wie vor, dass sie durch die Impfung total sicher sind und verhalten sich entsprechend unvorsichtig. Impfungen schützen zwar gut vor Corona-Infektionen, aber trotzdem stecken sich immer mehr Geimpfte an, es kommt zu Impfdurchbrüchen. Und erschreckend häufig verlaufen ihre Infektionen schwerer und langwieriger als sie angenommen haben - auch bei Jüngeren. Laut Robert Koch-Institut waren in der ersten Novemberwoche (Datenstand 10.11.2021) rund 23 Prozent der hospitalisierten Erwachsenen unter 60 Jahren (U60) und 45 Prozent der Patienten ab 60 Jahren (Ü60) geimpft. Im sommerlichen August lagen diese Werte noch bei 6 Prozent bei den U60 und 18 Prozent bei den Ü60.

FAZ 13.11.2021:
Im Sommer machte eine Thüringer Bratwurst von sich reden, die für Impfwillige kostenlos serviert wurde. Am Samstag konnte mit einem ähnlichen Lockmittel der Kreis Mecklenburgische Seenplatte zahlreiche Menschen zur Impfung bewegen: Die in Neubrandenburg beheimateten Rettungskräfte veranstalteten einen „Tag der offenen Tür" und boten Schweinebraten an.

Heidelberg24 13.11.2021:
Die Alarmstufe in BW rückt immer näher - Kretschmann nimmt Ungeimpfte in die Mangel: „Die Nicht-Geimpften sind die Träger der Pandemie". Insofern müssten sie damit rechnen, dass für sie grundsätzlich härtere Maßnahmen gelten als für den Rest der Bevölkerung. - Dazu ein Leserbrief-Kommentar: "Wenn ich so etwas lese, fühle ich mich an die späten 30er Jahre erinnert. Die Medien sind voll von bewusstseinsverzerrender, emotionaler Propaganda, die Zahlen werden so zurechtgebogen, dass sie ins Bild passen, und die

Mehrheit glaubt das alles. Die Nachkommen fragten später: "Wie konnte das passieren, warum habt ihr das zugelassen?" Ich frage mich, ob diese einfältige Geisteshaltung schon immer da war, Corona hat sie nur an die Oberfläche gebracht. Es liegen schwierige Zeiten vor uns."

Focus 14.11.2021:
Unter der rasch steigenden Zahl von Corona-Toten in Bayern ist ein vergleichsweise hoher Anteil vollständig Geimpfter. Nach Daten des Landesamts für Gesundheit und Lebensmittel (LGL) lag die Quote in den vier Wochen vom 4. bis 31. Oktober bei knapp 30 Prozent. 108 der insgesamt gezählten 372 Todesopfer hatten beide Impfungen erhalten, wie die Erlanger Behörde mitteilte.

NTV 14.11.2021:
Eine jüngste Analyse aus den USA legte nahe, dass Geimpfte, die sich mit der Delta-Variante des Virus infiziert hatten, mitunter eine ähnlich hohe Viruslast aufweisen wie Ungeimpfte.

Impfung:
(1) Warum impfen lassen, wenn es danach sowieso wieder einen Lockdown gibt?
(2) Die Regierung hat es im Moment nicht leicht: Sie muss die Ungeimpften davon überzeugen, dass die Impfung wirkt, damit sie sich impfen lassen. Und die Geimpften davon überzeugen, dass die Impfung nicht so lange wirkt, damit sie sich boostern lassen.
(3) Es ist nicht die Aufgabe der Ungeimpften, die Geimpften zu schützen. Das ist die Aufgabe des Impfstoffes.

DLF 15.11.2021:
Aus einer anonymisierten Auswertung von insgesamt 181.000 Warnmeldungen für den Oktober geht hervor, dass rund 72 Prozent der ausgespielten Warnmeldungen an Besucherinnen und Besucher von Bars und Clubs gegangen sind. Vergleichsweise wenige Warnmeldungen durch die Gesundheitsämter erhielten dagegen Gäste von Restaurants (10,9 Prozent). Auch Kultur- oder Sporteinrichtungen

spielten kaum eine Rolle. Die Luca-App ermöglicht es, die
Kontaktdaten von Besuchern digital zu erfassen.

DLF 15.11.2021:

"Die möglichen Koalitionspartner SPD, Grüne und FDP haben sich
auf deutliche Verschärfungen bei der geplanten Änderung des
Infektionsschutzgesetzes geeinigt. Angesichts der steigenden Corona-
Infektionszahlen sollen nun grundsätzlich auch
Kontaktbeschränkungen angeordnet werden können, berichtet die
Deutsche Presse-Agentur unter Berufung auf eine Vereinbarung von
Vertretern der drei Fraktionen. Dabei gehe es um Ungeimpfte. Diese
sollten zudem ohne negativen Test keine Busse und Bahnen mehr
benutzen dürfen." - Dazu meine Meinung: Man könnte auf das ganze
Geschmonze mit 2-G, 2-G+, 3-G und dem Herzeigen von Impfpässen
vollständig verzichten, wenn man die Geimpften oder die
Ungeimpften dazu verpflichten würde, eine Kennzeichnung an der
Kleidung (z. B. Impfpassbinde am Arm) zu tragen. Solch ein
Abzeichen auf der Kleidung in Deutschland hatten wir aber schon mal
in einer anderen Zeit, zu einem anderen Anlass und da könnte man
sicherlich auf die Erfahrungen von damals zurückgreifen.

Heidelberg24 17.11.2021:

(Jetzt ist es so weit!) Ungeimpfte Personen in Baden-Württemberg
werden ab Mittwoch aus dem öffentlichen Leben weitgehend
ausgeschlossen. Aufgrund der sich zuspitzenden Lage auf den
Intensivstationen wird die sogenannte Alarmstufe in der Corona-
Pandemie erreicht. Nur noch Geimpfte und Genesene haben dann
noch Zugang zu Restaurants und Museen sowie zu den meisten
anderen öffentlichen Veranstaltungen. Ministerpräsident Kretschmann
hatte das Erreichen der Alarmstufe am Dienstag verkündet – und sich
außerdem für eine Impfpflicht in bestimmten Berufsgruppen
ausgesprochen. Wer ungeimpft ist und nur einen Test vorweisen kann,
bleibt somit aus dem öffentlichen Leben weitgehend ausgeschlossen.
Außerdem müssen Schulkinder in der Klasse ab sofort wieder Maske
tragen.

NTV 18.11.2021:

Alexander Kekulé: (1) "Die Menschen, die geimpft oder genesen sind,
glauben, sie wären sicher, weil man ihnen das bis vor Kurzem auch
gesagt hat. Sie gehen auf Partys, wo es keine Obergrenzen gibt. Sie
treffen sich ohne Masken und Abstände. Es gibt keine
Nachverfolgung und diese Menschen werden auch nicht mehr
getestet. Das war ja Teil der Strategie, dass man ihnen versprochen
hat, dass sie das bekommen, wenn sie sich impfen lassen. Das
Problem ist nur, dass das Virus da nicht ganz mitspielt. Auch die
Geimpften und die Genesenen infizieren sich natürlich zu einem
erheblichen Teil. Dadurch haben wir eine unsichtbare Welle."
(2) "…... sind die vielen Durchbrüche bei den zweifach Geimpften.
Die sterben nicht unbedingt daran, das ist klar. Aber sie kommen in
die Krankenhäuser, sie liegen auf den Intensivstationen. Heute ist es
schon so, dass etwa die Hälfte der Patienten in den Krankenhäusern
und auch die Hälfte der Verstorbenen in Deutschland geimpft waren."

DWN 18.11.2021:

Das kleine britische Überseeterritorium Gibraltar gilt als das Land mit
der weltweit höchsten Impfquote. Es sind über 99 Prozent der
Bewohner gegen das Coronavirus geimpft. Leider scheint dieser
Umstand keinerlei Folgen für das Infektionsgeschehen zu haben. Wie
die Regierung auf ihrer Internetseite schreibt, steigen die Fallzahlen
nun „exponentiell".

NTV 19.11.2021:

Der Arbeitgeberverband Gesamtmetall bringt Kündigungen für
Ungeimpfte ins Gespräch. Wenn sich ein Arbeitnehmer der Impfung
über einen längeren Zeitraum standhaft verweigere, dann biete er im
Rahmen seines Arbeitsvertrages seine Arbeitsleistung nicht mehr an,
sagt Verbandspräsident Stefan Wolf "BILD LIVE". "Dann kann der
Arbeitgeber fristlos kündigen." Wer ungeimpft sei oder keinen Test
machen wolle, dürfe nicht weiterarbeiten. Dann entfalle die
Lohnfortzahlung, die es in den ersten sechs Wochen gebe. Wolf
forderte zudem eine allgemeine Impfpflicht.

Heidelberg24 19.11.2021:

Am 25. November endet die „epidemische Lage". Mitten in der vierten Corona-Welle hat der Bundesrat nach langem Ringen grünes Licht für neue Corona-Auflagen gegeben. Die Länder stimmten am Freitagmorgen einstimmig für das umstrittene, von SPD, Grünen und FDP vorgelegte Infektionsschutzgesetz. Das bedeutet 3G am Arbeitsplatz, in Bussen und Zügen, aber vorerst keine Ausgangsbeschränkungen und flächendeckende Schulschließungen mehr. Hier wären dann jeweils Nachweise über Impfung, Genesung oder negativen Test nötig. Für Pflegeheime und Kliniken sind Testpflichten für Beschäftigte und Besucher vorgesehen. Außerdem kehrt die Homeoffice-Pflicht zurück. Wer Impfpässe fälscht, kann härter bestraft werden. Weiterhin möglich sind demnach auch Kontaktbeschränkungen, Vorschriften zum Abstand halten, die Maskenpflicht und auch Zutrittsbeschränkungen nur auf Geimpfte und Genesene (2G).

ARD:

Die Öffentlich Rechtlichen lassen es jetzt richtig krachen. Man kann die Berichterstattung eigentlich kaum noch ertragen ….In den ARD Tagesthemen vom 19.11.2021 sagte die "Journalistin" S. F. ihre Meinung: "Na herzlichen Dank an alle Ungeimpften. Dank euch droht der nächste Winter im Lockdown …...Die angekündigten Maßnahmen in Bayern und Sachsen sind ein Schlag ins Gesicht für alle, die in den vergangenen Monaten solidarisch waren, die sich haben impfen lassen …. .Alle Impfverweigerer müssen sich den Vorwurf gefallen lassen, an der derzeitigen Situation mitschuldig zu sein. Sie tragen Mitverantwortung dafür, dass die Gesellschaft wieder unter Druck gerät …. .Und sie müssen sich fragen, welche Mitverantwortung sie haben an den wohl tausenden Opfern dieser Corona-Welle …. . Ein Winter wie dieser darf sich nicht wiederholen. Wie das geht? Unser Nachbarland Österreich macht es vor: Mit einer Impfpflicht. Für alle, denen das medizinisch möglich ist."

Schlaue Sprüche:

(1) Loriot sagte vor Jahren schon und sein Spruch passt hier als

Kommentar ganz wunderbar: In Krisenzeiten suchen Intelligente nach
Lösungen, Idioten suchen nach Schuldigen.
(2) Man kann seine Eigenverantwortung nicht in die Hände anderer
legen.
(3) Der Mensch ist fähig zu eigener Meinung, die Menschen
anscheinend nicht.

Hart aber fair 16.11.2021:
Die Philosophin Svenja Flaßpöhler ist, obwohl sie selbst immunisiert
ist, gegen eine Impfpflicht. Menschen hätten das Recht, Eingriffe in
ihre Körper abzulehnen. Man müsse das "Recht auf
Selbstbestimmung akzeptieren", sagte Flaßpöhler. Stattdessen sprach
sie vom politischen Versagen in der Pandemie: Impfzentren wurden
geschlossen, Tests zwischenzeitlich wieder kostenpflichtig gemacht,
das Intensivpersonal hat aufgrund der schlechten Arbeitsbedingungen
in den Krankenhäusern vielfach gekündigt. Svenja Flaßpöhler
beklagte eine unausgewogene Berichterstattung über die Corona-
Maßnahmen in Deutschland. Sie bezog sich auf eine aktuelle
Untersuchung, wonach es in den Medien eine breite Unterstützung für
die staatlichen Maßnahmen gab.

Netzfund:
Wisst Ihr noch, als die Krankenhäuser und Intensivstationen wegen
diverser Grippewellen am Limit waren, ohne dass es Lockdowns,
Grundrechtseinschränkungen, Ausgangssperren oder Ausgrenzung
von Menschen ohne Grippe-Impfung gab? Und das in Zeiten, als es
Abertausende mehr an Intensivbetten gab als heute? Nein? Wisst Ihr
nicht mehr? Tja, war auch nur 'ne kleine Randmeldung.

DW 20.11.2021:
Nach der Ankündigung einer allgemeinen Corona-Impfpflicht im
Nachbarland Österreich schließen deutsche Politiker einer möglichen
künftigen Ampel-Koalition eine solche Regelung für Deutschland aus.
"Die wird es nicht geben", sagte der SPD-Politiker und
Bundesaußenminister Heiko Maas dem Sender "Bild Live". "Weil wir
es nicht für notwendig halten, weil wir es auch unter

verfassungsrechtlichen Gesichtspunkten für schwierig halten." Die
FDP-Gesundheitspolitikerin Christine Aschenberg-Dugnus kritisierte
Bayerns Ministerpräsidenten Markus Söder, der sich für eine Pflicht
offen gezeigt hatte. "Die allgemeine Impfpflicht als Drohkulisse in
den Raum zu stellen, hilft niemandem", sagte sie der "Bild"-Zeitung.
"Gerade die Länder mit dramatischen Corona-Zahlen sollten sich
darauf konzentrieren, wie vereinbart die Impfangebote auszuweiten
und die neuen Corona-Maßnahmen umzusetzen."

Weihnachtsmärkte finden (vielleicht) statt:
Die 2-G-Bedingungen sollen in der Adventszeit dafür sorgen, dass die
Infektionszahlen nicht weiter in die Höhe schießen. Zu den
abgesperrten Arealen (= Zaun gegen Ungeimpfte) haben nur Geimpfte
und Genesene Zutritt. Einlasskontrollen gewährleisten, dass nur eine
begrenzte Anzahl von Besuchern und Besucherinnen auf das Gelände
gelassen wird. Im Bereich der Weihnachtsmärkte gilt die
Maskenpflicht. Die medizinische Maske darf nur zum Trinken und
Essen abgesetzt werden. Zur Kontaktnachverfolgung erfolgt eine
Registrierung via Luca-, Corona-Warn-App oder Kontaktformular.
Trotzdem: "Allen 2-G-Besuchern eine schöne Weihnachtszeit, feiert
recht schön, steckt euch nicht an, eure Impfung schützt euch gegen die
C-Infektion!"

NZZ (*) 21.11.2021:
"Sogenannte Totimpfstoffe wecken nicht zuletzt unter Impfskeptikern
Interesse. Grosse Hoffnungen ruhen auf einem Präparat des
französisch-österreichischen Unternehmens Valneva. Novavax aus
Amerika aber könnte uns noch im Winter einen mit bewährter
Technik hergestellten Impfstoff zur Verfügung stellen."
(*) Anmerkung: In der Schweiz wird das "ß" grundsätzlich nicht mehr
verwendet. Alle Wörter, die im Deutschen noch mit "ß" geschrieben
werden, enthalten in der Schweiz durchgehend ein Doppel-"ss". Dies
habe ich in allen Texten aus der NZZ auch so 1:1 übernommen.

Zeit 21.11.2021:
"Angesichts täglicher Höchststände bei den Neuinfektionen mehren

sich in Deutschland die Forderungen nach einer allgemeinen
Impfpflicht. Der Berufsverband der Kinder- und Jugendärzte fordert
eine allgemeine Impfpflicht für Erwachsene. Dies sei auf der
Delegiertenversammlung am Sonntag in einer Resolution beschlossen
worden, teilte der Verband mit. "Impfungen tragen zu einer Rückkehr
zur Normalität und zur Wiedereinsetzung der Grundrechte aller
Bürger, aber insbesondere der Grundrechte der Kinder und
Jugendliche bei." "

RP Online 21.11.2021:
"Geht es nach dem Willen des NRW-Ministerpräsidenten, soll es
höhere Strafen bei Verstößen und mehr Kontrolldruck bei den
Corona-Auflagen geben. Und: Nicht nur Schleswig-Holsteins
Ministerpräsident Daniel Günther zeigt sich offen für eine
Impfpflicht. Auch der Chef der Jungen Union, Tilman Kuban, fordert
das."

Welt 21.11.2021:
"In Sachsen wird das öffentliche Leben weitestgehend
heruntergefahren. Die Corona-Lage verschärft sich zunehmend. Nun
gibt es die erste Warnung, dass die Polizei wegen zahlreicher Corona-
Infektionen bald nicht mehr einsatzfähig ist."

Impfsatiren:
(1) Ich habe mich am Bahnhof durch ein mobiles Impfteam, das dort
saß, impfen lassen. Jetzt habe ich eine Frage: Ist es normal, dass das
Zeug in einem Löffel heiß gemacht wird? Und warum wollten die 200
Euro von mir, obwohl ich krankenversichert bin?
(2) Es reicht. Wir werden euch aufspüren, einfangen, internieren und
durchimpfen. Harte Zeiten, harte Pflichten, wir impfen euch alle!
(3) Wenn man eine Person verspeisen würde, die geimpft ist, benötigt
man dann noch ein Impfung?
(4) Eine Sache haben Geimpfte und Ungeimpfte gemeinsam: Beide
werden nie vollständig geimpft sein: Die einen nicht mehr und die
anderen noch nicht.
(5) An alle Geimpften: Die Impfung schützt nicht lange, lasst euch

bald boostern!

(6) An alle Ungeimpften: Die Impfung schützt doch, lasst euch bald impfen!

FAZ 22.11.2021:
Das düstere Szenario des Gesundheitsministers Spahn :
„Wahrscheinlich wird am Ende dieses Winters jeder geimpft, genesen oder gestorben sein". Mein Kommentar: Schöne Aussichten. Was ist mit den Gesunden, an was sind die gestorben? Mit gesunden Ungeimpften rechnet man also gar nicht!

Focus 22.11.2021:
Die Schweiz hat eine der niedrigsten Impfquoten Westeuropas. Nun macht eine 600-Einwohner-Gemeinde Schlagzeilen als "Dorf der Corona-Rebellen". Besonders im deutschsprachigen Teil des Landes formiert sich eine Protestfront. 607 Menschen leben in Alpthal, Kanton Schwyz, 1000 Meter über dem Meeresspiegel. Bis vor ein paar Tagen war die winzige Gemeinde wohl nur wenigen ein Begriff. Doch dann verweigerten die Einwohner einem Impfbus die Zufahrt. Adelbert Inderbitzin, der Gemeindepräsident, begründete die Entscheidung mit einem kurzen, aber vielsagenden Satz: "Es gibt hier kein Bedürfnis nach Impfungen."

NTV 23.11.2021:
Immer mehr Politiker aus Bund und Ländern sprechen sich für eine allgemeine Impfpflicht aus. Auch Juristen halten die Einführung einer solch strikten Regelung angesichts steigender Corona-Zahlen für angemessen. Dabei gehe es nicht um Zwang, betont der Rechtsprofessor Franz C. Mayer. Die Befürworter einer allgemeinen Impfpflicht gegen das Coronavirus bekommen nun auch Rückendeckung von Rechtswissenschaftlern. Renommierte Juristen halten sie für vereinbar mit dem Grundgesetz. In Österreich soll die Impfpflicht im Februar kommen. Mehrere deutsche Ministerpräsidenten sprechen sich ebenfalls dafür aus.

NTV 25.11.2021:
Die Corona-Impfstoffe vermindern die Übertragung der

hochansteckenden Delta-Variante des Virus nach Angaben der Weltgesundheitsorganisation (WHO) nur um 40 Prozent. "Die Datenlage deutet darauf hin, dass die Übertragung vor dem Auftreten der Delta-Variante durch die Impfstoffe um etwa 60 Prozent reduziert wurde. Mit Delta ist dieser Wert auf etwa 40 Prozent gesunken", erklärte WHO-Chef Tedros Adhanom Ghebreyesus in Genf. Er rief die Menschen deshalb inständig auf, weiterhin Masken zu tragen und Schutzmaßnahmen zu ergreifen. "Wir sind besorgt über das falsche Gefühl der Sicherheit, dass die Impfstoffe die Pandemie beendet hätten und Geimpfte keine weiteren Vorsichtsmaßnahmen ergreifen müssten", sagte der WHO-Chef. "Die Impfstoffe retten Leben, aber sie verhindern die Übertragung nicht vollständig."

Advent:
(1) Advent, Advent, ein Lichtlein brennt. Erst eins, dann zwei, dann drei, dann vier, dann steht der nächste Lockdown vor der Tür.
(2) Advent, Advent, die Impfe drängt. Erst eins, dann zwei, dann drei, dann vier, dann steht der Notarzt vor der Tür.

Ausgrenzung:
In der Gedenkstätte des KZ Buchenwald gibt es die Ausstellung "Ausgrenzung 1937 bis 1945." Ungeimpfte dürfen da nicht rein.

RNZ 26.11.2021:
(Leserbrief) "2G in Restaurants und 2G+ auf dem Weihnachtsmarkt - also drinnen 2G und draußen 2G+ - ah ja ist logisch. In Restaurants darf man am Platz ohne Maske sitzen, in den Schulen dürfen die Schüler in den Klassen nicht am Platz ohne Maske sitzen; also eine homogene in sich bekannte und nachverfolgbare Gruppe muss Masken tragen, wobei sich immer verändernde und schwer nachverfolgbare Gruppen keine tragen müssen - ah ja, ergibt Sinn."

NTV 26.11.2021:
Kommt der Lockdown und wenn ja wie viele? - Bund und Länder sträuben sich noch, aber für RKI-Chef Wieler ist klar: Ohne Kontaktbeschränkungen wird es nicht gehen. Ein bundesweiter Lockdown ist nach geltender Rechtslage nicht möglich. Bleibt der

Weg über die Länder. "Die Zahl der Kontakte muss runter, deutlich runter", sagt der geschäftsführende Bundesgesundheitsminister Jens Spahn in der Bundespressekonferenz. "Wir müssen jetzt unsere Kontakte so weit es geht reduzieren", ergänzt der neben ihm sitzende RKI-Präsident Lothar Wieler. Ein Wort nehmen sie freiwillig nicht in den Mund: Lockdown.

FAZ 27.11.2021:
Eine Arbeitsgruppe der Nationalakademie Leopoldina veröffentlicht einen Sofortmaßnahmenkatalog – und geht damit ein Wagnis ein. Was die Leopoldina an konkreten Maßnahmen fordert, ist nicht weniger als eine seuchenpolitische Kopfwäsche: Nicht morgen oder übermorgen, nein, direkt zum Anfang der kommenden Woche muss gehandelt werden. Kein Abwarten, keine langwierigen Diskussionen, sondern „sofortiges Gegensteuern", um weitere „desaströse Folgen der Corona-Pandemie abzuwehren: noch mehr Tote, noch mehr Covid-19-Langzeitopfer. Die vorgeschlagenen Maßnahmen greifen praktisch alles auf, was auf der politischen Bühne mal von diesen, mal von jenen Interessengruppen ausgebremst wird (hier Kurzfassung):
(1) Impfungen massiv beschleunigen.
(2) Impfpflicht – zuerst für alle Bedienstete in medizinischen Einrichtungen, gleichzeitig „Vorbereitung" einer allgemeinen Impfpflicht. Ethisch und rechtlich sei auch letztere nach dem Dafürhalten der Leopoldina zulässig.
(3) Booster-Pflicht nach fünf bis sechs Monaten.
(4) „Deutliche Kontaktreduktion".
(5) Kinder und Jugendliche vor dem Präsenzverbot – sprich Schul- und Kitaschließungen – schützen, und zwar durch vorgezogene Weihnachtsferien.

FR 27.11.2021:
Einschränkungen für Ungeimpfte - „Wer mehr will als den Supermarkt besuchen, muss geimpft sein".

Heidelberg24 27.11.2021:
(Leserbrief) "So, jetzt bin ich 2mal mit BionTech geimpft und vor 2

Wochen "geboostert" mit BioTech und jetzt brauche ich 2G Plus !!!
Muss also einen Test vorweisen der jetzt kostet! Wissen eigentlich J.
Spahn und Kollegen noch was sie wollen? Jetzt nach Monaten
unfähiger Regeln einmal Hü und einmal Hott soll ich den Test
bezahlen! Wofür bin ich 3mal geimpft worden?"

RP online 29.11.2021:
"Der von der künftigen Ampel-Koalition geplante Corona-Krisenstab
im Kanzleramt könnte bereits in den nächsten Tagen und damit noch
vor Amtsantritt der Regierung aus SPD, Grünen und FDP seine Arbeit
aufnehmen. Nach den Worten von FDP-Chef Christian Lindner soll
das ständige Bund-Länder-Gremium in der neuen Woche starten,
SPD-Chefin Saskia Esken nannte auf Twitter „in Kürze" als
Zeithorizont. Streit gibt es weiter, ob es wegen der extrem
angespannten und durch die neu aufgetauchte Omikron-Variante
weiter zugespitzte Lage ein rasches Bund-Länder-Treffen geben soll
und ob der von den Ampel-Parteien geänderte Infektionsschutz
ausreicht, um die vierte Corona-Welle zu brechen. An der Spitze des
Krisenstabes soll ein General stehen…. ."

Politsatiren:
(1) Wer sich jetzt boostern lässt, bekommt eine CD geschenkt mit
dem Titel „Last Christmas".
(2) Was ist der Unterschied zwischen Tieren und Menschen? Tiere
würden nie zulassen, dass die Dümmsten ihr Rudel anführen.
(3) Die verantwortlichen Politiker sind so arrogant, dass sie sich
anmaßen und glauben, auf Dauer über Millionen von Menschen und
deren Körper bestimmen zu können.
(4) Hör auf zu sagen, du hättest vor deiner Impfung Studien gelesen.
Du bist die Studie.
(5) Machtübergabe im Kanzleramt: Merkel: "So Olaf, das ist der
Harbarth, du musst ihn nur regelmäßig füttern, dann hört er auf´s
Wort."

Neue Narrative nach der Dialektik der orwellschen Klapsmühle:

- Beraubung der Freiheitsrechte sind jetzt Schutzmaßnahmen

- Gesunde sind jetzt symptomlos Erkrankte

- Impfpflicht bedeutet Impfzwang

- Kritiker sind jetzt Leugner

- Solidarität ist jetzt Gehorsamkeit

- Eigenverantwortung ist jetzt Egoismus

- Wahrheit ist jetzt Verschwörungstheorie

- Realisten sind jetzt die Verweigerer

- Zensur ist jetzt Faktencheck

- Selbst zu denken bedeutet jetzt unsolidarisch sein

- Lobbyisten sind jetzt Experten

- Hinterfragen bedeutet jetzt asoziales Verhalten

- Denunzianten sind jetzt Beschützer

- Grundrechte sind jetzt Privilegien

- Diktatur ist jetzt Demokratie

Vorsicht bei der Anwendung der obigen Ausdrücke: Dies sind in Corona-Zeiten "gefährliche", Denkweisen, die in der heutigen Zeit die "Zensur" herausfordern, wenn sie öffentlich verbreitet werden.

Focus 30.11.2021:
Das Bundesverfassungsgericht erklärt die Bundesnotbremse für zulässig. Der Bund durfte in der dritten Pandemie-Welle im Frühjahr über die sogenannte Corona-Notbremse Ausgangs- und Kontaktbeschränkungen verhängen. Die Maßnahmen hätten in erheblicher Weise in verschiedene Grundrechte eingegriffen, seien aber "in der äußersten Gefahrenlage der Pandemie" mit dem Grundgesetz vereinbar gewesen, teilte das Bundesverfassungsgericht in Karlsruhe am Dienstag mit. Der Erste Senat des Bundesverfassungsgerichts hat die Verfassungsbeschwerden

zurückgewiesen, die sich unter anderem gegen die bußgeldbewehrten Ausgangsbeschränkungen sowie bußgeldbewehrten Kontaktbeschränkungen zur Eindämmung der Corona-Pandemie richteten.

NZZ 30.11.2021:
"Die Ja-Sager aus Karlsruhe winken die strittigen Massnahmen einfach durch. Auf das Bundesverfassungsgericht kann sich nur noch einer verlassen: die Bundesregierung. Am Dienstag segneten die Richter weitreichende Grundrechtsbeschränkungen wegen Corona als verhältnismässig ab."

FAZ 10.12.2021:
Das Bundesverfassungsgericht in Karlsruhe hat die Bundesnotbremse zur Eindämmung der Corona-Pandemie bestätigt. Die Entscheidung ist rechtsstaatlich fahrlässig und unklug.

Politikersprüche:
(1) Walter Ulbricht: Niemand hat die Absicht, eine Mauer zu bauen.
(2) Norbert Blüm: Die Rente ist sicher.
(3) Olaf Scholz: Wir haben keine Impfpflicht und wollen sie auch nicht einführen.
(4) Angela Merkel: Eine Impfpflicht wird es nicht geben.
 - Soviel zu den gebrochenen Versprechungen.

Noch mehr A. M.:
(1) Die Regierung kann machen was sie will und die Deutschen machen es einfach. Wenn A. M. sagt, springt von der Brücke, das hilft gegen das C, dann würden einige sogar von einer Brücke springen.
(2) A. M. hat einen Plan, den wir nicht verstehen, aber gezwungen sind, ihn zu befolgen.
(3) "Du machst das jetzt Erika, sonst veröffentlichen wir Deine Akte von damals."
(4) Merkel zieht Osterbeschlüsse zurück und das dumme Volk freut sich.
(5) Erstmal Angst machen und dann rettet Mutti uns wieder.
(6) Der Hosenanzug macht alles nach Plan: Zuckerbrot und Peitsche.

(7) Margot Honecker wurde nach der Wende von einem Reporter gefragt, was sie von der Merkel hält. Antwort von M. Honecker: "Ihr werdet euch noch alle wundern." Noch Fragen?

(8) Merkel: Wollt ihr den totalen Lockdown? Die Michels: Jaaaaaaaaaaaaaaaaaa.

(9) Die Würde des Menschen ist unter dem Merkelregime antastbar.

(10) Der Kabarettist Pispers: Wenn du denkst schlimmer geht's nicht mehr, kommt da 'ne Merkel her.

(11) Diese Frau macht was sie will, wie sie will, wann sie will und alle folgen und gehorchen ihr. Sage keiner später, er hätte nichts mitbekommen und nur Befehle befolgt.

(12) A. M. ist Honeckers letzte Rache, anders kann man das nicht mehr sagen. Sie macht Deutschland völlig platt.

(13) A. M. kippt die von der niedersächsischen Landesregierung beabsichtigte Aufhebung der Maskenpflicht bei einer Inzidenz unter 35.

(14) Inzidenz ist die neue Demokratie in den Händen von A. M.

(15) Was machte A. M. knapp vor dem Pandemie-Ausbruch in Wuhan?

(16) Solange Merkel an der Macht ist, gibt es keine Rückkehr zu Grundrechten.

Focus 02.12.2021:

Hendrik Wüst (CDU), Ministerpräsident von Nordrhein-Westfalen, hat mit Blick auf die veränderte Haltung seitens der Politik zur Impfpflicht eingestanden, dass hier eine Art Wortbruch geschehen ist. "Es wird genau das am Ende sein. Man kann das Wort nicht halten, was man gegeben hat. Es waren auch Versprechen, die gegeben worden sind vor dem Hintergrund, dass man geglaubt hat, es würden sich alle impfen lassen.

Tierarzt:

"Ich geh heute zum Tierarzt." Was willst du denn da?" "Ich lass mich impfen…" - Tierärzte und Apotheker dürfen auch impfen.

Focus 02.12.2021:

Die Bund-Länder-Runde verschärft die Corona-Maßnahmen. Bei der Ministerpräsidentenkonferenz mit Kanzlerin Merkel und Bald-Kanzler Scholz wurden vor allem weitreichende Einschränkungen für Ungeimpfte beschlossen. Zum Brechen der vierten Corona-Welle in Deutschland haben sich Bund und Länder auf folgende deutlich schärfere Vorgaben und Einschränkungen geeinigt (Kurzfassung):

(1) Im Einzelhandel haben künftig nur noch gegen das Coronavirus Geimpfte oder von einer Infektion Genesene Zutritt. Ausgenommen sind Geschäfte des täglichen Bedarfs (Supermärkte, Drogerien).

(2) Zugang zu Kultur- und Freizeiteinrichtungen bundesweit nur noch mit 2G: Wo notwendig, kann diese Regelung auf 2Gplus (ein aktueller Corona-Test zusätzlich) ausgeweitet werden. Diese Regelung gilt für Kinos, Theater, Restaurants und andere Einrichtungen.

(3) Strenge Kontaktbeschränkungen für Ungeimpfte im gesamten Bundesgebiet: Private Zusammenkünfte von Personen, die weder geimpft noch genesen sind, sind auf den eigenen Haushalt und höchstens zwei Personen eines weiteren (!) Haushaltes beschränkt.

(4) Verkaufsverbot für Böller und Feuerwerk.

(5) Maskenpflicht in Schulen für alle Klassenstufen.

(6) Einschränkung von (Groß)-Veranstaltungen: Hier gilt eine Teilnehmerzahl von höchstens 50 Personen in Innenräumen und 200 Personen im Freien. Es gilt in beiden Fällen 2G und Maskenpflicht.

(7) Impfpflicht für Beschäftigte in Alters- und Pflegeheimen

(8) Impfschutz soll nach neun Monaten ablaufen

(9) Bars und Clubs in Hotspots werden geschlossen: Ab einer Inzidenz von 350 werden Clubs und Diskotheken in Innenräumen geschlossen.

(10) Bund-Länder-Krisenstab soll Impfungen und Impfstoffverteilung koordinieren: Das soll für mehr als 30 Millionen Impfungen bis Weihnachten sorgen.

(11) Künftig dürfen auch Zahnärzte, Apotheker und Pflegefachkräfte Impfungen gegen das Virus vornehmen.

(12) Zeitnahe Entscheidung über allgemeine Impfpflicht im

Deutschen Bundestag: Bund und Länder begrüßen, dass der
Bundestag zeitnah über eine allgemeine Impfpflicht entscheiden will.

Netzfund:

"Bereits jetzt sind sie für eine Ausgrenzung der Nichtgeimpften.
Erstmalig in der Geschichte der Menschheit werden gesunde
Ungeimpfte dafür verantwortlich gemacht, dass die Impfung bei den
Geimpften nicht hinreichend wirkt. Erstmalig in der Geschichte der
Bundesrepublik sollen hunderttausende gesunde Menschen mit
Strafandrohung und Ausgrenzung zu einer medizinischen Maßnahme
gezwungen werden, die sie für sich ausschließen. Erstmalig soll den
Menschen mit Strafandrohung eine Substanz verabreicht werden, für
die der Hersteller jegliche Gewährleistung und Verantwortung
ablehnt."

Welt 02.12.2021:

Otto Schily: "Ich bin bereits dreimal geimpft und empfehle die
Impfung besonders vulnerablen Menschen. Aber eine allgemeine
Impfpflicht ist unverantwortlich. Nicht einmal in der sonst so
vehement als autoritär gescholtenen Volksrepublik China besteht sie."

Focus 03.12.2021:

(1) Führende Virologen und Epidemiologen haben die von Bund und
Ländern beschlossenen Kontaktbeschränkungen nur für Ungeimpfte
kritisiert. „Es ist ein Fehler, Kontaktbeschränkungen für Geimpfte
auszuschließen", sagte Virologe und Stiko-Mitglied Klaus Überla
dem RedaktionsNetzwerk Deutschland (RND). „Denn inzwischen
treten fast die Hälfte der symptomatischen Infektionen bei Geimpften
auf. Die Geimpften spielen eine beträchtliche Rolle bei der
Ausbreitung des Virus."
(2) Der Bonner Virologe Hendrik Streeck warnt: "Die
Kontakteinschränkungen bergen die Gefahr, dass sich jetzt
Ungeimpfte ins Private zurückziehen." Dass die
Kontaktbeschränkungen im privaten Bereich zu kontrollieren seien,
bezweifelt Streeck. "Wir riskieren Übertragungen unter Ungeimpften,

die keinen Grund mehr haben sich testen zu lassen, sondern durch 2G
ausgeschlossen werden."

MoPo 03.12.2021:
(1) Das Mitglied im Deutschen Ethikrat, Frauke Rostalski, hat sich
gegen eine allgemeine Impfpflicht in der Corona-Pandemie gewandt.
Eine solche Maßnahme lasse sich unabhängig vom individuellen
Risiko einer schweren Covid-19-Erkrankung nicht rechtfertigen, sagte
die Juraprofessorin dem «Kölner Stadt-Anzeiger».
(2) Der Vorsitzende der Innenministerkonferenz, Thomas Strobl
(CDU), hat vor einer Radikalisierung der Corona-Proteste im Fall
einer Impfpflicht gewarnt. Nach den Erkenntnissen des
Verfassungsschutzes könne man davon ausgehen, dass „eine
Impfpflicht die aggressive Haltung der Querdenker-Bewegung noch
verstärkt", sagte der baden-württembergische Innenminister den
Zeitungen der Funke Mediengruppe (Samstag).

NZZ 03.12.2021:
"Im Namen der Mehrheit ist nicht alles erlaubt. Eine Impfpflicht wäre
deshalb falsch. Die physische Integrität eines Menschen, die Würde
des Individuums und sein Recht auf Selbstbestimmung dürfen nicht
aus pragmatischen Erwägungen zur Disposition gestellt werden. Sie
gelten absolut, unabhängig von der Mehrheitsmeinung. Das trifft
besonders auf medizinische Eingriffe zu. Die Auswüchse staatlicher
Zwangsmedizin waren in der Vergangenheit zu barbarisch, als dass
das Gespür für die Anfänge solcher Fehlentwicklungen verlorengehen
darf."

DW 04.12.2021:
Österreicher wehren sich gegen Corona-Auflagen. Die persönlichen
Einschränkungen im Lockdown und die für Februar geplante
Einführung einer Impfpflicht gegen das Coronavirus treiben die
Österreicher auf die Straße. In Wien protestierten Zehntausende
Menschen. An den Demonstrationen an verschiedenen Stellen der
Hauptstadt beteiligten sich nach Polizei-Angaben rund 40.000

Personen. Am Rand der Proteste kam es vereinzelt zu
Auseinandersetzungen zwischen Demonstranten und Polizisten.

Gesundheitsempfehlung deiner Regierung:
(1) Vermeide Sonnenlicht und frische Luft so oft du kannst,
(2) Rückatme für mindestens 8 Stunden so viel verbrauchte Luft,
Bakterien und Keime wie möglich,
(3) Schaue täglich Angst-Propaganda und staatliche Gehirnwäsche im
TV und vermittle dies an deine Kinder weiter,
(4) Lass dir experimentelle Substanzen injizieren.

DLF 05.12.2021:
Nach Einschätzung des Corona-Beraters von US-Präsident Biden,
Fauci, deuten erste Erkenntnisse über die Omikron-Variante nicht
darauf hin, dass sie besonders schwere Krankheitsverläufe verursacht.

Spiegel 05.12.2021:
Lange hatte die Politik eine allgemeine Impfpflicht gegen Covid-19
abgelehnt, nun will der designierte Kanzler Olaf Scholz (SPD) ein
entsprechendes Gesetzgebungsverfahren doch »zeitnah« auf den Weg
bringen.

Focus 06.12.2021:
Die hohe Zahl an Impfgegnern ist auch ein Erfolg grüner Politik.
Wenn man den Leuten ständig einredet, dass Gentechnik des Teufels
sei, muss man sich nicht wundern, wenn sie dem Genzeug misstrauen.

20 Millionen Impfskeptiker
in Deutschland haben sich bisher viele Menschen keine 3 Spritzen à
ca. 20 Euro geben lassen. D.h. sie haben dem Staat 1,2 Milliarden
Euro gespart. Ich bin dafür, dass dieses Geld als Spende an alle
Pflegekräfte geht.

Internationaler Pakt über bürgerliche und politische Rechte
vom 19. Dezember 1966 (BGBl. 1973 II 1553), hier Artikel 7, Satz 2:
"Insbesondere darf niemand ohne seine freiwillige Zustimmung
medizinischen oder wissenschaftlichen Versuchen unterworfen
werden." Die mRNA-Impfstoffe haben nur bedingte Zulassung.

Damit sind sie ein "medizinischer Versuch" im Sinne des Pakts. Der Zivilpakt geht gem. Art. 25 GG jedem deutschen Gesetz vor. Damit ist eine Impfpflicht oder ein Bußgeld, weil man eine Impfung verweigert, rechtswidrig und damit nicht anwendbar.

DLF 07.12.2021:
Baden-Württembergs Ministerpräsident Kretschmann (Grüne) hat sich für ein Durcheinander bei den neuen Corona-Regeln entschuldigt. Die Regierung müsse unter hohem Zeitdruck Beschlüsse in Verordnungen umsetzen. Das sei immer ein Balanceakt. Und dieser sei nun am Wochenende nicht gut gelungen, räumte der Grünen-Politiker ein. Er bedauere die Irritation und Verunsicherung, die wegen der ursprünglich geplanten Testpflicht auch für Geimpfte und Genesene entstanden seien. „Dass das im Verfahren so holprig war, tut mir wirklich leid für die Betroffenen", betonte Kretschmann.

Sprüche:
(1) Eine Infektion ist noch keine Erkrankung.
(2) Genetische Impfstoffe greifen in die tiefste Ebene des Körpers ein, in unser Erbgut. Im Grunde sind das globale Genversuche am Menschen.
(3) Haben die Anti-Corona-Maßnahmen uns mehr genutzt oder geschadet?
(4) Immunität oder Spahnische Grippe?
(5) Gurtpflicht ja, Impfpflicht nein!
(6) Maskenpflicht bei einer Inzidenz von Null. Demnächst Schneekettenpflicht im Sommer.
(7) Der Gesundheitsminister: Welche Rechte sind denn weggenommen?
(8) Nacht für Nacht tanzt Covidchen ums Feuer und singt: "Ach wie gut, dass niemand weiß, dass ich in Wahrheit Influenza heiß".
(9) Der einzige Sinn unseres Lebens besteht nicht darin, zu vermeiden, uns anzustecken.
(10) Natürlich geht der Zirkus weiter, die Dompteure kommen jetzt erst richtig in Fahrt.

Welt 07.12.2021:

"Es liegt etwas Totalitäres darin, von einer Person unter
Strafandrohung zu verlangen, sich eine Flüssigkeit in den Körper
injizieren zu lassen. Gerechtfertigt wäre das nur im Ausnahmefall,
sagt der Rechtsprofessor Kai Möller. Ein entscheidendes Argument
gegen die Impfpflicht findet man in England. Haben Deutschland und
Österreich wirklich alles probiert, um die Wahl zwischen Impfpflicht
und Lockdown zu vermeiden? Könnte es vielleicht der Fall sein, dass
die Impfpflicht nur die einfache und verlockende Antwort ist, die man
gewählt hat, um politisches Versagen zu verdecken – und
Schuldzuweisungen und Wut von den Politikern auf die Ungeimpften
umzulenken? Ich bin in London noch kein einziges Mal von
Bekannten, Kollegen oder – Gott bewahre – Fremden nach meinem
Impfstatus gefragt worden. Die Ausgrenzung der Ungeimpften, die in
Deutschland so hässlich und brutal betrieben wird, findet dort schlicht
nicht statt."

T-Online 07.12.2021:

Die Impfpflicht – nur ein Symbol? Denn viel mehr wäre die
allgemeine Impfpflicht gegen Covid-19 nicht. Solange Deutschland
kein Impfregister hat und die Daten von Geimpften nicht zentral
erfasst werden, solange Impfpässe lächerlich einfach zu fälschen sind
und noch nicht einmal die Gesundheitsämter wissen, wer welches
Vakzin erhalten hat, solange wird die Impfpflicht allenfalls ein
erhobener Zeigefinger bleiben. Ein Appell, aber kein praktikables
Gebot. Wenn jedoch die Gesetzgeber in einem derart aufwendigen
Prozess den Bürgern eine Pflicht auferlegen, deren Einhaltung sie
dann gar nicht verlässlich kontrollieren können, schwächen sie das
Vertrauen vieler Menschen in den Staat. Da hilft dann auch das
Eingeständnis nicht mehr, dass die Impfpflicht im Frühjahr für die
aktuelle Welle ohnehin zu spät käme.

Recherche:

Wenn Menschen eigene Recherchen betreiben, bevor sie ein Haus
oder ein Auto kaufen, dann werden sie als "intelligente Verbraucher"
bezeichnet. Wenn sie aber eigene Recherchen betreiben, bevor sie

sich etwas in den Körper injizieren lassen, dann werden sie als
"Verschwörungstheoretiker" bezeichnet.

NTV 08.12.2021:
Einsamkeit, Depressionen, Ängste oder Schlafstörungen: Manche
Kinder und Jugendliche leiden unter den Folgen der Corona-
Pandemie. Auch wenn die Schulen längst wieder geöffnet sind, die
psychischen Auswirkungen dauern an. Der geschlossene Hort, die
soziale Isolation, das fehlende Treffen mit Freunden: Die Corona-
Pandemie hat Kindern und Jugendlichen viel abverlangt. Bei manchen
machen sich bis heute Auswirkungen und psychische Probleme
bemerkbar. Das können Konzentrationsschwierigkeiten oder
Schlafstörungen sein, aber auch Ängste oder schwere Depressionen.

Welt 08.12.2021:
Mit der Abschaffung der epidemischen Lage nationaler Tragweite
wollten die Ampel-Parteien der Pandemie-Bekämpfung eine
demokratischere Grundlage verschaffen. Heraus kam ein Regel-
Wirrwarr, in dem sich auch die Landesregierungen selbst verirren.
Den Bürgern bleibt Verunsicherung.

Galgenhumor in der demokratischen Endzeit:
Die Leute da draußen erkennen sofort gefälschte Handtaschen aus
Asien …. aber keine Tyrannei.

Angedrohte Strafe für Impfverweigerer in Österreich:
200 € pro Monat, maximal 3600 € oder Haft – ist soviel Platz in den
Gefängnissen?

DWN 09.12.2021:
Es wurde eine Übersterblichkeit hingerechnet: "Die Corona-Pandemie
hat laut Statistischem Bundesamt zu einer Übersterblichkeit in
Deutschland geführt. „Von März 2020 bis Mitte November 2021 sind
in Deutschland mehr Menschen verstorben, als unter
Berücksichtigung der demografischen Entwicklung zu erwarten
gewesen wäre", sagte der Vizepräsident der Behörde, Christoph
Unger, am Donnerstag. Insgesamt starben 2020 bundesweit 985.600

Menschen, fünf Prozent mehr als im Jahr zuvor. Allein aufgrund der
Alterung der Bevölkerung wäre ein Anstieg der Sterbezahlen um zwei
Prozent zu erwarten gewesen."

DW 10.12.2021:
Obwohl die EU-Kommission und die Europäische Seuchenbehörde
(ECDC) allen Mitgliedsstaaten bescheinigen, dass die epidemische
Lage sehr ernst ist und sich in den nächsten Wochen eher noch
zuspitzen wird, legen die Gesundheitsminister der EU die Hände in
den Schoß. Von koordiniertem Vorgehen in derzeitigen Welle und in
Erwartung der Omikron-Variante ist wenig zu sehen. Bei ihrer
jüngsten Sitzung in Brüssel am Dienstag weigerten sich die
versammelten Minister sogar, über eine Impfpflicht in Europa auch
nur zu diskutieren. Die Anwendungen von 3G-Regeln oder 2G oder
2G+ -Regeln ist in allen Mitgliedsstaaten völlig uneinheitlich und an
immer andere Kriterien geknüpft. Es ist absehbar, dass dieser
Flickenteppich von Regelungen sich weiter ausdehnen wird. Aus 20
Monaten Pandemie-Bekämpfung hat die EU nur wenig gelernt.

Stern 10.12.2021:
Der Bundestag hat Änderungen am Infektionsschutzgesetz
verabschiedet, um die Corona-Pandemie in den Griff zu bekommen.
Der Bundesrat hat zugestimmt. Also gilt in Kliniken und Heimen ab
März eine Impfpflicht für das Personal.

DW 11.12.2021:
(1) Monatelang hatten Politiker fast aller Parteien versprochen: Eine
Pflichtimpfung kommt auf keinen Fall. Doch eine der ersten
Amtshandlungen der neuen Koalitionsregierung ist die Einführung
einer - zunächst berufsbezogenen - Impfpflicht. Die Befürworter aus
den Reihen der neuen Regierungskoalition sprachen von einer
"Güterabwägung" in Corona-Krisenzeiten, so etwa Sabine Dittmar
von der SPD. Alice Weidel, Fraktionsvorsitzende der AfD,
bezeichnete die Pläne als "Zwangsmaßnahmen" und "epochalen
Wortbruch".
(2) Kampf um "Weltbilder" - Impfen ist politisch: Die Debatte ums

Impfen war immer "hoch politisch", sagt der Medizinhistoriker Malte Thießen. "Beim Impfen ging es nie nur um den Piks, sondern immer auch um Weltbilder". Impfen als Politikum - weil es mit dem eigenen Körper, dem sozialen Umfeld und dem Staat zu tun hat. Die hitzigen Debatten sind nicht neu. "Schon vor 200 Jahren wurde um das Impfen gestritten und politisch intensiv diskutiert", erklärt Thießen. Thießen weiter: Eine Impfpflicht oder gar ein Impfzwang sei "ein rigider Eingriff in die Privatsphäre", der sich nur schwer rechtfertigen lasse.

MoPo 11.12.2021:
Corona-Protest in Hamburg: "Hat sich dein Gehorsam gelohnt?" oder "Lasst den Kindern ihre Freiheit" ist auf hochgehaltenen Transparenten zu lesen. Den Teilnehmern der Demonstration sind die Corona-Regeln mehr als zu scharf; sie lehnen sie sogar ganz ab, fordern, dass man selbst entscheiden sollte, ob man sich impfen lassen möchte oder nicht. Das gelte vor allem auch für Kinder. Hintergrund sind Überlegungen der Politik, eine Impflicht einzuführen und die Empfehlung der Ständigen Impfkommission (Stiko), auch Kindern von fünf bis elf Jahren – je nach Vorerkrankung oder Kontakt – zu impfen.

Pflegekräfte:
Die Pflegekräfte in den Krankenhäusern und Pflegeheimen werden 3-fach gebeutelt: Arbeit bis zum Umfallen, Impfpflicht ab März 22, geplanter Pflegebonus nur an Geimpfte.

NTV 11.12.2021:
In Österreich sind erneut zahlreiche Menschen gegen die Corona-Maßnahmen auf die Straße gegangen. Rund 15.000 Menschen sind nach Angaben der Polizei bei einer Kundgebung auf dem Wiener Heldenplatz zusammengekommen. Der Chef der FPÖ, Herbert Kickl, ruft zu Widerstand gegen den ab Februar geplanten Impfzwang auf. Diese Maßnahme wie auch der zeitlich unbegrenzte Lockdown für Ungeimpfte seien ein "Anschlag auf die Menschlichkeit". "Diese Regierung handelt sadistisch", sagt Kickl vor seinen Anhängern. Die Regierung plant mit Unterstützung von vier der fünf

Parlamentsparteien eine Impfpflicht als Vorbereitung gegen weitere Corona-Wellen. Es drohen hohe Strafen für Impfverweigerer.

Knoblauch:
Gegen den Corona-Virus täglich mindestens 3 Zehen Knoblauch essen. Es wirkt zwar nicht gegen den Virus, aber der 2 Meter Abstand zu den Mitmenschen wird definitiv eingehalten.

Schilder auf Demos:
(1) "Zählen die Grundrechte jetzt auch zu den Corona-Toten?"
(2) "Geimpfte haben einen milderen Diktaturverlauf."
(3) "Passen wir nicht auf, ist die Inzidenz 1933."
(4) Schild auf einer amerikanischen Demo: The Media Is The Virus.
(5) „Das Grundgesetz ist keine Verschwörungstheorie"
(6) „Neue Normalität - Corona-Überwachungsstaat ohne Bürgerrechte".
(7) Auf einer Demo von Rechtsanwälten am 11.03.2022 in Karlsruhe am Bundesverfassungsgericht: "Grundrechte nur mit Gen-Spritzen-Abo?"
(8) "Liebe Polizei, wir brauchen Eure Hilfe, nicht Euer Pfefferspray, nicht Euer Tränengas, nicht Eure Schlagstöcke und nicht Eure Wasserwerfer."
(9) "Liebe Polizei! Stellt euch doch mal ein paar Fragen! Wie kommt es, dass die Anzahl Infizierter steigt? Wo sollen sich denn die Leute angesteckt haben? Auf Familienfesten, die verboten sind? Auf Volksfesten, die nicht mehr stattfinden? Auf Kneipentouren, die nicht mehr möglich sind?"
(10) „Steckt euch den PCR-Test in den Arsch". "Steckt euch die Maske in den Arsch". "Steckt euch eure Impfung in den Arsch!"
(11) "Wir sind die Demokratie und beenden die Pandemie."
(12) "Wer in der Coronakrise schläft, wird in der Diktatur aufwachen."

Politsatire:
4 Chirurgen unterhalten sich: Der erste: "Ich mag ja Buchhalter ganz gerne auf meinem OP-Tisch. Alles ist durchnummeriert innen drin".

Der zweite: "Ja, das ist aber nichts gegen Elektriker. Verschiedene Farbcodes leiten eine durch das Innere. Da kann nichts schiefgehen". Der dritte: "Mir sind Bibliothekare am allerliebsten, denn in denen ist alles alphabetisch geordnet". Der vierte meint: "Am einfachsten zu operieren sind Politiker. Kein Herz, kein Hirn, keine Eier. Und Kopf und Arsch sind untereinander austauschbar."

Coronavirus-Gesetz verabschiedet:
Alle Haushalte mit mehr als 10 Rollen Klopapier gelten ab sofort als öffentliche Toiletten.

TV-Sprüche:
(1) Wie wär´s ? Wir lösen ARD, ZDF und Co. auf und zahlen die GEZ-Beiträge an die Pflegekräfte aus? Das wären 8 Milliarden im Jahr.
(2) Kind: "Papa, was sind eigentlich Rundfunkgebühren?" Vater: "Mein Sohn, Rundfunkgebühren sind so was wie Müllabfuhrgebühren, nur mit dem Unterschied, dass die Müllabfuhr den Müll abholt und nicht bringt."
(3) Sicher ist, dass Corona per TV übertragen wird: Nach 15 Minuten Tagesschau habe ich Kopfschmerzen, Atemnot und Temperatur.
(4) Das Gehirn ist erstaunlich: Es hat 90 Milliarden Zellen und arbeitet ohne Unterbrechung Tag und Nacht. Von der Geburt bis zum Kauf eines Fernsehers.
(5) Das Schlimme sind die Dummen. Auf Twitter ist "sofortknallhartlockdown" auf dem zweiten Platz. Wir leben unter Wahnsinnigen, die ungefragt jeden Blödsinn aus dem TV glauben.

Focus 13.12.2021:
(1) Es formiert sich ein Universum der Ungeimpften: Jobbörse, Partnervermittlung, Ungeimpft-Only-Anzeigen oder Studentengruppe bei Telegram: Mehr und mehr formiert sich eine Art Universum, in dem sich Impfgegner austauschen, miteinander diskutieren, sich gegenseitig bestärken. Es gibt sie noch, die normalen Menschen .....
(2) Der Polizei in Hannover reicht es mit den Ungeimpften: "Wir diskutieren nicht mit euch. Und eure Meinung interessiert uns auch

nicht! Bei Verstößen gegen die Corona-Schutzvorschriften erfolgt eine sofortige Anzeige! Setzt einfach eure Maske auf und erspart uns euren Wohlstandstrotz. Wir haben schon genug zu tun!"

NTV 13.12.2021:
Nach Auffassung von Bayerns Ministerpräsident Markus Söder lag die Politik mit der Einschätzung der Eigenverantwortung der Menschen in Bezug auf die Corona-Impfung daneben. "Als Politiker haben wir die Eigenverantwortung der Menschen, die wir hoch eingeschätzt haben, tatsächlich überschätzt", sagt Söder dem "Main-Echo". "Ich dachte, dass bei einer potenziell tödlichen Krankheit ein kostenfrei vom Staat verabreichter Impfstoff von allen Menschen angenommen wird." Stattdessen gebe es in Bayern nun eine zu niedrige Impfquote, sagt Söder. Man müsse das Land "eben auf anderen Wegen" schützen - "und auch die schützen, die sich nicht schützen lassen wollen", betont Söder. "Das ist das eigentliche Paradoxon dieser Zeit."

NZZ 13.12.2021:
Auch am dritten Adventswochenende beklagt der Einzelhandel drastische Umsatzeinbussen aufgrund der Corona-Verordnungen. Der Hauptgeschäftsführer der Handelsverbands HDE, Stefan Genth, spricht von einer «Katastrophe». Eine aktuelle Umfrage seines Verbandes habe ergeben, dass Händler, deren Geschäfte nur von Geimpften oder frisch Genesenen betreten werden dürfen, in der abgelaufenen Woche ein knappes Drittel ihrer Umsätze aus der Vor-Corona-Zeit verloren hätten.

Tagesschau:
"Die Radikalisierung mancher Menschen in der Corona-Pandemie findet immer öfter auf Messengerdiensten wie Telegram statt". Gegenrede: Die Radikalisierung mancher Politiker in der Corona-Pandemie findet immer öfter öffentlich im Bundestag oder in den etablierten Mainstream-Medien statt.

Böse Anmerkungen:
(1) Mit gesunden Menschen lässt sich kein Geld verdienen, mit toten

Menschen ebenfalls nicht. Das Geld liegt genau dazwischen.
(2) Die "unsolidarische Minderheit" ist so klein, dass sie für 40 bis 60
% Kundenverlust beim Einzelhandel sorgt.
(3) Auf einem Weihnachtsmarkt wurde der Weihnachtsmann von der
Polizei abgeführt. Wahrscheinlich, weil er keine Maske trug. Oder er
vergaß seinen Impfpass im Himmelreich.
(4) Lockdown und Maskenpflicht schützen nicht, aber sie machen
reich: Einige Mitglieder der Altparteien sichern ihre Pfründe durch
Korruption und Vetternwirtschaft.
(5) Wer Ungeimpfte ausschließt, braucht auch deren Geld und
Arbeitskraft nicht.

Lisa Fitz in der SWR-Sendung Spätschicht:
"5000 Todesfälle durch die Impfung. Kann da irgendwer mal Stellung
nehmen?" Das EU-Parlament hat einen Fond zur Entschädigung von
Opfern der Covid-Impfstoffe beantragt. Da die Pharma-Industrie die
Haftung für ihre Impfstoffe verweigert, liegt die Haftung bei den
Staaten, die die Impfungen anbieten bzw. erzwingen.
Im Nachhinein zog der SWR das Video wegen angeblich falscher
Zahlen zurück.

NZZ 13.12.2021:
(Interview mit Olaf Scholz, hier die Quintessenz) "Indem die deutsche
Regierung eine Impfpflicht einführen will, gibt sie zu erkennen, dass
sie das «Überzeugen» aufgegeben hat. Aber dies scheint kein Problem
zu sein, wenn man Olaf Scholz' Ausführungen folgt. Um sein
Interview zusammenzufassen: Die Gesellschaft ist nicht gespalten.
Die Impfpflicht ist wichtig, weil sie richtig ist. Probleme bei der
Durchsetzung wird es nicht geben, weil die Deutschen von Natur aus
obrigkeitsgläubig sind. Der neue Kanzler verlässt sich darauf, dass
sein argumentatives Geschick nicht nötig ist, denn die Politik lässt
sich ja auf dem Verordnungsweg durchsetzen."

RP 14.12.2021:
(Leserbriefe zu den Demos gegen die Impfpflicht)
(1) "In meiner Jugend waren Robin Hood, Che Guevara, Martin

Luther King, Mahatma Gandhi oder Nelson Mandela unsere
Vorbilder. Heute fallen wir unseren Mitmenschen, die sich für
Freiheit einsetzen, in den Rücken. Verkehrte Welt!"
(2) "Leider verwässern die Medien solche Berichte immer mit
"Rechtsradikal, Reichsbürger, Impfgegner" oder sonstigen
Angstmacherphrasen. Deutschland muss zusammenstehen und darf
sich auf keinen Fall die Grundrechte beschneiden lassen....weg ist
weg! Diese Demonstrationen sind wichtig, die Kritik daran zeigt
genau die Problematik."

NTV 16.12.2021:
(1) Die Booster-Kampagne läuft auf Hochtouren und auch bei den
Erstimpfungen ist einiges in Bewegung - wie kann es da sein, dass
Deutschland schon wieder zu wenig Impfstoff hat?
Gesundheitsminister Lauterbach will seinem Amtsvorgänger keine
Vorwürfe machen. Der Mangel sei aber - insbesondere bei Biontech -
schon jetzt spürbar.
(2) Die noch junge Omikron-Variante des Coronavirus bereitet der
Wissenschaft Sorgen. Zu viele Fragen sind noch offen und es ist
unsicher, ob bisherige Maßnahmen wie die Impfkampagne dagegen
wirksam sind. Fakt ist, dass sich Omikron weltweit mit großem
Tempo ausbreitet.
(3) Etliche Bundestagsabgeordnete der FDP sprechen sich gegen eine
Corona-Impfpflicht aus. Einer der prominentesten Vertreter ist
Wolfgang Kubicki. Der Liberale warnt vor einer weiteren
Erschütterung der Gesellschaft. Bundestagsvizepräsident Wolfgang
Kubicki hat die Positionierung einiger FDP-Bundestagsabgeordneter
gegen eine allgemeine Impfpflicht gegen Sars-CoV-2 verteidigt. Im
Interview mit ntv erklärte er, dass die Einführung einer solchen Pflicht
ein falsches Signal in der Pandemiebekämpfung wäre und diese nicht
zu rechtfertigen sei. Dies sehe nicht nur er so, sondern auch eine
"signifikante Anzahl von Kolleginnen und Kollegen".
Mein Kommentar: Kubicki hat für die Impfpflicht für Pflegekräfte
gestimmt. Für was steht dieser Mann?

RP 16.12.2021:

Der Restaurantleiter einer Gaststätte hat vier Mitarbeitern des
Ordnungsamtes den Zutritt verwehrt, weil diese ihre Impfausweise
nicht vorzeigen wollten. Daraufhin seien die städtischen Mitarbeiter,
die die 2G-Regel der Restaurant-Gäste kontrollieren wollten, mit der
Polizei wiedergekommen. Zwei der vier Ordnungsamts-Mitarbeiter
hätten dann ihre Impfnachweise vorgezeigt; die anderen beiden hätten
jedoch erklärt, diese nicht dabei zu haben. Dennoch wurde allen
Kontrolleuren schließlich Einlass gewährt.

MM 16.12.2021:

(Zitat) Nach der chaotischen und nicht angemeldeten Corona-
Demonstration am Montag hat die Stadt Mannheim an diesem
Donnerstag eine neue Allgemeinverfügung zum Versammlungsverbot
erlassen. Als Versammlungsbehörde verbietet die Kommune unter
anderem den für kommenden Montag, 20. Dezember "geplanten und
beworbenen, aber nicht angemeldeten sogenannten
'Montagsspaziergang' zum Rathaus", heißt es auf der Webseite der
Stadt. Für den Fall der "Zuwiderhandlung" gegen die Verbote könne
"unmittelbarer Zwang" angewendet werden, "der hiermit angedroht
wird", teilt die Stadt weiter mit. Auch "jede weitere thematisch
vergleichbare, nicht ordnungsgemäß angemeldete und behördlich
bestätigte Ersatzversammlung" im Stadtgebiet werde am Sonntag und
Montag "ganztägig verboten". Die Stadt teilt weiter mit, dass
Personen, die eine öffentliche Versammlung oder einen Aufzug unter
freiem Himmel ohne Anmeldung organisieren oder Personen, die trotz
Verbots oder trotz Auflösung oder Unterbrechung durch die Polizei
Versammlungen fortsetzen, mit einer Geldstrafe oder einer
Freiheitsstrafe von bis zu einem Jahr bestraft werden können.
Mein Kommentar: Sind Spaziergänge in der frischen Luft jetzt
staatsgefährdend?

DW 17.12.2021:

Werden die Demonstrationen nun immer extremer? "Es spitzt sich zu
- aber schon seit Monaten", sagt der Soziologe Kiess. Auch die
deutsche Innenministerkonferenz geht davon aus, dass die Proteste

immer radikaler werden. Nach Erkenntnissen des
Verfassungsschutzes sei davon auszugehen, dass "eine Impfpflicht die
aggressive Haltung der Querdenker-Bewegung noch verstärkt", sagte
der Vorsitzende der Innenministerkonferenz, Thomas Strobl.
Soziologe Kiess geht deshalb davon aus, dass es in den nächsten
Wochen "noch heftiger" werden könne. "Man hätte gegen illegale
Demonstrationen stärker und früher vorgehen müssen, in dem man
zum Beispiel konsequenter Bußgelder verteilt und die
Menschenmengen auflöst. Man hat es lange laufen lassen, vor allem
in Deutschland."

FAZ 17.12.2021:
Der ehemalige Verfassungsrichter Hans-Jürgen Papier äußert Zweifel,
dass eine allgemeine Impfpflicht gegen das Coronavirus derzeit mit
dem Grundgesetz vereinbar wäre. Es müsse genau geprüft werden,
welchem Zweck eine Impfpflicht dient, sagte Papier dem
Nachrichtenportal „t-online" in einem am Freitag veröffentlichten
Interview: „Dient sie neben dem Eigenschutz dem Schutz von Leben
und Gesundheit großer Teile der Bevölkerung und dem Zweck, das
öffentliche Gesundheitswesen vor der völligen Überlastung zu
schützen? Dann könnte eine allgemeine Impfpflicht durchaus
gerechtfertigt sein, wenn sie insoweit geeignet und notwendig ist. Ich
wage aber zu bezweifeln, dass diese Voraussetzungen derzeit
hinreichend belegbar sind." Er habe Zweifel, ob eine allgemeine
Impfpflicht gegen Corona praktisch in der gebotenen Eile umsetzbar
wäre. „Wie wollen Sie denn gegebenenfalls über 20 Millionen
Personen zu mehrfachen Impfungen zwingen, die nicht geimpft
werden wollen und die keiner Behörde namentlich bekannt sind?
Mithilfe der Polizei? Mit Bußgeldern und Erzwingungshaft?", fragte
der Jurist, der von 1998 bis 2010 am Bundesverfassungsgericht tätig
und acht Jahre lang dessen Präsident war.

Freiheit:
Doppelt geimpft, geboostert, FFP2-Maske, 2 Meter Abstand, PCR-
Test - SO fühlt sich Freiheit an!

BLZ 17.12.2021:

Am Samstag hätte am Brandenburger Tor eine Demonstration
stattfinden sollen, die sich ausdrücklich an die Hygiene-Vorschriften
halten wollte und sich im Vorfeld explizit gegen Rechtsextremismus
und Rassismus positioniert hatte. Die Veranstalter erwarteten mehrere
Tausend Teilnehmer und sie wollten sich von „Querdenkern"
abgrenzen. Diffamierende Plakate und AfD-Werbung waren verboten,
der Mundschutz wäre Pflicht gewesen, ebenso die Abstände. Die
Organisatoren wollten sogar Masken an jene verteilen, die ohne
Mundschutz gekommen wären. Trotz intensiver Verhandlungen
untersagten die Berliner Behörden am Freitagnachmittag die Demo.

NTV 18.12.2021:

Der SPD-Generalsekretär Kühnert sagte, er könne sich nicht
vorstellen, eine zentrale Erfassung von Impfdaten zu unterstützen -
also ein Impfregister. "Ich lehne eine zentrale Erfassung von
Impfdaten ab", so der SPD-Politiker. "Auch wenn es auf die Daten der
Corona-Impfung beschränkt ist, sehe ich die grundlegende Gefahr,
dass mit einem solchen Schritt die Tür für den Zugriff auf weitere
Daten geöffnet ist." Außerdem sei für ihn unklar, wie die
"vollkommen überlasteten Gesundheitsämter das auch noch
administrieren sollen". Er ist sich nicht sicher, ob die allgemeine
Impfpflicht tatsächlich kommt. "Ich denke, dass an der Frage der
allgemeinen Impfpflicht noch ganz viele schwierige juristische Fragen
zu klären sind." Noch ungeklärt ist unter anderem, wie die Einhaltung
einer solchen Regelung überprüft oder wie Missachtung sanktioniert
werden soll."

RP 18.12.2021:

Das Stiko-Mitglied Christian Bogdan vom Universitätsklinikum
Erlangen sieht den Aufwand einer Impfpflicht in keinem Verhältnis
zum Nutzen. „Persönlich halte ich von einer gesetzlichen Impfpflicht
nicht viel, da diese einen Rattenschwanz an Administration,
Impfbefreiungszeugnissen und Klagen nach sich zieht und die
gesellschaftliche Entzweiung fördert", sagte der Experte der
Ständigen Impfkommission den „Nürnberger Nachrichten" und der

„Nürnberger Zeitung". „Das Ziel, möglichst viele Menschen zu impfen, erreicht man über andere Wege viel einfacher. Allein die Einführung der 2G-Regel hat ja schon dazu geführt, dass sich sehr viele Unentschlossene impfen haben lassen", sagte Bogdan. „Die drei oder vier Prozent, die generell jede Impfung ablehnen, sind der Mühe nicht wert, eine Impfpflicht einzuführen."

Weihnachtsbaumverkauf:
Unsere Tannen sind coronafrei, denn sie haben ZweiGe.

DWN 20.12.2021:
Bundesgesundheitsminister Karl Lauterbach lässt prüfen, ob die Einrichtung eines nationalen Corona-Impfregisters zur zentralen Erfassung von Impfdaten sinnvoll wäre. „Ich lasse das prüfen", sagte der SPD-Politiker am Sonntag in der Bild-Sendung „Die richtigen Fragen". Komme bei der Prüfung heraus, dass das Register ein „Riesen-Bürokratiemonster" werde, weil es sehr schwer sei, die Impfungen der Bürger rückwirkend zu erfassen, dann werde er „wahrscheinlich dagegen sein". Stelle sich heraus, dass das Impfregister nicht viel Mühe mache, „dann werde ich dafür sein". Beim Schlagwort Impfregister geht es um Überlegungen, den Corona-Impfstatus der Menschen zentral zu erfassen. Dies ist in die Diskussion gekommen vor dem Hintergrund der Frage, wie eine mögliche allgemeine Corona-Impfpflicht kontrolliert werden könnte, so die dpa.

Focus 20.12.2021:
(Leserbrief).... Es ist eine Schande, dass es kaum Forscher gibt, die diese Zusammenhänge zwischen Essgewohnheit und dem Verlauf von Covid-19 erforschen. Da wird mal wieder zu wenig über den Tellerrand geschaut. Dass Vegetarier ein gesünderes Endothel haben, ist wissenschaftlich belegt. Es gibt erst eine Studie, die sagt, dass Vegetarier mit 73% weniger Wahrscheinlichkeit schwer an Covid erkranken. Was kann dies für die Welt bedeuten?

Focus 21.12.2021:
(1) Deutschland bereitet sich auf massenhafte Infektionen mit der

hochansteckenden Omikron-Variante des Coronavirus vor. Da der
massenhafte, parallele Ausfall von Arbeitskräften droht, soll mit
einem Notfallplan die Grundversorgung in der Bundesrepublik
gesichert werden.
(2) Erschreckende Erkenntnisse nach einem Omikron-Ausbruch in
einem Osloer Restaurant: Fast alle Teilnehmer waren doppelt geimpft,
trotzdem infizierten sich 74 Prozent der Teilnehmer mit der Omikron-
Variante. Auch die Symptome fielen kaum milder aus.

MoPo 22.12.2021:
Ob Flutkatastrophen wie zuletzt im Ahrtal oder pandemiebedingte
Liefer- und Personalengpässe: Auch in Deutschland kann es zu
Notfällen kommen. Die gute Nachricht ist: Jeder kann sich darauf
vorbereiten. In einem Ratgeber gibt die Bundesregierung Tipps,
welche Vorräte man für Katastrophenfälle im Haus haben sollte.

Heidelberg24 21.12.2021:
Die von Bund und Ländern beschlossenen Maßnahmen im Kampf
gegen die hartnäckige Corona-Pandemie gehen dem baden-
württembergischen Ministerpräsidenten Winfried Kretschmann nicht
weit genug. Die verabredeten Kontaktbeschränkungen seien nicht
ausreichend, vor allem wenn sich die Lage zuspitze, sagte der
Grünen-Politiker am Dienstagabend (21. Dezember) nach der
Ministerpräsidentenkonferenz dem SWR. Den Ländern fehlten weiter
die Instrumente, um die Pandemie einzudämmen. Kretschmann
fordert mehr Maßnahmen gegen die Pandemie. Im Hinblick auf die
exponentielle Ausbreitung der Omikron-Variante solle kurzfristig
erneut die sogenannte „epidemischen Lage von nationaler Tragweite"
festgestellt werden. Die Landesregierungen von Baden-Württemberg
und Sachsen erklären zudem, dass sie die von Bund und Ländern
beschlossenen Maßnahmen gegen die Pandemie für unzureichend
halten.

Spaziergänge gegen die Corona-Maßnahmen:
Der Innenminister NRW bemängelt, die Demonstranten melden sich

nicht mal an, "Die kommen einfach so ....".

Das fanden damals auch Honecker, Mielke und Co. schon Schei.e.

FAZ 22.12.2021:

Der Ethikrat spricht sich per Mehrheitsbeschluss für die Impfpflicht aus. Er stellt aber hohe Anforderungen an die Politik. Der Ethikrat betont, dass eine gesetzliche Impfpflicht stets eine erhebliche Beeinträchtigung rechtlich und moralisch geschützter Güter darstellt. Ihre Ausweitung ist aus seiner Sicht nur dann zu rechtfertigen, wenn sie gravierende negative Folgen möglicher künftiger Pandemiewellen wie eine hohe Sterblichkeit, langfristige gesundheitliche Beeinträchtigungen signifikanter Teile der Bevölkerung oder einen drohenden Kollaps des Gesundheitssystems abzuschwächen oder zu verhindern vermag. Und wenn sie mittel- und langfristig dazu beiträgt, weitergehende Eingriffe in Grundrechte durch Schutzmaßnahmen zu vermeiden, die bei hoher Impfquote nicht nötig wären (Reiseverbote, Ausgangssperren, Auftrittsverbote, Quarantäne, Gefährdungen der beruflichen Existenz etc.).

Focus 22.12.2021:

Kurz nach dem Corona-Gipfel von Bund und Ländern hat Gesundheitsminister Lauterbach einen "harten Lockdown" ins Spiel gebracht - allerdings erst im Januar. Das sagte der SPD-Gesundheitsexperte am Dienstagabend in den ARD-Tagesthemen.

Provokante Bemerkungen:

(1) Ohne Corona hätte man viele Menschen immer weiter für voll genommen, ohne zu wissen, wie dumm sie eigentlich sind. Und man wäre weiter auf Menschen reingefallen, deren wahre Charaktere sich jetzt offenbart haben. Die Scheinheiligkeit hat ein Ende, das ist das Gute an dieser Zeit.

(2) Ihr wisst schon, dass es nicht die Impfgegner sind, die die Herzinfarkte und die Blutgerinnsel verursachen?

(3) Die Regierung hört auf Wissenschaftler, die nicht vorhersehen konnten, dass der Impfstoff nur 4 Monate lang wirkt. Die Wissenschaftler können aber ausschließen, dass er in Jahren für

Spätfolgen sorgt.

(4) Reziprokes Verhalten der Bundespolitik: Die Inzidenzen sinken und gleichzeitig verschärfen die Politiker die C-Maßnahmen: Ab Dezember '21 erneut Lockdown light und ab Frühling '22 Impfpflicht.

(5) Vielleicht sollte man in den Impfzentren Übernachtungen anbieten, dann bräuchte man zwischen den Impfungen nicht extra nach Hause zu fahren.

(6) "Wir laden dieses Jahr an Weihnachten keinen armen Kerl aus dem Flüchtlingsheim ein, sondern einen Ungeimpften."

(7) Sei auch Du solidarisch - verzichte auf Deine Impfung - spende auch Du Deine Impfung an eine wohltätige Institution - aus Solidarität mit ängstlichen, verzweifelten, hilfsbedürftigen Menschen, die diese Impfung dringend wollen.

(8) Wenn Lüften so gut ist, also frische Luft, warum soll man dann an der frischen Luft ′nen Lappen vor der Fresse haben?

NZZ 23.12.2021:

Leserbrief: Die Kirche kümmert sich immer weniger um ihren eigentlichen Auftrag, den Menschen in Glaubensfragen beizustehen sondern sieht sich immer mehr als politische Instanz, wobei da besonders die evangelische Kirche hervorsticht. AfDler sind auf Kirchentagen nicht willkommen, Kirchenasyl gegen geltendes Recht, Reinpfuschen in Grenzschutz mit eigenen Schiffen und angeschlossenen NGOs. Die wahren Gläubigen benötigen diese zwangsfinanzierte, durchpolitisierte Kirche nicht. Seinen Glauben und den individuellen Weg zu Gott kann man auch ohne diesen Beistand finden und beschreiten. Die Gläubigen, die auf diese Weise ausgeschlossen werden, sollten die Konsequenz ziehen und austreten. Gott beurteilt die Echtheit des Glaubens nicht nach gezahlter Kirchensteuer. Er hat das was vielen Kirchenvertretern fehlt - Durchblick und Empathie.

DF 24.12.2021:

Der Vorstandsvorsitzende des Weltärztebunds, Montgomery, hat die lückenhafte Erfassung der Corona-Infektionszahlen zum

Jahreswechsel kritisiert. Es sei ihm vollkommen unverständlich, warum man an den Feiertagen ebenso an wie nach wie vor jedem Wochenende eine unklare Datenlage habe. Auch der Medizinstatistiker Bertram Häussler kritisierte, dass Deutschland gestern die „letzten validen" Daten bekommen habe, bevor das Land für drei Wochen „in der Unwissenheit" versinke. Der gesundheitspolitische Sprecher der Unionsfraktion im Bundestag, Sorge, äußerte sich ähnlich. Nach zwei Jahren sei die Corona-Datenlage nach wie vor „miserabel". Erneut würde sich Deutschland über den Jahreswechsel in „trügerischer Sicherheit" wiegen. Im Januar träfen dann wieder wochenalte Daten mit großer Meldeverzögerung ein, kritisierte er und fügte hinzu: Das Problem sei: „Omikron macht keine Weihnachtspause."

FAZ 24.12.2021:
Ist die Impfpflicht das Symbol eines politischen Aktionismus? Vier der 24 Mitglieder des Deutschen Ethikrats stimmten gegen die Empfehlung für eine weitreichende Impfpflicht. Sie halten die Voraussetzungen derzeit nicht für erfüllt und warnen vor Eile.

MoPo 24.12.2021:
(Leserbrief) Verantwortung übernimmt jeder in erster Linie für sich selbst. Wer sich impfen lassen möchte, tut dieses und wer nicht, aus welchen Gründen auch immer, lässt es sein. Wer sich gefährdet fühlt, kann Ansammlungen meiden, kann Abstand halten, eine Maske aufsetzen oder das Haus nicht mehr verlassen. Nennt sich Selbstverantwortung und Selbstschutz.

MoPo 25.12.2021:
(Leserbrief) Die Frage aller Fragen ist doch, ist eine Impfpflicht mit dem Grundgesetz vereinbar? Bei einer Impfpflicht muss das Grundrecht auf körperliche Unversehrtheit des Einzelnen mit dem Schutz der Allgemeinheit abgewogen werden. Theoretisch wird die körperliche Unversehrtheit bereits durch die Spritze verletzt; vor allem aber geht es um das zwar unwahrscheinliche, aber mögliche Risiko eines Impfschadens. Auch das Recht auf Selbstbestimmung

und das Recht auf Glaubensfreiheit können von Bedeutung sein, etwa wenn sich jemand aus religiösen Gründen nicht impfen lassen möchte. Ein Eingriff in die Grundrechte muss aber immer verhältnismäßig sein: Das heißt er ist nur zulässig, wenn dem Staat kein milderes Mittel zur Verfügung steht, um ein Ziel – in diesem Fall eine bestimmte Impfquote – zu erreichen. Inwieweit das zutrifft, darüber müsste letztlich das Bundesverfassungsgericht entscheiden. - Nicht jeder Impfgegner ist ein Rechter Böser Bürger!

Focus 27.12.2021:
Von wegen heile (Corona-)Welt auf den Kreuzfahrtschiffen. Die US-Behörden überwachen die Lage auf Dutzenden von Kreuzfahrtschiffen mit Corona-Infizierten an Bord. Mehr als 60 Schiffe stünden unter Beobachtung, nachdem die Zahl der von dort gemeldeten Corona-Infektionen die dafür gesetzte Schwelle überschritten habe, erklärte die Gesundheitsbehörde CDC am Sonntag. Der "Washington Post" zufolge wurde mehreren der betroffenen Kreuzfahrtschiffe das Einlaufen in Häfen in der Karibik verweigert.
Äußerung von Passagieren:
(1) "Es war das schlimmste Weihnachten".
(2) "Ich fühle mich, als hätte ich die vergangene Woche auf einem Superspreader-Event verbracht".
(3) "Wir blieben auf See und wurden zu einem schwimmenden Brutkasten".

BLZ 27.12.2021:
Zürich - Der Schweizer Virologe Cornel Fraefel hat sich dafür ausgesprochen, dass gegen Corona geimpfte und genesene Personen auf Masken verzichten. Wie die Tageszeitung Blick berichtet, hält der Leiter des Virologischen Instituts der Universität Zürich das Maskentragen von Geimpften für kontraproduktiv. Die Maskenpflicht für Geimpfte führe „nicht etwa zu einer Verkürzung der Pandemie, sondern sogar zu einer Verlängerung", meint Fraefel. Der 57-Jährige führt zur Begründung des Verzichts einen natürlichen Booster durch eine Corona-Infektion bei Geimpften an. Schwere Verläufe seien so

unwahrscheinlicher. Zudem verringere die Infektion die Chancen für
das Virus sich „durch Mutation der Wirkung des Immunsystems" bei
einem Geimpften zu entziehen. Das Tragen von Masken verhindere
den Aufbau dieser Immunität – bei Geimpften und Genesenen. ......
Der Virologe weiter: Immunsystem braucht Training: Menschen, die
bereits geimpft oder genesen sind, kämen jedoch aufgrund des
Maskentragens deutlich weniger mit anderen Viren und Bakterien in
Kontakt. Die Folgen könnten „verheerend" sein, denn das
Immunsystem brauche Training, sagt der Virologe. Es müsse sich
auch gegen Allergien, Autoimmunerkrankungen und Krebs rüsten.

MoPo 27.12.2031:
Impfpflicht - Jetzt geht der Streit erst richtig los. Es ist das wohl
umstrittenste politische Projekt im kommenden Jahr: die Einführung
einer allgemeinen Impfpflicht. Vor allem zwischen FDP und Grünen
fliegen bereits jetzt die Fetzen. Baden-Württembergs
Ministerpräsident Winfried Kretschmann (Grüne) ist nicht gut auf die
FDP zu sprechen. Besonders FDP-Vize Wolfgang Kubicki treibt
seinen Blutdruck in die Höhe. Dieser hatte kürzlich behauptet, die
Impfpflicht sei „Rache und Vergeltung" der Impfbefürworter an den
Ungeimpften.

Zeit 28.12. 2021:
Vor dem Hintergrund massiver Corona-Proteste und gesunkener
Infektionszahlen hat die Gewerkschaft der Polizei (GdP) in Sachsen
angeregt, Einschränkungen des Versammlungsrechts aufzuheben.
Angesichts der sich wöchentlich wiederholenden Versammlungen und
dadurch notwendigen Polizeieinsätze entstehe das Gefühl, «dass die
Polizei als Ersatz des politischen Meinungsstreits missbraucht wird»,
erklärte GdP-Landeschef Hagen Husgen am Dienstag.
«Gesellschaftliche Probleme lassen sich aber grundsätzlich nicht mit
polizeilichen Mitteln lösen.» Deswegen sollten mit Auslaufen der
aktuellen Verordnung Änderungen beim Versammlungsrecht geprüft
werden.

Focus 30.12.2021:

Auch nach fast zwei Jahren Pandemie gelingt es den
Gesundheitsämtern und Laboren in Deutschland nicht, mit dem
Coronavirus und seinen Mutationen Schritt zu halten. Angesichts der
Omikron-Dynamik ist das nicht nur peinlich, sondern ebenso
gefährlich. Wieder einmal weiß in Deutschland niemand so genau,
was das Virus gerade so treibt - auch nicht der Gesundheitsminister.
Der versucht nämlich laut Medienbericht gerade verzweifelt, den
einzelnen Bundesländern doch noch ein paar vernünftige Daten über
das aktuelle Pandemiegeschehen zu entlocken. Als "Omikron-
Dynamik, die mir große Sorgen macht – und die in den offiziellen
Zahlen nicht zutreffend abgebildet ist", beschrieb Karl Lauterbach die
aktuelle Corona-Lage am Mittwochvormittag der "Bild"-Zeitung.

Focus 31.12.2021:

Corona-Ausbruch auf Aida-Schiff! Tausende Passagiere sitzen in
Lissabon fest. Weil sich mehrere Besatzungsmitglieder des
Kreuzfahrtschiffs "Aida Nova" mit dem Coronavirus infiziert haben,
darf das Schiff den Hafen von Lissabon nicht verlassen. Mit ihm
sitzen dort mehrere tausend Urlauber fest, mit deren Silvesterreise es
nun vorbei ist.

Focus 31.12.2021:

Der Bonner Virologe Prof. Hendrik Streeck ist optimistisch, dass die
Omikron-Welle Deutschland nicht so heftig treffen wird wie andere
Länder. In RTL Direkt sagte Streeck: „Deutschland hat Glück, dass
die anderen Länder uns voraus sind. Wir können sehen, was dort
passiert, und uns darauf einstellen." Deutschland habe im Vergleich
„ziemlich starke Maßnahmen" ergriffen, so Streeck: „Das lässt
hoffen, dass wir eine mildere Welle bekommen."

Anruf beim Ordnungsamt:

"Hallo, ich möchte um ca. 13 Uhr mit meinem Hund spazieren gehen.
Wo muss ich das jetzt anmelden?"

BLZ 31.12.2021:

Die Impfpflicht kann in der ambulanten Pflege in Berlin eine riesige

Lücke reißen. Viele Angehörige müssen pflegebedürftige Verwandte dann selbst versorgen. Petra Lebelt ist Pflegegruppenleiterin im ambulanten Pflegedienst und wundert sich: „Die Politik hat bei der Einführung zur Impfpflicht für Pflegeberufe die Folgen für die Gesellschaft offensichtlich nicht bedacht. Denn mit der Einführung der Impfpflicht für ihr Personal müssen die ambulanten Pflegedienste ihr Angebot drastisch reduzieren. Das bedeutet, dass wir ab dem 15. März nur noch einen Teil unsere pflegebedürftigen Kunden betreuen können." Die Einführung der Impfpflicht für Pflegeberufe bedeutet somit für tausende Menschen, dass sie kurzfristig ohne Versorgung dastehen. Petra Lebelt: „Wenn das Ziel der Impfpflicht ist, die vulnerablen Gruppen zu schützen, wird dieses Ziel sicher nicht erreicht. Der Gesetzgeber riskiert gerade für die vulnerablen Gruppen eher eine tausendfache medizinische, therapeutische und pflegerische Unterversorgung, Verelendung und letztlich auch Todesfälle."

Zeit 01.01.2022:
Bundestagspräsidentin Bärbel Bas (SPD) hat vor der schnellen Einführung einer allgemeinen Corona-Impfpflicht gewarnt: "Wir sollten uns für eine Impfpflicht wirklich Zeit nehmen und nichts übers Knie brechen", sagte sie der Neuen Osnabrücker Zeitung. Einen Bundestagsbeschluss schon im Januar halte sie für "verfrüht". Das Parlament müsse sich gründlich mit dem komplexen und kontroversen Thema befassen. "Es geht immerhin auch um die körperliche Unversehrtheit der Menschen, und viele sehen diese bedroht", sagte sie der Zeitung. "Das gilt es ernst zu nehmen."

10 Satiren:
(1) Kuh zum Esel: "Weißt du, dass wir in Indien heilig sind". Esel: "...und weißt du, dass wir in Deutschland regieren?"
(2) Man hat schon fast alles erfunden: Kaffee ohne Koffein, Bier ohne Alkohol, Auto ohne Fahrer. Aber Regierung ohne Idioten, das klappt irgendwie nicht.
(3) Was ist der Unterschied zwischen der Regierung und der Mafia? - Die Mafia ist organisiert.
(4) Es gibt Staubsaugervertreter, die verkaufen Staubsauger. Es gibt

Versicherungsvertreter, die verkaufen Versicherungen. Und dann gibt es da noch Volksvertreter….

(5) Es ist das erste Mal in der Geschichte der Medizin, dass die Schuld der fehlenden Wirkung eines Medikaments auf diejenigen geschoben wird, die das Medikament nicht genommen haben.

(6) Die Regierung hat es echt nicht leicht im Moment. Sie muss die Nichtgeimpften davon überzeugen, dass die Impfung wirkt, damit sie sich impfen lassen. Und die Geimpften davon überzeugen, dass die Impfung nicht mehr wirkt, damit sie sich boostern lassen.

(7) Draußen steht das Neue Jahr – Sollen wir es reinlassen? Klar doch! Aber nur 5-fach geimpft, 3-fach geboostert, mit einem doppelten PCR-Test und Maske im Gesicht!

(8) Kind zu den Eltern: "Spaziergang machen? Ich bin doch kein Impfgegner!"

(9) Was Geimpfte und Impfgegner gemeinsam haben? Beide werden nie vollständig geimpft sein.

(10) Das Problem mit dem Immunsystem ist…… es kostet nichts.

BLZ 04.01.2022:

Im Corona-Impfzentrum am Zoo in Hannover haben 42 Jungen und Mädchen Impfstoff mit der höheren Konzentration für Erwachsene gespritzt bekommen. Für die Kinder war eigentlich der Impfstoff für Fünf- bis Elfjährige vorgesehen, wie eine Sprecherin der Region Hannover am Montag mitteilte. Laut Einschätzung der leitenden Fachärztin des Gesundheitsamts, Marlene Graf, seien jedoch keine gravierenden Folgen zu erwarten. „Mögliche Nebenwirkungen sollten sich nach unseren Erkenntnissen auf Lokalreaktionen und Fieberreaktionen beschränken. Medizinisch gesehen handelt es sich um eine nicht notwendige erhöhte Dosis des Impfstoffs, die sich nicht negativ auswirken dürfte", sagte Graf der Mitteilung zufolge.

Focus 05.01.2021:

Der Chef der Deutschen Polizeigewerkschaft, Rainer Wendt, erwartet immer größere Proteste gegen den Corona-Kurs der Regierung und warnt im Gespräch mit FOCUS Online vor neuen Gewalt-Szenarien. Der Rechtsstaat werde "in nie gekannter Weise" herausgefordert, so

Wendt. Der Politik wirft er vor, gesellschaftliche Konflikte anzuheizen. Die bundesweiten Proteste gegen die staatliche Corona-Politik nehmen zu. Allein an diesem Montag demonstrierten überall in Deutschland mehrere zehntausend Menschen gegen die Maßnahmen zur Eindämmung der Pandemie, oft bei nicht genehmigten „Spaziergängen". Zwar blieben die Aktionen größtenteils friedlich. In einigen Städten kam es jedoch zu Gewaltausbrüchen, bei denen mehrere Polizisten verletzt wurden. Wendt warnt nun vor einer weiteren Verschärfung der Lage, insbesondere im Hinblick auf eine von vielen Politikern angestrebte allgemeine Impfpflicht. Gegenüber FOCUS Online sagte er: „Leider muss man damit rechnen, dass die Proteste sich verstärken und es zu neuen Formen der Auseinandersetzung kommen kann. Dazu zählen ausdrücklich auch unfriedliche Aktionen."

NTV 05.01.2022:

(Aus Sicht der französischen Regierung) Frankreichs Präsident Emmanuel Macron hat sich entschlossen im Kampf gegen Corona-Impfverweigerer gezeigt. Er werde Ungeimpfte "bis zum bitteren Ende nerven", indem er ihnen soweit wie möglich den "Zugang zu den Aktivitäten des sozialen Lebens" einschränken werde, sagte der Staatschef in einem Interview mit der Zeitung "Le Parisien". "Ich habe große Lust, die Ungeimpften zu ärgern", fügte Macron hinzu. Deshalb werde seine Regierung dies auch weiterhin tun, "bis zum bitteren Ende". "Ich werde sie nicht ins Gefängnis stecken, ich werde sie nicht zwangsimpfen", sagte Macron über seine Strategie zum Umgang mit Impfverweigerern. Stattdessen müsse die Botschaft der Regierung an die Ungeimpften lauten: "Ab dem 15. Januar könnt ihr nicht mehr ins Restaurant gehen, ihr könnt keinen Rotwein mehr trinken, ihr könnt nicht mehr Kaffee trinken gehen, ihr könnt nicht mehr ins Theater gehen, ihr könnt nicht mehr ins Kino gehen…" Diese Äußerungen sorgten in der Nationalversammlung für Aufruhr. Der Sitzungspräsident musste wegen der Aufregung unter den Abgeordneten in der Nacht zum Mittwoch eine Debatte über die Verschärfung der Regeln für den sogenannten Gesundheitspass unterbrechen. Der neue Pass soll den Druck auf Ungeimpfte erhöhen, sich doch noch gegen das Coronavirus impfen zu lassen. Viele Orte des öffentlichen Lebens sind künftig nur vollständig Geimpften und Genesenen zugänglich, unter anderem Restaurants, Einkaufszentren und Kinos. - Diese Ausschlüsse für Ungeimpfte gibt es auch in Deutschland schon seit Mitte November 2021!

Wir wollen mal überlegen:

(1) Die Impfpflicht einführen auf der Basis von Omikron, die vollkommen ungefährlich ist?

(2) Auf der Basis des DIVI, die Zahlen zum Impfstatus auf Intensivstationen immer noch zurückhalten?

(3) Auf der Basis manipulierter Zahlen des RKI?

(4) Auf der Basis undurchsichtiger Verträge, die die EU mit Pharmariesen geschlossen hat?

(5) Auf der Basis dieser Impfstoffe (Gentherapie), die nicht wirken, da sie regelmäßig geboostert werden müssen, über die weder Langzeitwirkungen bekannt sind und deren Nebenwirkungen massenhaft nicht gemeldet werden?

(6) Auf der Basis geschmierter Ärzte und Kliniken, die sich über Massenimpfungen und gezieltem Personal- und Bettenabbau eine goldene Nase verdienen?

(7) Auf der Basis unzureichender Datenlage hinsichtlich der Feststellung und Nachverfolgung des individuellen Impfstatus der Menschen?

(8) Auf der Basis, dass das Virus bisher wissenschaftlich nicht nachgewiesen werden konnte, da es noch keinem Wissenschaftler gelungen ist, dieses zu isolieren.

BLZ 06.01.2022:

Die Omikron-Variante facht die Debatte über eine allgemeine Impfpflicht neu an. „Je länger die Diskussion anhält, desto mehr stellt sich heraus, dass die Impfpflicht kein Allheilmittel ist", sagt der baden-württembergische FDP-Landeschef Michael Theurer. Das meldet die dpa. Es sei eine „trügerische Hoffnung", dass die Impfpflicht „als Patentrezept zu einem Ende der Pandemie" führe. Einer der Gründe: Aktuelle britische Studien zeigen, dass der Schutz vor einer Erkrankung mit Omikron auch bei Geboosterten bereits nach knapp drei Monaten nachlässt. Diese Erkenntnis bestärke ihn in seiner „grundsätzlichen Skepsis gegenüber einer allgemeinen Impfpflicht", sagt auch Unions-Fraktionsvize Carsten Linnemann laut einem Medienbericht. Justizminister Marco Buschmann von der FDP sagte dazu: „Wenn das Impfen absehbar nur für zwei, drei Monate helfen sollte, dann spricht das eher gegen eine Impfpflicht."

DWN 06.01.2022:
Ein renommierter Ökonom wirft „Massenmedien" und Politik eine gezielte Manipulation im Verlauf der Pandemie vor. Hinter der Impfpflicht-Kampagne vermutet er ein politisches Kalkül im Rahmen der „Great Reset"-Initiative. Eine Analyse:
(1) wie die Eliten die Impfpflicht zum eigenen Machtausbau missbrauchen wollen,
(2) was der „Great Reset", die Impfpflicht und die Lockdowns miteinander zu tun haben,
(3) warum die Massenmedien die Bevölkerung gezielt manipulieren.

BLZ 07.01.2022:
„Ich setze mich aktiv dafür ein, dass es dazu kommt", sagte Kanzler Olaf Scholz noch am Freitagabend bei einer Pressekonferenz zu den neu beschlossenen Pandemie-Maßnahmen über die allgemeine Impfpflicht in Deutschland. Doch ob sie nun wirklich kommt oder nicht, ob sie nur für eine bestimmte Zeit oder nur für eine bestimmte Altersgruppe verfügt wird, wann überhaupt sie beschlossen oder durchgesetzt werden könnte – all das steht weiter in den Sternen. Und all das wird auch zunehmend angezweifelt, nicht erst seit die eigentlich für kommende Woche angesetzte Debatte über die Impfpflicht im Bundestag verschoben wurde. Fragt man Wolfgang Kreischer als Sprecher des Hausärzteverbandes Berlin und Brandenburg, wie die Ärzteschaft den Diskurs sieht, sagt er: „Eine Impfpflicht hätte sein müssen in der Vergangenheit. Das hat sich keiner getraut." Etwa in der zweiten Welle hätte der Arzt aus Zehlendorf eine allgemeine Impfpflicht für sinnvoll erachtet. „Jetzt ist es Kokolores", wird er deutlich darüber, was er von der aktuellen

Debatte hält. „Weil die Omikron-Variante ja nicht so letal ist wie Delta, da außerdem viele schon durchgeimpft sind und viele auch schon genesen. Wir können jetzt sogar die Quarantänezeiten verkürzen. Insofern ist die Verhältnismäßigkeit, jetzt eine Impfpflicht einzuführen, einfach nicht gegeben. Das würde vor keinem Gericht standhalten", mutmaßt der Mediziner.

FAZ 07.01.2022:
Impfpflichtdiskussion - Kein Inbegriff des Vernünftigen. Den Impfzweiflern wird attestiert, unvernünftig zu sein. Das ist so, aber bislang haben sie ein Recht auf diese Unvernunft und mögen umgekehrt das exekutive Verhalten ebenfalls nicht als Inbegriff des Vernünftigen erleben. Ungeimpfte Polizisten sollen 2G kontrollieren dürfen. Luftfilter in allen Klassenzimmern von Grundschulen werden als unfinanzierbar behandelt. Man untersagt Veranstaltungen im Freien, was die Leute in die Innenräume drängt, wo das Infektionsrisiko deutlich höher ist. Die Liste ist lang. Der französische Präsident sprach zuletzt davon, wer unverantwortlich handele, sei kein Bürger (citoyen) mehr. Eine Impfpflicht schlägt jedoch auch er nicht vor, sondern kündigt an, die Impfverweigerer drangsalieren zu wollen.

NTV 07.01.2022:
Berlins Regierende Bürgermeisterin Franziska Giffey mahnt dazu, bei der Einführung einer allgemeinen Impfpflicht ausreichend Zeit zu lassen für den Gesetzgebungsprozess. Es werde "noch im Januar eine Orientierungsdebatte dazu geben" im Bundestag. Im Februar werde dann der Gesetzgebungsprozess eingeleitet. Der Zeitplan müsse würdigen, dass auch Gesetzgebungszeit benötigt werde für diese schwierige Frage, die 80 Millionen Menschen betreffe.

NTV 07.01.2022:
Wie "saisonale Grippe": Beendet Omikron die Pandemie? Die Omikron-Variante des Coronavirus erobert immer mehr Länder, die Infektionszahlen explodieren dort regelrecht. Das aber, so hoffen Experten, könnte nicht nur kein Problem, sondern sogar eine sehr gute

Nachricht sein. Die ansteckendere, aber wohl auch harmlosere
Mutante könnte die Pandemie beenden.

NZZ 07.01.2022:
Die absehbare Durchseuchung durch Omikron weckt in Österreich
neue Zweifel an der Impfpflicht.

BLZ 07.01.2022:
Frauke Rostalski, Jura-Professorin und Mitglied im Ethikrat, sagt: Es
gibt viel zu viele Ungewissheiten, um eine Impfpflicht einzuführen. In
der politischen Diskussion um die Covid 19-Impfpflicht erklärt sie,
welche juristischen, praktischen und ethischen Gründe gegen eine
Impfpflicht sprechen. "In der Debatte haben wir uns mit einer
Vielzahl an Gründen befasst, die für beziehungsweise gegen die
Einführung einer gesetzlichen Impfpflicht für weite Teile der
Bevölkerung sprechen. Diese Argumente werden in der Ad hoc-
Empfehlung aufgelistet. Sie schließt mit einer Empfehlung, in der 7
Ratsmitglieder sich für die Einführung einer Impfpflicht bemessen
nach dem individuellen Risiko, 13 Ratsmitglieder für die Einführung
einer Impfpflicht ab 18 Jahren aussprechen. 4 Ratsmitglieder, zu
denen auch ich gehöre, haben der Ad hoc-Empfehlung nicht
zugestimmt, da wir der Auffassung sind, dass die Empfehlung eines
solchen Grundrechtseingriffs zum jetzigen Zeitpunkt nicht
gerechtfertigt ist."

NTV 08.01.2022:
Nach einem Zwischenfall mit Daten aus der Luca-App in Mainz wird
auch die Kritik an der Software für die Kontaktdatenverfolgung in
Baden-Württemberg wieder laut. Während die Landesregierung noch
daran festhält, rufen Politiker von Grünen und FDP dazu auf, das
digitale Tool von den mobilen Telefonen zu löschen und den
auslaufenden Vertrag mit dem Anbieter nicht zu verlängern. "Was die
Warnung und die Nachverfolgung angeht, ist die Luca-App
mausetot", sagt der netzpolitische Sprecher der Grünen-Fraktion im
Landtag, Alexander Salomon. Zuvor war bekannt geworden, dass die
Mainzer Polizei bei Ermittlungen zu einem Todesfall nach einem

Kneipenbesuch auf Daten von Besuchern der Gaststätte aus der Luca-
App zugegriffen hatte. Das ist allerdings verboten.

DW 09.01.2022:
Politiker von SPD und Grünen haben Erwartungen an einen raschen
Beschluss des Bundestages zu einer allgemeinen Impfpflicht im
Kampf gegen die Corona-Pandemie gedämpft. SPD-Fraktionsvize
Dirk Wiese sagte dem Berliner "Tagesspiegel": "Die Beratungen im
Bundestag sollten wir im ersten Quartal zum Abschluss bringen." Das
sei ein anspruchsvoller Zeitplan. Mit Blick auf mögliche
Verzögerungen betonte Wiese, die Impfpflicht wirke ohnehin nicht
kurzfristig, sondern sei "perspektivisch eine Vorsorge für den
kommenden Herbst und Winter".

NTV 09.01.2022:
Im vergangenen November kündigt Kanzler Scholz die Einführung
einer allgemeinen Impfpflicht bis März an. Doch daraus wird wohl
nichts. Aus mehreren Gründen wird es mit der finalen Umsetzung
wohl noch etwas dauern, heißt es aus Koalitionskreisen.
Bundeskanzler Olaf Scholz kann das von ihm gegebene Impfpflicht-
Versprechen bis März wahrscheinlich nicht mehr halten. Die Gründe
dafür sind der Zeitplan des Bundestags und des Bundesrats sowie
komplizierte juristische Fragen, wie der "Tagesspiegel" aus
Koalitionskreisen erfuhr. Scholz hatte Ende November im ZDF
wörtlich gesagt, eine allgemeine Impfpflicht solle spätestens ab
"Anfang März" für alle in Deutschland gelten.

Welt 09.01.2022:
Mit seinem Plädoyer für eine Impfpflicht hat sich Olaf Scholz in eine
missliche Lage gebracht. Was die Pflicht umfassen soll, ist unklar. Im
Bundestag wäre er auf die Union angewiesen. Und bis es zu einer
Abstimmung kommt, könnte die Impfpflicht schon gar nicht mehr
nötig sein. Man kann verstehen, dass die erste orientierende
Bundestagsdebatte zur Impfpflicht auf Ende Januar verschoben
wurde. Und warum kein Arbeitsgruppenreferent einer
Regierungsfraktion Lust hat, einen derartigen Antrag zu formulieren.

Nachdem Angela Merkel die große Koalition im Dauerpanikmodus
von Lockdown zu Lockdown getrieben hat, geht Bundeskanzler Olaf
Scholz den umgekehrten Weg: Er gibt zwar die Linie („Impfpflicht")
vor, will aber mit der konkreten Umsetzung am liebsten gar nichts zu
tun haben.

T-Online 10.01.2022:
Neue Corona-Variante auf Zypern entdeckt: Kombination aus Delta
und Omikron = Deltakron. - Da wird wieder eine neue Sau durch das
Dorf getrieben. Ich warte dann noch auf Idiotikron.

NZZ 12.01.2022:
Streng, strenger, Deutschland: Wie die Bundesrepublik durch die
Pandemie kommt – und was sie von der Schweiz lernen könnte.
Obwohl die Nachbarstaaten unterschiedlich agieren, sind die
Resultate ähnlich. Der Schweizer Mittelweg hat zu keinem Kollaps
des Gesundheitssystems geführt. Der Kommandoton deutscher
Politiker gegenüber Ungeimpften treibt hingegen die soziale Spaltung
voran.

BLZ 13.01.2022:
Ethikrat: Empfehlung für Impfpflicht könnte revidiert werden. Die
Empfehlung sei von der Deltavariante geprägt gewesen, sagt
Ratschefin Buyx. Wenn eine harmlosere Mutation vorherrsche, könne
sich die Einschätzung ändern. Wenn sich die Faktenlage in der
Pandemie – etwa durch die hochinfektiöse Omikron-Variante –
deutlich ändere, müsse man sich aber auch „normative
Einschätzungen, wie man sie getroffen hat, noch einmal neu
anschauen", betonte sie. „Alles andere wäre unverantwortlich."

FAZ 13.01.2022:
Der Vorsitzende der Ständigen Impfkommission (STIKO), Thomas
Mertens, lehnt eine allgemeine Corona-Impfpflicht ab. „Das spaltet
die Gesellschaft, da wird zu viel Druck aufgebaut", sagte er den
„Stuttgarter Nachrichten" und der „Stuttgarter Zeitung". Er setze auf
weitere Überzeugungsarbeit und Aufklärung zur Impfung.

NTV 14.01.2022:
Nach Schleswig-Holstein entscheidet sich auch das Bundesland
Bremen, die Luca-App zur Rückverfolgung von Kontakten in der
Corona-Pandemie zu kündigen. Das teilt Gesundheitssenatorin
Claudia Bernhard (Linke) mit. "Der Einsatz der Luca-App hat im
vergangenen Jahr bei der Kontaktnachverfolgung keinen großen
Mehrwert gezeigt", sagt sie. "In Bremen wurden nur wenige Abfragen
durch das Gesundheitsamt vorgenommen, und somit hat sich das
System für uns nicht bewährt." Im kleinsten Bundesland hat das
Gesundheitsamt den Angaben zufolge nur zehn Mal Daten abgefragt.
Auch andere Länder überlegen einen Ausstieg aus der App.

NTV 14.01.2022:
Der Virologe Christian Drosten warnt, schon jetzt auf eine
Durchseuchung der Bevölkerung in Deutschland zu setzen. Drei
Millionen Menschen über 60 Jahren seien noch nicht geimpft, fast
neun Millionen nicht geboostert und damit nicht vollständig gegen die
Omikron-Virus-Variante geschützt, sagt er. Aber irgendwann müsse
man das Virus "laufen lassen", weil man die Bevölkerung nicht immer
wieder nachimpfen könne.

Stern 14.01.2022:
Die Debatte um die allgemeine Impfpflicht in Deutschland verläuft
holprig. Unter der Groko war eine Impfpflicht gegen das Coronavirus
noch strikt abgelehnt worden. Olaf Scholz, damaliger Vizekanzler,
ließ sich etwa im September vom Redaktionsnetzwerk Deutschland
mit den Worten zitieren: "Wir brauchen keine Impfpflicht. Es gibt
sehr, sehr gute Argumente dafür, sich mit den hochwirksamen
Impfstoffen impfen zu lassen." Angela Merkel, Jens Spahn, Karl
Lauterbach, Markus Söder: Sie alle und weitere hatten sich gegen die
Impfpflicht ausgesprochen. Unter der neuen Regierung folgte die
Kehrtwende. Bundesgesundheitsminister Karl Lauterbach warb
zuletzt immer wieder für die Impfpflicht. Und auch Bundeskanzler
Scholz sprach sich zuletzt dafür aus – auch wenn er betonte, "Kanzler
der Ungeimpften" zu sein. Wann und wie die Impfpflicht umgesetzt

werden soll, ist noch offen. Zunächst soll das Parlament darüber abstimmen. Freilich ganz ohne Fraktionszwang.

Welt 14.01.2022:
Statt sich bei der Frage der Impfpflicht mit Argumenten auseinanderzusetzen, wird das Thema in den Mühlen der Parteipolitik zermahlen. Vor allem die Union hat sich vorgenommen, die Regierung vorzuführen. Die FDP hingegen verfolgt ein ganz anderes Ziel. Die Kleine Anfrage, welche die Chefs der Unionsfraktion an die Bundesregierung gestellt haben, enthält sage und schreibe 55 Haupt- und Teilfragen. Doch die Fragenflut vom 5. Januar dient gar nicht dazu, möglichst viel zu erfahren. Vielmehr geht es Fraktionschef Ralph Brinkhaus und CSU-Landesgruppenchef Alexander Dobrindt darum, die Regierung vorzuführen. „Plant die Bundesregierung die Einführung einer allgemeinen Impfpflicht?", lautet ihre erste Frage. Seit Ende November aber ist klar, dass die Regierung genau das als Regierung nicht plant. Der Antrag dazu solle „aus der Mitte des Parlaments" kommen, wie es heißt.

Netzfund:
Kaum sind die Feiertage vorüber, entsinnt sich die Welt, dass Karneval oder Fasching heranrückt und wird närrisch. Australien wusste nicht mehr, ob es die Open oder die Geschlossenen veranstaltet – Djokovic rein, Djokovic raus, Djokovic rein, die ganze Zeit. Der Bundestag entsorgt den letzten Rest Opposition durch 2G plus, Niedersachsen verlangt Maske im Auto, lockert aber das Arbeitsrecht, die US-amerikanische Impfpflicht scheitert am Obersten Gericht, die Spanier erklären Omikron zur Grippe, bei den Dänen erklärt sich die Presse für „hypnotisiert" und die Impfpflicht … manche scheinen doch die Folgen zu fürchten.

RP Online 15.01.2022:
Eugen Brysch, Vorstand der Deutschen Stiftung Patientenschutz, weist auf die aus seiner Sicht dramatischen Folgen einer Impfpflicht für Pflegekräfte hin. "Mit dem Beschluss einer einrichtungsbezogenen Impfpflicht für Mitarbeiter in Pflegeheimen und Krankenhäusern

riskiert die Bundesregierung eine Verschärfung des Fachkräftemangels", sagte Brysch der "Passauer Neuen Presse" (Samstag). "Damit gerät die professionelle Versorgung schwer kranker und pflegebedürftiger Menschen in Gefahr." Brysch warnte: "Verlassen nur zehn Prozent der schon heute hochbelasteten Beschäftigten ihren Beruf, können allein 200 000 Pflegebedürftige nicht mehr ihrer Würde entsprechend betreut werden." Im Gegensatz zu den Beschäftigten in der Pflege sei es den Hilfebedürftigen nicht möglich, ihrem Schicksal zu entkommen.

BLZ 16.01.2022:

Der Montag ist wieder ein besonderer Tag: Es wird wieder demonstriert. Die Gegner der Corona-Maßnahmen nennen es meist Montagsspaziergang – in Anlehnung an die Montagsdemos der friedlichen Opposition in der DDR. Das empfinden viele als anmaßend, als feindliche Übernahme, als unakzeptable Gleichsetzung des Widerstands gegen die damalige Diktatur mit Protesten in der heutigen Demokratie. Und so treffen sich montags auch Gegner der „Regierungsgegner". Das sind nicht alles Regierungsbefürworter. Viele sagen, dass sie auf der anderen Seite eine Sache vermissen: die klare Distanzierung von Rechtsextremisten. Somit ist der Montag im Januar 2022 wieder der politischste Tag der Woche. Gut so. Das ist ein Zeichen von Mündigkeit, Demokratie und Meinungswille. Aber es offenbart auch ein gravierendes Problem. Nach bald 23 Monaten Pandemie sind die Fronten verhärtet, die Gesellschaft ist in vielerlei Hinsicht gespalten. Es existiert ein breiter Fächer an Meinungen, aber viele fühlen sich nicht gehört mit ihren Sorgen und Existenzängsten, ihrer pandemiebedingten Zahlungsunfähigkeit und ihrer Überforderung im Dauerfeuer der Neuigkeiten und Verbote. Viele fühlen sich bevormundet, nicht vertreten in den Debatten, Parlamenten und Talkshows. Auch deshalb gehen so viele auf die Straße. Das ist ihr gutes Recht.

BLZ 16.01.2022:

Österreich will als erstes EU-Land die Impfpflicht gegen das Coronavirus wie geplant Anfang Februar einführen. Das geht aus dem

Gesetzentwurf hervor, den die Regierung am Sonntag in Wien
vorstellte. Kontrollen sollen Mitte März beginnen, darunter im
Straßenverkehr, wie Gesundheitsminister Wolfgang Mückstein
(Grüne) sagte. Für Impfverweigerer gilt ein Strafrahmen von 600 und
3600 Euro, wenn sie einer Impfaufforderung nicht nachkommen und
einen gesetzten Impftermin verstreichen lassen. Das Gesetz gilt für
alle Menschen mit Wohnsitz in Österreich. Ausnahmen sind für
Schwangere und Menschen vorgesehen, die sich aus medizinischen
Gründen nicht impfen lassen können. Genesene sollten für 180 Tage
ausgenommen sein.

BLZ 18.01.2022:

Johnson und Johnson: Millionen Deutsche sind plötzlich nicht mehr
vollständig geimpft. Bislang wurde bei dem Janssen-Impfstoff eine
Dosis als vollständige Impfung anerkannt. Seit Freitag gilt diese
Regelung nicht mehr. Die Regeln für Impfungen mit dem Corona-
Vakzin von Johnson und Johnson haben sich geändert. Ab sofort gilt
man mit einer Dosis nicht mehr wie bisher als vollständig geimpft.
Damit haben die rund 3 Millionen Menschen in Deutschland, die
gemäß der entsprechenden Vorschriften einmal mit Johnson und
Johnson geimpft wurden, ihren bisherigen Impfstatus verloren. Seit
vergangenen Freitag gelten sie erst nach einer zweiten Dosis eines
anderen Impfstoffs als grundimmunisiert. Die neue Regelung wurde
zunächst im Internet veröffentlicht.

NTV 18.01.2022:

Israel impft zum vierten Mal, vor allem um Immungeschwächte und
ältere Menschen vor einem schweren Verlauf zu bewahren. Auch in
Deutschland ist der "Booster nach dem Booster" im Gespräch. Eine
vierte Corona-Impfung schützt laut einer israelischen Studie nicht
ausreichend gegen die Omikron-Variante. Man beobachte auch bei
vierfach Geimpften Ansteckungen, sagte Professorin Gili Regev vom
Schiba-Krankenhaus bei Tel Aviv. Zwei Wochen nach einer vierten
Dosis des Präparats von Biontech und Pfizer sei zwar ein "schöner
Anstieg" der Antikörper zu beobachten. Deren Zahl liege sogar etwas
über dem Wert nach der dritten Impfung. "Aber für Omikron ist dieser

schöne Wert nicht genug." Regev betonte, es handele sich um
Zwischenergebnisse der Studie, sie wollte daher auch keine genaueren
Zahlen nennen.

BLZ/NTV 19.01.2022:
Gesundheitsminister Karl Lauterbach möchte eine Impfpflicht gegen
das Coronavirus schnellstmöglich umsetzen. Der Chef der
Kassenärztlichen Bundesvereinigung, Andreas Gassen, kündigt
jedoch Widerstand an: Sein Verband werde bei der Umsetzung nicht
gegen den Willen der Patienten handeln. Im Streit um eine mögliche
Impfpflicht hat Andreas Gassen ein Machtwort gesprochen. Sollte die
umstrittene Pflicht, sich gegen Corona impfen lassen zu müssen,
tatsächlich kommen, werden die rund 100.000 niedergelassenen
Kassenärzte sie wohl nicht umsetzen. „Wir werden unseren Ärzten
nicht zumuten, eine Impfpflicht gegen den Willen der Patienten zu
exekutieren", sagte Gassen der Bild-Zeitung. Der Ärzte-Chef sagte
weiter, eine Praxis lebe vom Vertrauen zwischen Arzt und Patient.
Die Praxen seien „kein Ort, um staatliche Maßnahmen
durchzusetzen". Sollte die Impfpflicht kommen und die Kassenärzte
bei ihrem Boykott bleiben, müssten Ungeimpfte die Spritze entweder
bei den etwa 2500 Ärzten im Öffentlichen Gesundheitsdienst oder in
den Impfzentren bekommen. In der derzeit teils heftig geführten
Diskussion um eine mögliche Impfpflicht wird zudem über eine
Beratungspflicht für Ungeimpfte gestritten. Eine solche
Beratungspflicht wurde zuletzt von NRW-Gesundheitsminister Karl-
Josef Laumann gefordert.

BLZ 19.01.2022:
Der bayerische Verwaltungsgerichtshof (VGH) hat die 2G-
Zugangsbeschränkungen zum Einzelhandel im Freistaat gekippt. In
einem am Mittwoch veröffentlichten unanfechtbaren Beschluss
entschieden die Richter, dass die bayerische Verordnung den
Anforderungen des Infektionsschutzgesetzes für die
Zutrittsbeschränkungen auf Geimpfte und Genesene nicht gerecht
werde. Grundsätzlich seien 2-G-Regeln für den Handel möglich, die
bayerische Regelung erfülle die nötigen Voraussetzungen aber nicht.

Damit war die Inhaberin eines Beleuchtungsgeschäfts mit einem
Eilantrag vor dem Gericht erfolgreich.

BLZ 19.01.2022:

Der britische Premierminister Boris Johnson hat am Mittwoch die
Aufhebung aller noch in England geltenden Corona-Beschränkungen
angekündigt. „Von morgen an werden wir keine Masken mehr in
Klassenräumen verlangen", sagte der konservative Politiker im
Londoner Unterhaus. Auch anderswo sollen Masken nicht mehr
Pflicht sein, sondern eine private Entscheidung jedes Einzelnen. „Die
Regierung ruft ab jetzt auch nicht mehr dazu auf, von zuhause zu
arbeiten."

NZZ 20.01.2022:

Die Antikörper der Deutschen halten nur 3 Monate lange, in
Österreich 6 Monate, in der Schweiz aber ganze 12 Monate - Der
Status «genesen» hält in Deutschland seit Samstag plötzlich nur noch
drei Monate an, wie das Robert-Koch-Institut am Montag mitteilte –
angeblich neuester Stand der Wissenschaft. Österreich und die
Schweiz müssten demnach Hinterwäldler sein, in Österreich gilt man
für sechs Monate als genesen, in der Schweiz sogar für zwölf Monate.
Haben die zwei Alpenländer noch keine neueste Wissenschaft, oder
macht das die gute Bergluft?

Und dazwischen wieder mal Satiren:

(1) Das RKI hat die Schwangerschaftsdauer soeben von 9 auf 3
Monate gesenkt. Bitte berücksichtigen Sie dies bei Ihrer
Familienplanung!
(2) Künftig müssen Abitur, Bachelor und Diplome alle 3 Monate neu
gemacht werden, ansonsten gilt man automatisch als Hauptschüler.
(3) Impfskeptiker halten sich an einen Werbespot für Seife aus den
60ern: An meine Haut lasse ich nur Wasser und Lux.
(4) Bei den Urvölkern wurde in einer Pandemie immer der Chef
geopfert, um die Götter zu besänftigen. In so schweren Zeiten wie
jetzt sollte man doch nichts unversucht lassen.

NZZ 20.01.2022:

In der Debatte um eine allgemeine Impfpflicht gegen Covid-19 dreht
sich gerade der Wind. Ein ganzes Land voller Virologen und
Verfassungsrechtler hat sich in flächendeckende Ratlosigkeit hinein
diskutiert. In der derzeitigen Gemengelage erschließt sich nicht mehr,
warum die Impfpflicht eine Lösung darstellen soll. Und das ist auch
gut so – denn sie begegnet erheblichen verfassungsrechtlichen
Bedenken.

BLZ 20.01.2022:

Millionen geimpften Arbeitnehmern droht möglicherweise
Lohnausfall, wenn sie in Quarantäne müssen und nicht geboostert
sind. Das geht aus einem Kurzgutachten von Bundestagsjuristen
hervor, berichtet die Bild-Zeitung. In dem Gutachten heißt es dem
Bericht zufolge: „Das Fehlen der Covid-19-Auffrischungsimpfung
würde dann zum Ausschluss des Entschädigungsanspruchs (...)
führen." Denn der Arbeitsausfall hätte durch eine „öffentlich
empfohlene" Booster- bzw. Drittimpfung verhindert werden können.
Aktuell gilt der Wegfall der Lohnfortzahlung bereits für Ungeimpfte,
die in Quarantäne müssen. Noch hat die Bundesregierung keinen
konkreten Beschluss dazu gefasst. Aus Regierungskreisen will die
Bild-Zeitung jedoch erfahren haben, dass ein solcher Lohnausfall für
ein-und zweifach Geimpfte als „möglich" erachtet wird.

BLZ 20.01.2022:

Tschechien macht seine Entscheidung für eine Impfpflicht für
Senioren und bestimmte Berufsgruppen wieder rückgängig. Es werde
unter seiner Regierung keine Impfpflicht geben, versicherte der neue
Ministerpräsident Petr Fiala nach einer Kabinettssitzung am Mittwoch
in Prag. Man wolle die Gräben in der Gesellschaft nicht vertiefen,
führte der liberalkonservative Politiker zur Begründung an. Die
Vorgängerregierung unter Andrej Babis hatte die begrenzte
Impfpflicht im Dezember als eine ihrer letzten Handlungen
beschlossen. Die Verordnung sollte eigentlich im März in Kraft treten.
Die Impfpflicht sollte unter anderem für Menschen ab 60 Jahren,

Polizisten, Feuerwehrleute, Soldaten und Mitarbeiter im
Gesundheitswesen und in Pflegeheimen gelten.

Realität:
Die ADAC-Unfallversicherung haftet nicht bei Impfschäden aufgrund
angeordneter Massenimpfungen.

Realsatiren:
(1) Die Umsetzung der Impfpflicht im Gesundheitswesen ab
16.03.2022 erfolgt gemäß 3-G+: Gesund, Getestet, Gefeuert.
(2) Alle bisherigen Maßnahmen bewirken keine Veränderung
(Verbesserung) außer der Zerstörung unserer Wirtschaft und dem
massiven Anstieg von Selbstmorden und psychischen Schäden, vor
allem bei Kindern.
(3) Die Weltwirtschaft leidet massiv unter der Corona-Krise.
Regierungen werden zunehmend autoritärer, um der Krise, unter dem
Mäntelchen der C-Bekämpfung, Herr zu werden.

BLZ 21.01.2022:
Um sich gegen Personalausfälle durch die Coronavirusvariante
Omikron zu wappnen, bereitet der Energiekonzern Eon die
Kasernierung von Mitarbeitern an wichtigen Standorten vor: „Im
Rahmen der Vorbereitung auf alle denkbaren Krisenszenarien ziehen
wir verschiedene Maßnahmen in Betracht, unter anderem haben wir
auch die Möglichkeit einer vorübergehenden Unterbringung von
Mitarbeitenden direkt am Standort berücksichtigt (Kasernierung)",
teilte ein Eon-Sprecher der Rheinischen Post mit.

FAZ 24.01.2022:
In Frankreich gilt seit Montag für Menschen über 16 Jahren der
Impfpass. Damit sind weite Bereiche des öffentlichen Lebens nur
noch Geimpften und Genesenen zugänglich. Ein negativer Corona-
Test reicht nicht mehr aus, um Zugang zu Cafés, Restaurants und
Zügen zu haben.

BLZ 24.01.2022:
Der Landkreis Bautzen wird die ab März geplante Impfpflicht für

Beschäftige in Pflegeeinrichtungen und Krankenhäusern nicht umsetzen. Das sagte der zuständige Vize-Landrat Udo Witschas am Montagabend vor etwa 600 Demonstranten. Witschas sagte an der Eingangstür des Landratsamtes: „Wenn Sie mich danach fragen, was das Gesundheitsamt des Landkreises Bautzen machen wird, dann werden wir unseren Mitarbeitern in der Pflege und im medizinischen Bereich kein Berufsverbot, kein Betretungsverbot erteilen."Landrat Michael Harig und er könnten die Gefühlslage der Mitarbeitenden der Pflege sehr gut verstehen, die nicht wüssten, ob sie in vier Wochen noch zur Arbeit gehen könnten.

WEB 25.01.2022:

(1) Bayern steigt aus der Luca-App zur Rückverfolgung von Kontakten in der Corona-Pandemie aus. Der Freistaat werde den Vertrag zum 5. April auslaufen lassen, teilten Gesundheits- und Digitalministerium am Dienstag mit. Man setze im Kampf gegen die Corona-Pandemie stattdessen künftig auf eine anonymisierte Kontaktverfolgung und die Weiterentwicklung der Corona-Warn-App. Andere Länder verfahren schon genauso oder haben dies angekündigt. Als Grund nannten die beiden Ministerien die rasante Ausbreitung der Omikron-Variante, die eine individualisierte Nachverfolgung von Kontaktpersonen durch die Gesundheitsämter deutlich erschwere. Eine Kontaktdatenerfassung per Luca-App sei deshalb nicht mehr angezeigt.

(2) Mehrere Abgeordnete von FDP und Grünen schlagen eine Impfpflicht gegen Corona für Über-50-Jährige vor. "Wir möchten bei der Impfpflichtdebatte für den Mittelweg werben und diesen mehrheitsfähig machen", teilten sie am Dienstag gemeinsam mit. Ihr Vorschlag beinhalte zwei Maßnahmen: ein verpflichtendes, professionelles und persönliches Beratungsgespräch für alle volljährigen Ungeimpften und eine Pflicht zum Nachweis einer Impfung ab 50 Jahren. So solle "mit einem milderen staatlichen Eingriff eine maximale Wirkung" erzielt werden.

(3) Pflegeverbände haben im Hinblick auf die geplante Einführung der Impfpflicht für Mitarbeiter von Kliniken, Altenheimen oder Arztpraxen Mitte März vor einem Zusammenbruch der pflegerischen

Versorgung gewarnt. "Wenn nach dem Einsetzen der einrichtungsbezogenen Impfpflicht Pflegekräfte mit Betretungsverboten belegt werden, droht die pflegerische Versorgung in besonders stark von der Pandemie betroffenen Bundesländern zusammenzubrechen", teilten der Bundesverband privater Anbieter sozialer Dienste (bpa) und der Verband Deutscher Alten- und Behindertenhilfe (VDAB) am Dienstag in Berlin mit.

Focus 26.01.2022:
Der Landkreis Vorpommern-Greifswald wird nach eigenen Angaben die für Mitte März geplante Impfpflicht für Mitarbeiter von Pflegeheimen und Krankenhäusern nicht durchsetzen. Man stelle fest, "dass mit den ganzen anderen coronabedingten Maßnahmen, die wir schon seit zwei Jahren tragen, das Gesundheitsamt und auch große Teile der Verwaltung völlig ausgelastet sind", sagte Landkreissprecher Achim Froitzheim am Dienstagabend der Deutschen Presse-Agentur. "Die Kontrolle und Durchsetzung dieser einrichtungsbezogenen Impfpflicht können wir deshalb nicht erfüllen."

MoPo 26.01.2022:
(Leserbrief) Omikron rauscht durch - ja und? In den Kliniken ist das einzige Problem, dass hin und wieder Personal in Quarantäne muss. Corona ist da und wird nie wieder verschwinden. Es wird völlig normal, ab und an Kontakt mit dem Virus zu haben. Für Geimpfte ohnehin kein Problem. Und notorisch Ungeimpfte haben beste Chancen, durch das vergleichsweise harmlose Omikron mit einer natürlichen Grundimmunisierung aus der Affäre zu kommen.

NZZ 26.01.2022:
Zur Debatte im Bundestag: Aus ähnlichen Gründen hatte Karl Lauterbach im November 2021 gegen jede Impfpflicht votiert: «Wir hätten sehr viel Unruhe auf den Straßen, weil wir eine Staatsgewalt einsetzen müssten, wie wir sie in der Nachkriegszeit in Deutschland noch nicht gesehen haben. Ein solches Vorhaben wäre nie zu rechtfertigen. Daher habe ich die Impfpflicht immer abgelehnt.»

Heute ist er Gesundheitsminister und formulierte es am Schluss der
Debatte so: «Die Freiheit gewinnen wir durch die Impfung zurück.»
Eine Impfpflicht sei der einzige Weg, «um uns alle gegenseitig zu
schützen».

DLF 27.01.2022:
Der Bundestag hatte gestern erstmals über das Für und Wider einer
allgemeinen Impfpflicht zur Bewältigung der Corona-Pandemie
debattiert. Dabei ging es zunächst um eine allgemeine Orientierung.
Derzeit sind drei Gruppenanträge in Vorbereitung, die jeweils von
mehreren Abgeordneten verschiedener Fraktionen getragen werden:
eine allgemeine Impfpflicht ab 18 Jahren, eine ab 50 sowie ein Antrag
auf Ablehnung der Impfpflicht.

FAZ 27.01.2022:
Die allgemeine Impfpflicht ist eine klapprige Behelfsbrücke der
Corona-Bekämpfung. Das wurde auch am Mittwoch im Bundestag
deutlich, in der „Orientierungsdebatte“. Schon die Bezeichnung
drückt die Verlegenheit aus. Die Debatte hätte viel früher geführt
werden müssen, hinkt nun einer öffentlichen Debatte hinterher, in der
längst Orientierung möglich gewesen wäre. Wer ehrlich ist, muss
zugeben, dass es für beide Richtungen, Für und Wider, gute Gründe
gibt. Die Impfpflicht wird womöglich nicht das Wundermittel sein,
das rettende Ufer zu erreichen. Befürworter und Gegner rechtfertigen
ihren Standpunkt mit einer jeweils proklamierten Klarheit, die es nicht
geben wird. Klar ist nur, dass ein Grundschutz durch mehrfache
Impfung derzeit die bestmöglichen Voraussetzungen zur Bewältigung
der Pandemie bietet. Irreführend ist, wenn so getan wird, dass
Impfstoffe einen absoluten Schutz bieten müssten, um eine
Impfpflicht rechtfertigen zu können. Richtig daran ist nur, dass
niemand weiß, wie sich das Coronavirus entwickeln wird, ob also der
Impfstoff, dessen Verabreichung zur Pflicht gemacht wird, die
Überlastung des Gesundheitssystems tatsächlich verhindern kann.
Hier beginnen die Unwägbarkeiten, die Zweifel an einer
Verhältnismäßigkeit nähren.

RP 29.01.2022:

Nach Ansicht von BDI-Präsident Siegfried Russwurm ist es nach zwei Jahren Corona "völlig inakzeptabel, dass es nicht genug aktuelle Daten, PCR-Testkapazitäten und einheitliche Hygienekonzepte für Schulklassen gibt". Auch verwundere ihn manche Entscheidungsfindung: "Wir erleben Corona-Gipfel von Bund und Ländern mit großer Einigkeit – und ein paar Stunden später landesspezifische Varianten der Entscheidung", zitieren die Zeitungen der Funke Mediengruppe den Präsidenten des Industrieverbands BDI. Das führe zu Vertrauensverlust und zu einem Flickenteppich, den keiner mehr verstehe. Russwurm äußert sich ablehnend gegenüber einer Homeoffice-Pflicht.

Welt 29.01.2022:

Der Staats- und Medizinrechtler Josef Franz Lindner stellt klar: Schutz des Einzelnen vor Infektionen reicht nicht aus, um eine Impfpflicht zu rechtfertigen. Mit „Solidarität" lasse sie sich keinesfalls begründen. Frage der WELT: Hat der FDP-Abgeordnete Wolfgang Kubicki recht, wenn er zur Impfpflicht sagt: Einen massiven Grundrechtseingriff mit einer möglichen Mutante im Herbst, die wir noch nicht kennen, und einem Impfstoff, den wir noch nicht haben, zu begründen, ist aus rechtlicher Sicht nicht vertretbar? Josef Franz Lindner: Das ist aus meiner Sicht verfassungsrechtlich zutreffend.

Welt 29.01.2022:

Wenige Tage nach der ersten Debatte über eine mögliche Corona-Impfpflicht in Deutschland hat nun auch die Unionsfraktion einen eigenen Bundestagsantrag angekündigt. Laut einem Bericht spricht sie sich für eine zeitlich befristete und nach Virusvarianten differenzierte Regelung aus. "Die Differenzierung nach Virusvarianten und zeitlicher Komponente fehlt allen Gruppenanträgen – ebenso wie Ideen zur Verbesserung der Datenbasis. Zu diesen drei Punkten wird die Union einen Vorschlag unterbreiten", sagte der gesundheitspolitische Sprecher der Unionsfraktion, Toni Sorge, nach Angaben der Welt am Sonntag. - "Eine Impfpflicht wäre nur dann sinnvoll, wenn besonders gefährliche Virusvarianten drohen – und wenn es zugleich passende Impfstoffe gibt. Trifft eines von beidem nicht zu, wäre eine Impfpflicht wenig zielführend", sagte Sorge der Zeitung. "Das klare Signal an die Bevölkerung muss außerdem sein: Wenn eine Impfpflicht kommt, dann nur mit einer klaren, engen zeitlichen Befristung." Nach den Plänen Sorges soll es also keine pauschale Impfpflicht geben, sondern eine flexible Verpflichtung, die immer dann greift, wenn eine besonders gefährliche Virusvariante festgestellt wird. In diesem Fall soll wie bei der regelmäßigen Grippeschutzimpfung verfahren werden – nur dann mit einer Pflicht, sich impfen zu lassen, die jeweils einige Wochen oder Monate gilt.

Zeit 29.01.2022:
Die Ethikratsvorsitzende fordert niedrigschwellige Impfangebote. Trotz Plänen für eine Impfpflicht sollte auf Freiwilligkeit gesetzt werden, sagt Alena Buyx. Zuletzt ließen sich weniger Deutsche impfen.

DLF 29.01.2022:
Der Soziologe Heinz Bude sieht die deutsche Gesellschaft in der Corona-Pandemie in einem orientierungslosen Zustand. Die Bundesregierung und der Kanzler haben verpasst, die Deutung der Lage an sich zu ziehen, erklärte Bude. "Die Daten der Wissenschaft helfen nicht mehr so richtig weiter und nun fangen die Menschen an, sich ihre eigene Regeln zurecht zu legen. Wir sind gesellschaftlich auf dünnem Eis gelandet und wissen nicht, wie kalt das Wasser darunter ist", sagte der Professor für Makrosoziologie an der Universität Kassel weiter. Er beschrieb einige Menschen als unbekümmert, andere als phlegmatisch in ihrem Umgang mit der Pandemie. Die meisten machten sich allerdings ernsthaft Gedanken über die Regeln des Zusammenlebens. Sie stimmten sich mit Familie und Bekannten darüber ab. Bude sprach von einer „lebensweltlichen Plausibilität, um sich durch die Zeit zu bringen". Für den Soziologen ist das ein verantwortungsvoller Umgang mit der Krise und ein Wiedergewinn von Freiheit. - Dem Bundeskanzler und der deutschen Regierung machte Bude den Vorwurf, keine Vorgaben zu machen, an denen sich

die Gesellschaft orientieren könne. "Die Menschen glauben auch nicht, wenn der Bundeskanzler sagt: wir wollen alle wie früher leben", sagte Bude. Rückkehr hieße in diesem Fall, neu anzusetzen. Und diese Rückkehr müsse organisiert werden. Bude resümierte: „Wir werden zurückkehren in einen Zustand, in dem wir noch nie waren."

Focus 30.01.2022:
Berlins Regierende Bürgermeisterin Franziska Giffey (SPD) schließt flächendeckende Kontrollen der allgemeinen Impfpflicht aus. "Flächendeckende, ständige Kontrollen sind schlicht nicht umsetzbar. Wir dürfen nur Kontrollmaßnahmen verabreden, die wir mit unseren Ressourcen auch stemmen können und die verhältnismäßig sind", sagte Giffey der "Bild am Sonntag".

BLZ 31.01.2022:
Seit gut zwei Jahren beherrscht die Corona-Pandemie als zentrales Thema die Medienwelt, füllt Titelseiten, Sendungen und ist das Topthema in den Talkshows. Die Nachricht, dass die Menschheit die fünfte von neun planetaren Grenzen *) überschritten hat und damit zunehmend unser eigenes Überleben gefährdet wird, geht derzeit komplett unter. Ganz nach dem Motto: Umwelt, Klima, Ökokrise. Wen interessiert es? Zurück zur Impfpflicht. - *) Anmerkung: Umweltbelastungen durch Pestizide, Antibiotika, Chemikalien, Plastik usw.

BLZ 02.02.2022:
Die Impfpflicht für Pflegekräfte droht zu einem Desaster zu werden. Die Impfpflicht für Pflegekräfte wird am 16. März eingeführt. Ein bisschen jedenfalls, denn es gibt Zweifel, ob sie sich wie geplant umsetzen und ob sich ihre Einhaltung kontrollieren lässt. Politik besteht zu einem großen Teil aus Kommunikation. Auch deshalb hantiert die deutsche Politik mit dem Begriff der Impfpflicht als Zeichen von Konsequenz und Handlungsfähigkeit. Ein kommunikatives Desaster wird daraus, wenn sich in der Konsequenz die Unfähigkeit zu handeln dokumentiert. Wenn Mängel nicht

bekämpft, nicht einmal kosmetisch behandelt werden, sondern klar hervortreten. Wie nun im Fall des Gesundheitssystems.

NZZ 02.02.2022:
(1) Es gibt gute Gründe, nicht an den Demonstrationen gegen die deutsche Corona-Politik teilzunehmen. Auf den Veranstaltungen laufen nach wie vor Verschwörungsgläubige mit, die krude Botschaften verbreiten. Obendrein zählen Rechtsradikale mancherorts zum Stammpersonal. Es gibt aber auch gute Gründe, an den Demonstrationen teilzunehmen. Neben Spinnern und Radikalen gehen sehr viele normale Bürger auf die Strasse. Die deutsche Bundesregierung und etliche Landesregierungen haben mit ihrer strengen Corona-Politik immer wieder die Schraube überdreht. (2) Die allgemeine Impfpflicht, die viele Volksvertreter fordern, wäre ein Anschlag auf die individuelle Freiheit, zumal die Pandemie wegen der Omikron-Variante längst nicht mehr so bedrohlich ist wie noch vor wenigen Monaten.......Das Recht auf Versammlungsfreiheit ist von zentraler Bedeutung für die Demokratie. Wird es im Ausland beschnitten, sind deutsche Politiker schnell mit Mahnungen zur Stelle. Im Inland scheinen jedoch andere Massstäbe zu gelten. «Man kann seine Meinung auch kundtun, ohne sich gleichzeitig an vielen Orten zu versammeln», so kommentierte die deutsche Innenministerin Nancy Faeser von der SPD unlängst auf Twitter den Protest gegen die Corona-Massnahmen. Der Satz verliert auch beim zweiten Lesen nichts von seiner obrigkeitsstaatlichen Anmassung.

NZZ 02.02.2022:
(Leserbrief) Das Verfassungsgericht schützt nicht die Verfassung, sondern die Regierung und ihre Politiker. Wer kein Problem damit hat Kinder von der Schule auszuschliessen und andererseits hysterischen Klimahüpfern Recht gibt und einem überbordenden Propaganda-Staatsfunk einen Freibrief gibt, macht sich zum Handlanger der Regierung. Harbarth & Co können abgeschafft werden, den Job kann der Regierungssprecher mitübernehmen. So könnte man wenigstens Steuern sparen.

BLZ 02.02.2022:
Seit Wochen gehen im gesamten Bundesgebiet Hunderttausende auf
die Straße, um gegen die Corona-Politik zu protestieren. Sie treffen
sich bei angemeldeten Kundgebungen und auch zu Demos, die als
„Spaziergänge" deklariert sind. Auf Anfrage der Berliner Zeitung
teilten die Polizeipräsidien und Innenministerien der Bundesländer die
Teilnehmerzahlen mit. Demnach nahmen an den Montagsprotesten in
dieser Woche mehr als 296.000 Menschen teil. Das sind laut
Behördenzählung rund 85.000 weniger als am Montag der Vorwoche.

Frage in einem Wandershop:
Haben Sie Stockplaketten für die Corona-Spaziergänge?

NASA:
Laut NASA beträgt die Wahrscheinlichkeit, dass die Erde von einem
Asteroiden getroffen wird, 0,042 %. Die Wahrscheinlichkeit, an
Covid zu sterben, beträgt 0,026 %. Vielleicht wäre es besser, die
Maske durch einen Helm zu ersetzen.

FAZ 03.02.2020:
(1) In Schweden sollen in der kommenden Woche fast alle Corona-
Beschränkungen wegfallen. Hintergrund ist die Ausbreitung der
vergleichsweise harmlosen Omikron-Variante des Coronavirus. Viele
Bürger begrüßen den Schritt.
(2) Als erstes EU-Land seit Beginn der Omikron-Welle in der
Pandemie hat Dänemark fast alle Maßnahmen aufgehoben: Trotz
hoher Infektionsraten entfallen nun unter anderem die Maskenpflicht
und verkürzte Öffnungszeiten für Lokale.

DWN 04.02.2022:
Die Mehrheit der Menschen in Deutschland hält die Corona-Politik
der neuen Bundesregierung laut einer Civey-Umfrage für nicht
nachvollziehbar. In einer am Freitag veröffentlichten Umfrage des
Meinungsforschungsinstituts für den Fernsehsender Welt gaben 56
Prozent der Befragten an, die Corona-Politik eher nicht oder eindeutig
nicht nachvollziehbar zu finden. 22 Prozent hielten sie hingegen für
eher oder eindeutig nachvollziehbar. Weitere 22 Prozent waren in

ihrer Einschätzung ambivalent und bewerteten die
Nachvollziehbarkeit mit «teils/teils».

Focus 04.02.2022:
Beim Bundesverfassungsgericht in Karlsruhe sind nach FOCUS-
Online-Informationen bislang 74 Verfassungsbeschwerden von rund
300 Betroffenen gegen die gesetzliche Impfpflicht im
Gesundheitswesen eingegangen. Die Beschwerdeführer aus Kliniken,
Arztpraxen und Pflegediensten beklagen die Verletzung ihrer
Grundrechte. Weil sie sich nicht impfen lassen wollen, droht ihnen
der Verlust ihrer Jobs.

DLF 05.02.2022:
Baden-Württemberg plant den Aufbau eines eigenen Impfregisters. -
Nach Angaben des Gesundheitsministeriums in Stuttgart laufen
derzeit erste Gespräche für ein Modellprojekt. Gesundheitsminister
Lucha sagte, das Thema komme im Bund leider nicht schnell genug
voran. Deshalb wolle man selbst aktiv werden. Ein Impfregister sei
ein wichtiges Element zur Modernisierung und Digitalisierung des
Gesundheitswesens, betonte der Grünen-Politiker. Das Register soll
einen genauen Überblick liefern, wie viele Menschen bereits welche
Impfung erhalten haben. Befürworter sehen in einer solchen
Datenbank ein wichtiges Kontrollinstrument etwa mit Blick auf
Wirksamkeit und Nebenwirkungen von Impfstoffen. Gegner melden
datenschutz-rechtliche Bedenken an.

NTV 05.02.2022:
Gesundheitsämter hatten erklärt, sich mit der Kontrolle der
einrichtungsbezogenen Impfpflicht überfordert zu sehen. Der
Bundesverband der Ärztinnen und Ärzte des Öffentlichen
Gesundheitsdienstes (BVÖGD) teilte mit, er unterstütze zwar die
einrichtungsbezogene Impfpflicht, verwies aber auf die Belastung der
Gesundheitsämter. Diese gingen davon aus, dass im Durchschnitt bis
zu zehn Prozent der Beschäftigten keinen eindeutigen Impf- oder
Genesenennachweis vorlegen könnten und deshalb an das
Gesundheitsamt gemeldet würden. Der Gesetzgeber sei gefordert, für

die Umsetzung der Impfpflicht die Zuständigkeiten,
Verfahrensabläufe und Bewertungen zu klären und einheitlich für die
Länder und Kommunen zu regeln.

Welt 05.02.2022:
Ein Land nach dem anderen verkündet das Ende aller Corona-
Maßnahmen. Nur Deutschland traut sich nicht, über eine Exit-
Strategie nachzudenken. Dabei träfen die Argumente unserer
europäischen Nachbarn für die Öffnung auch hierzulande zu. Glaubt
man einer Erhebung der Universität Oxford, hat Deutschland die
zweitstrengsten Corona-Maßnahmen weltweit. Nur auf den Fidschi-
Inseln sollen härtere Maßnahmen herrschen. Viele europäische
Länder hingegen setzen auf eine Exit-Strategie, einen Weg zurück in
die Normalität – und das trotz hoher Infektionszahlen.

Yahoo 05.02.2022:
Politiker und Gesundheitsexperten diskutieren weiter kontrovers über
eine allgemeine Corona-Impfpflicht in Deutschland. Der Virologe
Klaus Stöhr hält so eine Impfpflicht gegenwärtig «nicht für
zielführend». - Dagegen sprach sich der Vorstandsvorsitzende des
Weltärztebunds, Frank Ulrich Montgomery, für eine Impfpflicht aus.
«Mir scheint der Antrag für eine allgemeine Impfpflicht ab 18 auf
zwei Jahre befristet der Vernünftigste zu sein», sagte er der
«Rheinischen Post». Unklar seien ihm noch die Sanktionen für dann
immer noch Ungeimpfte. «Zwangsimpfungen wird es nicht geben -
dazu stehen Ärztinnen und Ärzte nicht zur Verfügung. Deswegen
kommt es auch hier auf die handwerkliche Qualität des Gesetzes an»,
sagte Montgomery. - Mein Kommentar: Die Diskussion über eine
Impfpflicht irgendwelcher Couleur hat einzig das Ziel, die Angst der
Ungeimpften zu schüren und mit angedrohten Strafen zur Impfung zu
"überreden".

Noch mehr Satiren:
(1) Mit einem gefälschten Impfpass verliert man seinen Job. Mit
einem gefälschten Lebenslauf kann man Minister werden.
(2) Ungespritztes Biogemüse kaufen, aber den eigenen Kindern ein

unerforschtes Gen-Serum spritzen lassen.
(3) Frage: Was ist der Unterschied zwischen Schule und Gefängnis.
Antwort: Keiner.
(4) Das Licht am Ende des Tunnels ist in diesem Fall wohl der
heranrasende Zug auf dem Gegengleis.
(5) Sie müssen nicht alle Ihre Kinder impfen lassen – nur die, die Sie
behalten wollen.

Focus 07.02.2022:

Ab 16. März müssen Ärzte und Pfleger gegen Covid-19 geimpft sein.
Sind sie es nicht, werden sie den Gesundheitsämtern gemeldet. Dort
sollen Mitarbeiter über das Schicksal der Betroffenen entscheiden.
Recherchen von FOCUS Online zeigen: Die Impfpflicht überfordert
die Gesundheitsämter massiv, es herrschen Frust und Ratlosigkeit.
Nicht nur Experten waren erstaunt, als Bundestag und Bundesrat am
10. Dezember vergangenen Jahres die gesetzliche Impfpflicht für
Beschäftigte in Heil- und Pflegeberufen ab 16. März 2022
beschlossen – und dabei den Gesundheitsämtern eine zentrale Rolle
zuwiesen. Jenen Ämtern also, die schon jetzt chronisch unterbesetzt
und hoffnungslos überlastet sind und die ihre wichtigen Aufgaben
gerade in Corona-Zeiten nur noch bedingt erfüllen können. Ämtern,
die es längst aufgegeben haben, Kontakte von Corona-Infizierten
flächendeckend nachzuverfolgen – obwohl dies immer als tragende
Säule der Pandemie-Bekämpfung galt. Ämtern, in denen vorwiegend
mit Papier und Stift gearbeitet werden muss, weil sich die
Digitalisierung bestenfalls auf Kreisklasse-Niveau bewegt.

NTV 07.02.2022:

Im Dezember stimmte die Union der Impfpflicht für Pflegekräfte noch
zu. Nun machen CSU und CDU eine Kehrtwende. Nach dem
bayerischen Vorstoß fordert auch CDU-Chef Merz ein Aussetzen der
Maßnahme. Die Regierung habe die Voraussetzungen für den Vollzug
der Impfpflicht nicht geschaffen, sagt er.

Spiegel 07.02.2020:
Pflegeausfälle durch Impfpflicht – für Karl Lauterbach kein Problem: Notfalls soll der Nachbar einspringen.

BLZ 09.02.2022:
Die Unternehmerin B. F. hat viele Kritikpunkte zur C-Politik. Unter anderem: „Unangemessene, vorher nicht kommunizierte, ungleiche und komplizierte, gar nicht kontrollierbare Maßnahmen. Die nicht notwendige Ausgrenzung ungeimpfter Kinder und Erwachsener. Die unsägliche 2G-Regel. Die Geboosterten dürfen ohne Test überall hin und infizieren sich gegenseitig", sagt sie. „Die Ungeimpften dürfen, obwohl sie sich in der gesamten Pandemie-Zeit an alle Regeln gehalten haben, nicht mal zum Friseur."

Quarantäne ist:
(1) zu Hause eine Maske aufzusetzen,
(2) ARD und ZDF gucken,
(3) das Denken einstellen,
(4) sich fragen: Muss ich eigentlich Maske aufsetzen, wenn ich einen Artikel über Corona aus weniger als 1,5 Metern lese?

Gesundheit:
(1) Ich werde dick, weil ich nicht mehr ins Fitness-Studio oder ins Schwimmbad darf. Das RKI und das Gesundheitsamt ruinieren meine Gesundheit.
(2) Es ging nie um Gesundheit, es ging immer nur um Kontrolle: Der Hund trägt einen Maulkorb und der Mensch einen "Mund-Nasen-Schutz".

NTV 09.02.2022:
Der Virologe Streeck stärkt Söder im Impfstreit den Rücken: Hendrik Streeck spricht sich schon länger gegen eine Covid-19-Impfpflicht aus. Die Politik habe sich in "eine Impf-Falle verrannt". Den Vorstoß von Ministerpräsident Markus Söder befürwortet der Virologe vor dem Hintergrund als "pragmatisch".

RP 09.02.2022:

(Auszüge) Bald haben die Impfunwilligen es geschafft, den Appellen
und Beschränkungen zu entkommen. Der Staat streckt die Waffen im
Kampf gegen die Pandemie. Die Impfpflicht funktioniert nicht,
Regeln werden kaum kontrolliert oder wegen handwerklicher
Schwäche vom Gericht kassiert. Eine ausreichend hohe Impfquote
wird Deutschland weiter nicht erreichen. Alle, die sich aus
unterschiedlichen Gründen dem womöglich lebensrettenden Piks
verweigert haben, können sich auf die Schenkel schlagen: Bald haben
sie es geschafft, den Appellen zum Schutz ihre Mitbürger und den
Beschränkungen im Alltag zu entkommen. Der Staat streckt die
Waffen im Kampf gegen die Pandemie. Von Beginn an haben Kritiker
der Impfpflicht gemahnt, dass diese nicht kontrollierbar ist. Nun, kurz
vor ihrer Einführung für Krankenhäuser und Pflegeheime, fällt das
auch Markus Söder (CSU) auf. Der übliche bajuwarische Populismus,
Bayern selbst hatte einst zugestimmt. Dennoch eine Chance, den Plan
zu stoppen. Wenn schon die kleine Impfpflicht nicht funktioniert,
sollte man die allgemeine ganz lassen.

Focus 09.02.2022:

(1) Bundesgesundheitsminister Karl Lauterbach sieht noch längere
Auswirkungen der Corona-Krise in Deutschland und auch keine
einfache Rückkehr zur vorherigen Normalität.
(2) Zu denken sei hierbei in Zeiträumen von zehn Jahren, sagte der
SPD-Politiker am Freitag in Berlin. Es gebe eine Gruppe in der
Bevölkerung, bei der Impfungen allein nicht ausreichend wirkten,
etwa bei Menschen mit Immundefekten und Patienten mit Krebs oder
nach einer Chemotherapie.

Netzfunde:

(1) Die Polizei von Ottawa kündigte an, dass jeder, der den
demonstrierenden Truckern Treibstoff oder Vorräte bringt, angeklagt
wird. Also haben die Demonstranten vor Ort beschlossen, ALLE mit
Kanistern zu kommen, um die Trucker zu unterstützen.
(2) Gehorche, konsumiere, schlaf weiter, glotz Fernsehen, hinterfrage
nichts.

(3) Kann ich nicht einfach eine Steuer bezahlen, damit Corona endet?
Oder funktioniert das nur beim Klimawandel?
(4) In weniger als einem Jahr sind wir von "Hygiene und Abstand" zu
"Wenn Sie sich nicht impfen lassen, verlieren Sie Ihren Job und
können nicht mehr reisen" übergegangen. Das passiert, wenn
Millionen Menschen blindlings der Propaganda folgen, weil sie nicht
nicht mehr selbst denken und alles machen, was ihnen befohlen wird.

Focus 10.02.2022:
Omikron nimmt vielen Deutschen die Angst vor Corona. Und
Lauterbachs Kassandra-Rufe gehen in dem anschwellenden
Freiheitsgesang der Länder langsam unter. Jeder macht sich jetzt seine
eigenen Corona-Regeln. Und bei der Impfpflicht im
Gesundheitsbereich schert schon das erste Land aus. War's das mit
Lauterbachs Pandemie-Politik?

RP 10.02.2022:
Die gesetzlichen Krankenkassen sehen sich nicht für die Kontrolle
einer möglichen allgemeinen Impfpflicht gegen das Coronavirus
zuständig. Diesem Vorstoß einer Gruppe von Abgeordneten aus SPD,
Grünen und FDP, die einen Gesetzentwurf vorbereiten, erteilte der
Spitzenverband der gesetzlichen Krankenkassen (GKV) eine deutliche
Absage. Ein GKV-Sprecher sagte den Zeitungen der Funke
Mediengruppe (Donnerstag), dass die Kassen bereit seien, ihrem
Auftrag zur Information und Beratung der Versicherten
nachzukommen. „Die Durchsetzung und Kontrolle einer eventuellen
gesetzlichen Impfpflicht wäre dagegen die Aufgabe des Staates." Den
Abgeordneten schwebt vor, eine ab dem 1. Oktober geltende
allgemeine Impfpflicht ab 18 in der zweiten Märzhälfte im Bundestag
zu beschließen. Die Krankenkassen sollten dann ihre Versicherten
informieren, über ein Impfportal den Impfstatus abfragen und diesen
speichern. Dann sollten die Kassen diejenigen Personen an die
Kommunen melden, die keinen Impfnachweis vorgelegt haben, hatte
die FDP-Abgeordnete Marie-Agnes Strack-Zimmermann erläutert.

BLZ 10.02.2022:

Es sind schwerwiegende Vorwürfe, die die Entdeckerin der Omikron-Variante gegen europäische Regierungen vorträgt. In einem Interview mit der Welt sagt die südafrikanische Gesundheitsexpertin Angelique Coetzee: „Mir wurde gesagt, ich solle öffentlich nicht erklären, dass es eine milde Erkrankung sei. Ich wurde gebeten, von derartigen Äußerungen Abstand zu nehmen und zu sagen, es sei eine ernste Erkrankung." Und weiter: „Ich kann das so nicht sagen, denn es ist nicht das, was wir sehen (…). Ich habe mich geweigert. Man wird mich nicht zum Schweigen bringen." Die Medizinerin zitiert eine WHO-Definiton, nach der bei einem milden Verlauf „Patienten zu Hause behandelt werden können". Eine Versorgung mit Sauerstoff oder die Aufnahme in ein Krankenhaus sei demnach nicht erforderlich. Ein schwerer Verlauf sei einer, „bei dem Patienten Sauerstoff, vielleicht sogar eine künstliche Beatmung" bräuchten. „Das haben wir bei Delta gesehen, aber nicht bei Omikron", fährt die Medizinerin im Welt-Interview fort.

DLF 11.02.2020:

Das Bundesverfassungsgericht hat einen Eilantrag zur Aussetzung der einrichtungsbezogenen Impfpflicht abgelehnt. Zur Begründung hieß es, die Nachteile, die den überwiegend im Gesundheitswesen tätigen Antragstellern durch die Impfpflicht drohten, seien weniger schwer als die Nachteile, die bei einem Aussetzen der Regelung für vulnerable Menschen zu befürchten seien.

NTV 11.02.2022:

Die amerikanische Bank Goldman Sachs beendet die Maskenpflicht in US-Büros am Montag. Das teilt eine Sprecherin des Kreditinstituts mit. Das Finanzinstitut überlasse es den Mitarbeitern, ob sie angesichts der Corona-Pandemie weiterhin eine Maske trage wollten.

DLF 12.02.2022:

Der Präsident des Bundessozialgerichts, Schlegel, hat vorgeschlagen, das Gesetz zur Corona-Impfpflicht für Klinik- und Pflegepersonal später in Kraft treten zu lassen. Schlegel sagte der

„Wirtschaftswoche", viele Fragen seien noch ungeklärt; beispielsweise, ob Arbeitgeber ungeimpften Beschäftigten kündigen könnten. Sollte das nicht bis Mitte kommenden Monats geklärt sein, könnten Bundestag und Bundesrat beschließen, das Inkrafttreten des Gesetzes zu verschieben. Der höchste deutsche Sozialrichter positioniert sich damit gegen Bundesgesundheitsminister Lauterbach. Der SPD-Politiker hatte gestern noch einmal an die Länder appelliert, die Regelungen zur Impfpflicht umzusetzen.

DLF 12.02.2022:

Norwegen verabschiedet sich nach Dänemark und Schweden von so gut wie allen verbliebenen Corona-Maßnahmen.

BLZ 12.02.2022:

Impfpflicht bei Feuerwehr: „Dramatische und nicht beherrschbare Sicherheitslage" - 450 Feuerwehrmänner aus Berlin warnen in einem offenen Brief vor den Folgen einer Impfpflicht bei der Feuerwehr.

NTV 13.02.2022:

Die in Österreich gerade in Kraft getretene allgemeine Impfpflicht gegen das Coronavirus könnte bald schon wieder ausgesetzt werden. Wenn sich ein Expertenrat dafür ausspreche, werde man sich daran halten, sagt Bundeskanzler Karl Nehammer (ÖVP) nach einem Bericht der Zeitung "Krone". Das österreichische Gesetz gehört zu den strengsten in Europa. Andere Länder haben lediglich eine Impfpflicht für bestimmte Berufsgruppen verhängt.

BLZ 15.02.2022:

Das soziale Ende der Pandemie ist in Sicht - Immer mehr Leute wenden sich gegen die Einschränkung wegen Corona. Genau da muss die Politik ansetzen und klar und offen den Ausstieg gestalten. Das Meinungsspektrum ist breit: Bei einer Demo schreibt ein Mann: „Ich bin geimpft aus freier Entscheidung und (fremd-)schäme mich dafür dass wir unsere Mitmenschen jetzt dazu zwingen sollen!"

Focus 15.02.2022:

(Auszug bearbeitet und Leserbrief) Die Werbespots der neuen Impf-

Kampagne der Bundesregierung laufen auch im Kino. Ein Ort, an den nur Geimpfte dürfen. Was soll das bringen? Erzählen die Geimpften den Ungeimpften davon? Anscheinend glauben die Politiker, dass solch ein Werbespot wie die heilige Botschaft über Jesus-Auferstehung über die ganze Welt verbreitet gehört. Und dass sich die von diesen Werbespots zutiefst beeindruckten Geimpften sogar zur Adepten eines neuen Glaubens entwickeln, im ganzen Land herumrennen und in jeder denkbaren Sprache ihr unvergesslichen Erlebnis im Kino unter den noch ungläubigen Häretikern verbreiten?

Noch mehr Satiren:
(1) L-Bach zur Abschaffung von C-Maßnahmen: 3-G, 2-G, 1-G, ich-G.
(2) Wie wär's dann auch mit 3-W? Maske Weg, Test Weg, L-Bach Weg.
(3) Was, du hast noch nie Corona gehabt? Hast du keine Freunde?
(4) Stell dir vor, die Demo ist verboten und keinen interessiert es.
(5) Wozu an Fasching eine Maske aufsetzen? Wir haben doch schon eine auf und das ganze Jahr ist dann Fasching.

Zur Abwechslung mal was vollkommen Defätistisches:
"Ich küsse die Hand, die mich schlägt" wird übersetzt zu: "Ich wähle dich, obwohl du mich zwingst, Maske zu tragen und mich impfen zu lassen".

Unser Programm im Frühling und Sommer 2022:
Da machen wir Klima, Flüchtlinge, Ukraine, Inflation und den üblichen Nazi-Kram. Und danach im Herbst gibt's wieder C-Virus.

Heidelberg24 16.02.2022:
(1) Die Landkreise in Baden-Württemberg warnen eindringlich vor einer Einführung der Teil-Impfpflicht. Nach dem Willen der Regierung soll für Beschäftigte in Pflegeheimen und Kliniken eine Impfpflicht in Kraft treten. Dieses Vorhaben kritisiert der Tübinger Landrat Joachim Walter (SPD) scharf. In einem Schreiben an seinen Parteifreund und Bundesgesundheitsminister Karl Lauterbach (SPD) kritisiert er den bürokratischen Aufwand, der zudem kaum positive

Auswirkungen auf die Eindämmung des Coronavirus hätte. Weiterhin würde eine einrichtungsbezogene Impfpflicht „den bereits bestehenden Pflegenotstand noch zusätzlich verschärfen", schreibt Walter, der auch Präsident des Landkreistags Baden-Württemberg ist. Damit würde eine Impfpflicht die Versorgungssicherheit im pflegerischen Bereich massiv gefährden. Knapp vier Wochen vor dem geplanten Inkrafttreten der Impfpflicht fordert Walter, die Umsetzung aufzuschieben.

(2) Im offenen Brief kritisiert Joachim Walter auch den baden-württembergischen Gesundheitsminister Manne Lucha (Grüne). In diesem Zusammenhang verweist er darauf, dass das Coronavirus mehrheitlich von geimpften Mitarbeitern in die Pflegeeinrichtungen gebracht werde.

NTV 16.02.2022:

Die allgemeine Impfpflicht in Österreich ist keine zwei Wochen alt und steht schon auf der Kippe. Als erstes Land in der EU verpflichtet Deutschlands Nachbar alle seine erwachsenen Bürgerinnen und Bürger zur Corona-Spritze. Sechs Millionen Impfdosen verschiedener Hersteller liegen bereit. Weitere zehn Millionen sollen demnächst geliefert werden. Doch das ambitionierte Vorhaben droht am Durchsetzungswillen der Regierung zu scheitern. Mangelnde Konsequenz und Lockerungswellen führen das neue Gesetz ad absurdum. Und auch aus den Bundesländern wird an der Impfpflicht kräftig gerüttelt.

Spiegel 16.02.2022:

Bund und Länder möchten die Coronamaßnahmen in den kommenden Wochen deutlich zurückfahren. Das ist die zentrale Botschaft nach der Konferenz der Ministerpräsidentinnen und -präsidenten mit der Bundesregierung. Zentrales Element ist ein dreistufiger Öffnungsplan, wonach ab dem 20. März viele der bislang gültigen Regeln entfallen sollen. Und schon vorher sollen die bestehenden Einschränkungen gelockert werden.

Lockerungen:
Ein Kommentar von mir: Bravo rufen da die Geimpften, denn die brauchen dann keinen "Passierschein" mehr zum Einkaufen! Für Ungeimpfte bleiben alle Restriktionen bestehen: 2-G, 3-G! "Lockerungen" klingen in diesem Zusammenhang wie "Lockvogelangebote" um die Proteste abzuschwächen und das Volk in trügerischer Sicherheit zu wiegen.

DLF 16.02.2022:
Impfen: Bund und Länder bekennen sich erneut zu der von ihnen beschlossenen einrichtungsbezogenen Impfpflicht für Personal in Pflegeheimen und medizinischen Einrichtungen – schwächen diese aber ab. Die lokalen Gesundheitsämter sollen ein Ermessen bei der Umsetzung von Maßnahmen haben. Ein Arbeitsverbot nicht geimpfter Pflegekräfte sei nur der letzte Schritt und werde „nicht sofort flächendeckend automatisch" umgesetzt.

BLZ 19.02.2022:
"Die Impfpflicht in Österreich ist politisch korrekte Diskriminierung". Die Impfpflicht in Österreich ist hoch umstritten. Zu Recht, findet der Autor J. D. Z. Denn sie erlaubt einer Mehrheit, die Minderheit zu diskriminieren. "Eine Diskriminierung von Ungeimpften ist ethisch gerechtfertigt" - Schlagzeile eines Beitrags von Thomas Beschorner und Martin Kolmar, Die Zeit, 23. Juli 2021. Ist das nicht faszinierend? Endlich können Menschen, die sich selbst als moralisch integer, solidarisch, sozial etc. sehen, eine Minderheit unverblümt und ohne Gewissensbisse ausgrenzen. In Österreich passiert dies ebenso Tag für Tag wie in Deutschland. Dabei ist besonders bemerkenswert, dass eben nicht – dem alten Vorurteil gemäß – irgendwelche „Prolls" freudig in die staatlich geprägte Segregation einstimmen, sondern vielfach Menschen aus Kunst, Kultur, Journalismus, die sich selbst als gebildet, weltoffen, links bezeichnen würden. Selbst die intellektuellen Wochen- und Tageszeitungen rechtfertigen vielfach ein solches Vorgehen, wie man am Zitat erkennen kann.

Zeit 21.02.2022:
Ampel-Koalition streitet über Impfpflicht und Corona-Maßnahmen -
Zur Impfpflicht gibt es mehrere Gesetzesanträge, doch für keinen
zeichnet sich eine Mehrheit ab. Auch die Zukunft der Maßnahmen ist
innerhalb der Koalition umstritten.

FAZ 21.02.2022:
Mit Blick auf eine Impfpflicht betonte Gesundheitsminister
Lauterbach, es werde einzig und allein an einer „Pflicht zum
Nachweis einer Impfung" gearbeitet. „Kein Arzt soll dazu verpflichtet
werden, Menschen von einer Impfung zu überzeugen oder sie dazu zu
drängen. Denn es wird keinen Impfzwang geben", sagte Lauterbach
mit Blick auf eine Reaktion der Kassenärzte, die die Durchsetzung
einer staatlich verhängten Impfpflicht in den Praxen strikt abgelehnt
hatten.

**Organ der Vereinigung schweizerischer Impfzwanggegner,
Zürich, 1. November _1924_:**
(1) "Wer bindet uns also dieses Impfzwanggesetz auf und zu welchem
Zweck werden wir derart geknebelt, dass wir uns vergiften lassen
müssen?"
(2) "Wer überzeugt ist vom Nutzen der Impfung, möge sich impfen
lassen. Aber die andern soll er unbedingt nicht behelligen. Wenn
jemand noch im Zweifel ist, ob das Impfen nützlich oder schädlich ist,
möge er doch die langen Totenlisten und Impfschädenlisten dieses
Blattes aufmerksam durchlesen. Jeder Impffreund muss da wohl seine
Meinung etwas revidieren, wenn er von all den schweren
Impfschäden liest."
(3) "Die Impffrage ist meines Erachtens gar nicht eine
wissenschaftliche Frage, sondern ein Machtfrage der Schulmedizin."
Mein Kommentar: Alles schon mal gehabt, auch vor 100 Jahren die
gleichen Probleme mit einer Zwangsimpfung!

Focus 22.02.2022:
Irland hebt fast alle Corona-Regeln auf. Von diesem Samstag an
dürfen Pubs, Restaurants und Discos wieder öffnen, ohne

Impfnachweise zu verlangen oder Abstandsregeln zu beachten, wie
Regierungschef Michael Martin am Freitagabend in Dublin sagte.
Teilnehmerbeschränkungen für Veranstaltungen fallen ebenso weg
wie Vorschriften für private Treffen. Vom kommenden Montag an
endet zudem die Pflicht zum Homeoffice. Für internationale Reisen
gelten allerdings noch immer die 3G-Regeln, wie Martin sagte. Wer
positiv auf das Coronavirus getestet wird, muss sich weiterhin
isolieren. Auch die Maskenpflicht bleibt mindestens bis Ende Februar
in Kraft.

Aus einer Annonce:
Ich suche eine Frau, die nicht geimpft ist, um unnötige Kosten für
Restaurants, Bars, Kinos, Museen usw. zu vermeiden.

Einlass nur mit 3-G, 2 Hunde vor der Tür:
Wir haben Geschnüffelt, Gepinkelt und Gekackt. Dürfen wir dann
bitte rein?

DW 22.02.2022:
Die für Mitte März geplante Einführung der Impfpflicht für
Pflegekräfte und Krankenhauspersonal steht allem Anschein nach auf
der Kippe. Wie der Berliner "Tagesspiegel" aus Regierungs- und
Länderkreisen erfuhr, pochen mehrere Bundesländer auf eine
Verschiebung des Termins.

BLZ 22.02.2022:
Ärzte schließen sich zusammen: „Die Impfpflicht bedroht unsere
Existenz" - In einem offenen Brief richten sich 700 Ärzte, Zahnärzte
und Therapeuten gegen die Covid-19-Impfpflicht für medizinisches
Personal. Die Unterzeichner stammen aus dem gesamten
Bundesgebiet und fordern Andreas Gassen auf, den Chef der
Kassenärztlichen Bundesvereinigung, „sich für eine Aufhebung der
nach Paragraf 20a geplanten Impfpflicht in Krankenhäusern, Praxen
und Pflegeeinrichtungen und vielen weiteren Einrichtungen
einzusetzen".

BLZ 24.02.2022:

Impffolgen (Text gekürzt): Die Krankenkasse BKK schreibt einen Brief an das Paul-Ehrlich-Institut. Sie hat Millionen Versicherten-Daten ausgewertet. Die angegebenen Fallzahlen des Paul-Ehrlich-Instituts zu Impffolgen sind demnach zu niedrig. Nach Angaben der BKK ProVita liegt die Zahl der Nebenwirkungen um ein Vielfaches höher als die, die durch das Paul-Ehrlich-Institut (PEI) offiziell bekannt gegeben werden. In einem Brief an das PEI (liegt der Berliner Zeitung vor) heißt es: „In unseren Augen liegt eine erhebliche Untererfassung der Impfnebenwirkungen vor". Der Vorstand der BKK ProVita, Andreas Schöfbeck, sagte der Welt dazu: „Gemäß unserer Berechnungen halten wir 400.000 Arztbesuche unserer Versicherten wegen Impfkomplikationen bis zum heutigen Tag für realistisch." - „Wenn diese Zahlen auf das Gesamtjahr und auf die Bevölkerung in Deutschland hochgerechnet werden, sind vermutlich 2,5 - 3 Millionen Menschen in Deutschland wegen Impfnebenwirkungen nach Corona Impfung in ärztlicher Behandlung gewesen. Das sehen wir als erhebliches Alarmsignal an, das unbedingt beim weiteren Einsatz der Impfstoffe berücksichtigt werden muss." Nachklapp: Nach der auf dem Fuß folgenden fristlosen Kündigung des Chefs der BKK Provita wurde auf deren Homepage alles gelöscht. Merke: Es kann nicht sein, was nicht sein darf. Andreas Schöfbeck hatte etwas herausgefunden, was man nicht herausfinden sollte: Die riesige Zunahme an Impfnebenwirkungen. Folgerung: Jeder, der gegen das Narrativ vorgeht, wird platt gemacht.

Zeit 24.02.2022:

Immer mehr Länder lockern ihre Corona-Maßnahmen. Auch die Niederlande. Ab morgen gelten dort so gut wie keine Einschränkungen mehr. Der Corona-Gesundheitspass wird abgeschafft, mit dem die Niederländer bisher nachweisen mussten, dass sie geimpft, genesen oder negativ getestet sind. Die Abstands- und Maskenpflicht fällt ebenfalls an den meisten Orten weg, sie gilt nur noch in öffentlichen Verkehrsmitteln, Bahnhöfen und Flughäfen. Außerdem entfallen sämtliche Beschränkungen der Öffnungszeiten von Bars und Nachtclubs. Die Einreiseverbote für mehrere Nicht-EU-

Länder werden aufgehoben. Reisende aus EU-Ländern müssen jedoch weiterhin einen Impfnachweis oder einen negativen Test vorlegen.

NZZ 25.02.2022:
Bundesjustizminister Marco Buschmann hat sich gegen die Einführung einer allgemeinen Corona-Impfpflicht ausgesprochen. «Natürlich hat sich die Debattenlage verändert», sagte der Liberale dem RedaktionsNetzwerk Deutschland am Freitag (25.2.) mit Blick unter anderem auf die sinkenden Inzidenzen. «Sollten wir im Herbst oder Winter ein Problem haben, würde dies nicht automatisch bedeuten, dass wir es mit Impfpflicht nicht gehabt hätten. Wir wissen nicht, mit welchen Varianten wir es dann möglicherweise zu tun hätten. Und wir wissen auch nicht, wie die Impfstoffe, mit denen wir jetzt arbeiten, bei anderen Varianten wirken», sagte Buschmann. «Deshalb wird die Logik, man müsse jetzt einfach irgendetwas tun, damit einem im Herbst nicht ein Vorwurf gemacht wird, der Lage nicht gerecht. Wir müssen zu Massnahmen greifen, die uns helfen – und wir müssen raus aus diesem Auf und Zu.»

FAZ 25.02.2022:
Ein Pfarrer in Baden-Württemberg vergleicht die Pandemie-Politik mit der Judenverfolgung. Die Gemeinde ist gespalten. Doch die Kirchenleitung scheut sich einzugreifen – kann sie den Konflikt nicht einfach aussitzen? Wahrscheinlich gehört Bernhard Elser zu den wenigen Menschen in Deutschland, die mit dem Versprechen „Kein G" werben können. „Kein G" heißt: Man bekommt problemlos Zutritt zu einer Veranstaltung und muss keinen Test, keine Genesung und keine Impfung nachweisen. Man geht einfach rein.

Focus 25.02.2022:
Weil die PCR-Kapazitäten in Deutschland immer knapper werden, will das RKI künftig die Infektionszahlen nur noch schätzen.

MoPo 25.02.2022:
Die Gesundheitsämter sind überlastet, die vielen Corona-Fälle können kaum noch alle erfasst werden. Am Montag beschloss die Ministerpräsidentenkonferenz (MPK) deshalb, die

Kontaktnachverfolgung weitgehend einzustellen und sie nur noch auf die kritische Infrastruktur zu beschränken. Hamburgs Erster Bürgermeister Peter Tschentscher (SPD) sagte am Montag nach der MPK: „Die Inzidenz ist nicht der entscheidende Maßstab. Und die Kontaktnachverfolgung hat nicht die gleiche Bedeutung wie in den vorherigen Wellen."

TV:
Am Samstag 27.02.2022 fand in Berlin eine Solidaritätsdemo für die Ukraine statt: Zehntausende Menschen größtenteils ohne Maske und ohne Abstand aber mit L-Bach mit Maske.

Heidelberg24 27.02.2022:
Zu den Flüchtlingen aus der Ukraine: „.....Zudem wird vereinbart, dass allen Ankommenden rasch eine Covid-19-Schutzimpfung angeboten werden solle."

NTV 28.02.2022:
Die Deutschen müssen viel aushalten in diesen Tagen. Die Ampel schliddert in eine Krise. Der Staat tröstet nicht, er irrlichtert. Es gibt kein Entkommen vom Staate: Selbst, wer schon im Geburtskanal vor lauter Widerstandssinn die Fäuste ballt, wird mit der Geburt zum Bürger. Das ist das "wir", auch wenn der Staat manchmal mit und manchmal gegen den Einzelnen arbeitet, je nach Lage. Doch, ach: Vater Staat ist in diesen Tagen ein hochlabiler Geselle, den man eigentlich nicht gern in der Verantwortung sieht. Er redet nicht mit uns, er ist herrisch, hat keinen Überblick und manchmal ist er einfach nicht da. Binnen weniger Tage hat die öffentliche Verwaltung das Vertrauen der mürben, duldsamen Bürgermehrheit sturmreif geschossen - egal, ob es um Krieg, Klima oder Corona geht. Es tun sich Risse im Staatsgebäude auf........Geht das jetzt immer so weiter? Beobachter etwa der NZZ warnten schon länger angesichts der chronisch dynamischen Corona-Lage vor einer hegelschen "Krise der Staatlichkeit": Der Staat wirke dann durch pure Macht, "nicht aber in den Bahnen einer Logik der Anerkennung, also als Rechtsstaat".

BLZ 28.02.2022:

Kommentar R. S. zum Brief Impfnebenwirkungen der BKK:
"Peinliches Gegeifere um den Brief der Krankenkasse": Als ob wir
nicht schon genug Krieg hätten, stürzen sich allerhand Akteure in den
Krieg um die Deutungshoheit zur Impfung. Wie wäre es mal mit
echtem Wissen? Wie viele unerwünschte Impfnebenwirkungen gibt es
denn nun? Dieses ständige Gegeifere, sobald jemand etwas gegen die
Corona-Impfung vorzutragen hat. Manche scheinen geradezu darauf
zu warten, dass jemand vermeintlich Böses gegen den Heilsbringer
Impfung in den Ring wirft, um sich mit aller Macht darauf zu stürzen.

NTV 28.02.2022:

103 von 411 Regionen haben dem Robert-Koch-Institut (RKI) sehr
wahrscheinlich keine aktuellen Fallzahlen übermittelt. Aus Berlin
liegen nur aus neun von zwölf Bezirken neue Fälle beim RKI vor.
Diese Meldelücken können zu einer großen Verzerrung der Sieben-
Tage-Inzidenz führen. Das RKI geht demnach von einer hohen
Dunkelziffer an Infektionen aus.

NTV 28.02.2022:

Deutschlands Wirtschaft ist schlechter durch die Pandemie gekommen
als andere OECD-Länder. Das zeigt nun eine Studie des Instituts der
deutschen Wirtschaft, die die wirtschaftliche Entwicklung von 19
OECD-Ländern verglichen hat. Die Bundesrepublik landet dabei auf
Platz 16 - hinter Polen, Italien und Griechenland. Während
Deutschlands Bruttoinlandsprodukt um 1,5 Prozent zum
Vorkrisenniveau sank, konnten andere Staaten sogar ein starkes
Wachstum verzeichnen: Das dänische BIP stieg um rund fünf Prozent.
Dänemark schneidet damit zusammen mit Schweden und Südkorea
am besten ab.

YouTube 01.03.2022:

(Bezug zu Lauterbachs Aussagen in ntv vom 28.10.2021, siehe oben),
Lesermeinungen:
(1) Herzlichen Glückwunsch an alle Überlebenden zu ihrem 1. neuen
Geburtstag.

(2) Habe mich gestern Abend extra mit 'ner Pulle auf den Friedhof gesetzt. Bin heute früh mit einem Kater aufgewacht.

(3) Bin weder geimpft, noch genesen, noch tot, sondern einfach gesund! Ich lasse mir von egoistischen Psychopathen nichts aufzwingen und bleibe standhaft.

10 knallharte Satiren:

(1) Die NATO kämpft für den Frieden, wie Pfizer und Biontech für Ihre Gesundheit.

(2) Putin, der Kandidat für den Nobelpreis für Medizin 2022 – Er heilte die Welt vom Coronavirus in nur 48 Stunden.

(3) Es ist ein Akt der politischen Solidarität, die Masken- und Abstandspflicht bei Demonstrationen gegen Russland und Putin aufzuheben. Auch Impfgegner dürfen ausnahmsweise dieses Privileg genießen, wenn sie sich für die richtige Seite beim Ukrainekonflikt entscheiden (Realsatire L-Bach).

(4) Wer bis heute noch kein Corona hatte, ist wahrscheinlich ungeimpft, war 2 Jahre lang auf jeder Demo und hat alle ohne Maske umarmt.

(5) Nach Meinung von Verschwörungstheoretikern strebt die WHO (privat finanziert von einflussreichen Milliardären ohne medizinische Kenntnisse) eine Gesundheitsdiktatur nach dem Vorbild Chinas zu errichten.

(6) Übersetzungsvarianten: WHO cares oder who cares? (die WHO kümmert sich oder wen kümmert es?)

(7) Die gesamte Weltbevölkerung ist zu impfen. Nur das Impfzertifikat auf dem Handy berechtigt dazu, sich in bestimmten Bereichen aufzuhalten oder zu reisen.

(8) Ebenfalls ein Verschwörungsmythos: Die Corona-Pandemie ist nur in den Vordergrund geschoben, um eine totalitäre Weltregierung zu schaffen mit der totalen Überwachung aller Menschen und ein globales digitales Währungssystems einzuführen.

(9) Während der Pandemie, einer Zeit, die vielleicht am besten durch weit verbreitete Zweifel und Unsicherheit gekennzeichnet ist, scheint die Regierung eine Rolle übernommen zu haben, die einem orwellschen "Wahrheitsministerium" ähnelt.

(10) Warum sitzen ausgerechnet die inkompetentesten Personen an
den Stellen, wo sie den größtmöglichen Schaden anrichten können?

ET 04.03.2022:
Überzeugungsarbeit, Geldprämien oder eine Flasche Eierlikör als
Impfanreiz. Mit unterschiedlichen Methoden versuchen
Pflegeeinrichtungen, die Impfquoten in ihren Häusern zu erhöhen.
Dabei steht schon jetzt fest, dass Gesundheitsämter den mit der
Impfpflicht verbundenen Arbeitsaufwand kaum bewältigen können.

BLZ 06.03.2022:
Deutsche Kliniken sollen während der Corona-Krise betrogen haben,
um mit Freihaltepauschalen Millionenbeträge zu kassieren. Auch in
Zusammenhang mit Geldern für neue Intensivbetten soll betrogen
worden sein. Eine Gruppe aus Anwälten, Staatsanwälten sowie einem
Richter hat Strafanzeige gegen zwei große deutsche Krankenhäuser
im Raum Saarland eingereicht. Die Juristen: „Die Strafanzeige zeigt
schlaglichtartig, wie diese Institutionen auf strafrechtlich relevante
Art und Weise von der Corona-Krise wirtschaftlich profitiert haben".

NTV 07.03.2022:
Ungeachtet des Krieges in der Ukraine soll der Bundestag wie geplant
Anfang April über eine große Entscheidung abstimmen: Die
Einführung einer allgemeinen Impfpflicht sei "keine parteipolitische
Frage", man müsse jetzt "zügig die Beratungen abschließen", heißt es
aus SPD und FDP. Die federführenden Politiker der beiden
Gruppenanträge für eine Impfpflicht, der stellvertretende SPD-
Fraktionschef Dirk Wiese und der FDP-Gesundheitspolitiker Andrew
Ullmann, sagten der "Augsburger Allgemeinen", sie erwarteten keine
weiteren Verzögerungen im parlamentarischen Ablauf. "Es bleibt
dabei: Die erste Lesung der Gruppenanträge ist für den Donnerstag,
17. März, angesetzt", sagte Wiese.

Das Paul-Ehrlich-Institut (PEI)
hat die Schutzwirkung der C-Impfung immer weiter
zurückgenommen. Auf der Webseite bis August 2021 stand: "Corona-
Impfstoffe schützen vor Corona". Ab September 2021 dann: "… sie

schützen vor einem schweren Verlauf". Heute heißt es: "Man erhält
eine Grundimmunisierung".

Das Robert-Koch-Institut (RKI):
"In welchem Maß die Impfung die Übertragung des Virus reduziert,
kann derzeit nicht genau quantifiziert werden….."

Impfung:
(1) Pfizer: In geleakten Unterlagen von Pfizer werden auf 9 Seiten
Nebenwirkungen der Impfung aufgelistet. 30 % der Verträge mit den
Regierungen sind geschwärzt. Die Verträge werden 70 Jahre unter
Verschluss gehalten.
(2) Das Wieler'sche Paradoxon: Je mehr wir impfen, desto mehr
Mutationen werden wir haben.

BI 08.03.2022:
Das Robert-Koch-Institut hat seine Risiko-Bewertung zum
Coronavirus überarbeitet. Dabei fällt ein entscheidendes Detail weg:
dass man andere durch eine Impfung vor einer Covid-Infektion
schützt. Doch auf diesen Fremdschutz stützen sich die Befürworter
der Impfpflicht. Die anstehende Bundestags-Diskussion zwischen
Gegnern und Befürwortern hat das RKI dadurch ordentlich
durcheinander gewirbelt.

DLF 09.03.2022:
In Österreich wird die allgemeine Impfpflicht ausgesetzt. Das teilte
die österreichische Verfassungsministerin Edtstadler in Wien mit. Sie
begründete die Entscheidung mit der Einschätzung einer
Expertenkommission, wonach es derzeit keinen dringenden Bedarf für
die Impflicht gibt. Man werde in drei Monaten neu entscheiden, sagte
Edtstadler. Österreich hatte die Impfpflicht für Bürger ab 18 Jahren
am 6. Februar als erstes EU-Land eingeführt, um eine Überlastung der
Krankenhäuser zu vermeiden. Geldstrafen für Impfverweigerer sollte
es aber erst vom 15. März an geben. Seit der Einführung der Pflicht
wurden in dem Land kaum Fortschritte bei der Impfkampagne
verzeichnet. Die Quote liegt dort bei derzeit rund 70 Prozent.

Maske:

(1) Die Leute stört es nicht wirklich, dass du keine Maske trägst. Wenn es so eine große Sache wäre, würden sie sich einfach von dir fernhalten. Es stört sie, dass du ungehorsam bist. Es stört sie, dass deine Stärke ein Licht auf ihre Schwäche wirft. Dein Mut kann aber auch genauso gut den Mut in ihnen erwecken.

(2) Masken retten Leben. Und zwar das Luxus-Leben der daran verdienenden Politiker.

(3) Unglaublich, dass Menschen sich wirklich an den Sauerstoffmangel durch Masken gewöhnt haben und es nicht aufgeben wollen. Aber da sieht man, dass dies tatsächlich zu Gehirnschäden führt.

(4) Masken sind sehr wichtig, die Schafe werden mit ihrer Hilfe unter Hypnose gehalten.

(5) Keine Maske, kein Test, kein Pieks, keine Pommes.

(6) Wir tragen die Maske beim Einkaufen sobald wir ein Geschäft betreten und selbstverständlich tragen wir sie auf der Arbeit. Manche tragen sie im Freien, trotz dessen, dass um sie herum weit und breit niemand ist. Manche tragen sie alleine im Auto und wieder andere tragen sie sogar beim Sport. Die Frage ist aber doch auch, wie tragen wir die Masken? Beobachtet man die Menschen, zupfen sie andauernd an den Masken herum, stecken sie in Hosentaschen, kramen diese wieder hervor und setzen sich wochenlang die selbe Virenschleuder ins Gesicht. Sie fallen herunter, werden wieder aufgehoben, man schiebt sie in unbeobachteten Momenten unters Kinn und betritt jemand den Raum, schwupp schiebt man diese schnell wieder hoch. Hygienisch ist das schon lange nicht mehr, es bewahrt ganz einfach – wenn wir ehrlich zu uns sind – nur vor einem Bußgeld. Würden diese wirklich helfen, dann würden nicht andauernd die Infektionszahlen durch die Decke gehen.

BLZ 09.03.2022:

Auf 70 Seiten hat eine Gruppe von 81 Wissenschaftlern eine These ausgearbeitet. Sie besagt: Eine Corona-Impfpflicht ist verfassungswidrig. Unter den Wissenschaftlern sind unter anderem Juristen, Mediziner, Psychologen, Literaturwissenschaftler, Physiker und Chemiker. Sie kommen zu dem Schluss: „Die Impfpflicht ist weder geeignet noch erforderlich noch angemessen, um die Zahl der schweren Erkrankungen effektiv zu senken und eine signifikante Überlastung des Gesundheitswesens zu verhindern." Weiterhin sei die Impfpflicht „nicht angemessen aufgrund eines hohen Risikopotentials". Die „gegenüber anderen Impfungen gemeldeten Nebenwirkungen sind enorm". Die Wissenschaftler rechnen zudem „mit einer Quote von mindestens 80 Prozent nicht gemeldeter Verdachtsfälle auf Impfnebenwirkungen".

NTV 12.03.2022:
Angesichts niedriger Infektionszahlen lassen die Vereinten Nationen die meisten Corona-Beschränkungen in ihrem New Yorker Hauptquartier fallen. Ab Montag wird unter anderem die Maskenpflicht für das UN-Gelände am East River in New York aufgehoben, schreibt UN-Generalsekretär António Guterres in einem internen Brief an die Mitarbeiter des Sekretariats. Auch Angehörige von Nichtregierungsorganisationen dürften das Gebäude nach zwei Jahre andauernden Restriktionen wieder betreten. Ab Ende März würden alle Treffen in gewöhnlichem Umfang wieder erlaubt. Entscheidungen über die Öffnung der UN unter anderem für Touristen würden im April getroffen.

BLZ 13.03.2022:
Bei einer Corona-Demonstration hat eine Berliner Psychologin eine Rede gehalten. Sie sagt: Kinder gewöhnen sich an alles, auch an das Tragen einer Maske. Weil sie keine andere Wahl haben.

Ukraine-Krieg im TV:
Nach dem Einmarsch der russischen Armee in die Ukraine wurde ein neues Feindbild in der veröffentlichten Meinung aufgebaut: Statt Ungeimpfte jetzt Putins Soldaten.

Focus 16.03.2022:
In Deutschland gilt seit dem 16. März die sogenannte einrichtungsbezogene Corona-Impfpflicht. Bis zum 15. März mussten Beschäftigte etwa von Pflegeeinrichtungen, Kliniken und Arztpraxen

gegen das Coronavirus geimpft sein und entsprechende Nachweise vorlegen. Ab jetzt können Gesundheitsämter die Impfpflicht in diesen Einrichtungen umzusetzen und gegen Verstöße vorgehen. Vielerorts setzen die Ämter jedoch auf mehrstufige Verfahren, die sich hinziehen können. Das Vorgehen ist in den Bundesländern unterschiedlich.

Focus 16.03.2022:
Kommentar der Leserin KS: Rausgekickt wegen Ungehorsam. "Ich bin einfach nur erschüttert. Nicht über die Umsetzung, obwohl viele Betroffene bis zuletzt hofften, es würde nicht umgesetzt. Wäre auch völlig sinnvoll angesichts der Entwicklung der "Pandemie ". Ich bin auch eine von den "Abtrünnigen". Ja und ganz bewusst und mit erhobenem Kopf. Ich bin eine gute Krankenschwester und arbeite solange es mir erlaubt wird. Mich erschüttern die gewählten Worte: ein Verfahren, ein Zwangsgeld, eine Anhörung, eine Verweigerung. Ich persönlich bin nur noch wütend und tief enttäuscht. Das ist der Dank für 2 Jahre Arbeit während der Pandemie. Ein Fußtritt, wenn man nicht gehorcht. Für die Pflege alles falsch gemacht, danke dafür, danke für Nichtachtung des Einzelnen und den fehlenden Respekt."

KRS 16.03.2022:
Begleitet von Kritik aus Bundesländern und von Ärzten befasst sich Bundestag mit den Plänen der Ampel-Koalition für künftige Corona-Schutzmaßnahmen. Ein von der Bundesregierung erarbeiteter Entwurf sieht vom 20. März an generell nur noch wenige allgemeine Schutzregeln mit Masken- und Testvorgaben in Einrichtungen für gefährdete Gruppen vor. Für regionale „Hotspots" sollen aber weitergehende Beschränkungen möglich sein, wenn das Landesparlament für sie eine besonders kritische Lage feststellt. Angesichts steigender Infektionszahlen gibt es Rufe nach mehr allgemeinen Schutzregeln.

Netzfund 16.03.2022:
Eine Impfpflicht – also die Verpflichtung, sich gegen Sars-Cov-2 mit einem der zugelassenen mRNA-Präparate impfen lassen zu müssen,

stellt die Subjektqualität von uns Bürgern prinzipiell in Frage und macht uns zum bloßen Objekt staatlichen Handelns.

NTV 17.03.2022:

In Deutschland haben mittlerweile mindestens 63 Millionen Menschen einen Grundimpfschutz gegen das Coronavirus. Somit haben mindestens 75,8 Prozent der Bevölkerung die dafür meist nötige zweite Impfung bekommen, wie aus Daten des Robert Koch-Instituts (RKI, Stand Mittwoch) hervorgeht. Mindestens 48,3 Millionen Menschen (58,1 Prozent) haben zusätzlich bereits eine Auffrischungsimpfung erhalten. Das RKI weist seit längerem darauf hin, dass die ausgewiesenen Zahlen als Mindestimpfquoten zu verstehen sind. Das RKI geht davon aus, dass die tatsächliche Impfquote bis zu fünf Prozentpunkte höher liegt als auf dem Dashboard angegeben.

Focus 17.03.2022:

Der Bundestag berät am Donnerstag über die Einführung einer allgemeinen Impfpflicht. Zur Debatte stehen vier Gesetzesentwürfe. Eine Abstimmung ist dann in drei Wochen geplant.

NTV 17.03.2022:

Omikron treibt derzeit die Infektionszahlen in die Höhe. Diese Corona-Variante kann den Impfschutz leichter umgehen als ihre Vorgänger. Eine Booster-Spritze hilft. Doch die vierte Impfung verbessert bei jungen und gesunden Menschen die Immunabwehr kaum noch, findet eine israelische Studie nun heraus.

Bundestag 17.03.2022:

Die Grünen-Abgeordnete Emilia Fester hält im Bundestag am 17.03.2022 während der Aussprache über die Einführung der Impfpflicht eine Wutrede: "…. wenn Sie und Ihre Freunde in der Freiheit sich einfach hätten impfen lassen, als die meisten von uns so vernünftig waren und den einfachen Schritt gegangen sind, dann wäre ich jetzt wieder <u>frei</u>. …....Nicht die Impfpflicht ist die Zumutung sondern keine Impfpflicht ist die Zumutung…".

Meine Kommentare:

(1) Starker Tobak einer ideologisch verbohrten Person!
(2) Da kommt wieder das gleiche abgewaschene Argument zu
Vorschein: Lässt du dich impfen, bleibe ich gesund. Oder: Isst du
keine Schokolade mehr, dann bleibe ich schlank.
(3) Will uns Frau Fester mit einer Pflicht zur Freiheit "verhelfen"?

Handelsblatt 18.03.2022:
Auch nach zwei Jahren Pandemie rätseln Ärztinnen und Ärzte, warum
Menschen so unterschiedlich auf Infektionen mit Sars-CoV-2
reagieren. Während viele von der Infektion gar nichts mitbekommen,
also asymptomatisch bleiben oder allenfalls ein leichtes Kratzen im
Hals und Schnupfen entwickeln, klagen andere über starken Husten
bis hin zur lebensbedrohlichen Atemnot, die zur Einweisung auf die
Intensivstation, zur künstlichen Beatmung und dann in fast der Hälfte
der Fälle auch zum Tod führen kann.

NTV 19.03.2022:
Fahrgäste der Deutschen Bahn können die Züge ab morgen wieder
ohne 3G-Nachweise nutzen. Der Konzern setzt damit die neuen
Vorgaben zum Infektionsschutz um, wie ein Sprecher sagte. In Fern-
und Nahverkehrszügen gilt demnach aber weiter die Pflicht, FFP2-
Masken oder medizinische Masken zu tragen. In der Bordgastronomie
bleibt die 3G-Regel zudem bundesweit bestehen.

RP 19.03.2022:
Nordrhein-Westfalens Gesundheitsminister Karl-Josef Laumann
(CDU) hat die vom Bundestag beschlossenen weitgehenden
Lockerungen inmitten einer Corona-Infektionswelle als „nicht
verantwortbar" kritisiert. Zumindest eine Maskenpflicht in
Innenräumen über die bis zum 2. April geltende Übergangsfrist hinaus
wäre „absolut richtig" gewesen, sagte Laumann.

Bestsellerautor Marc Friedrich:
Wir haben keine Pandemie der Ungeimpften, wir haben eine
Pandemie der Lügen und der Inkompetenz. Der Impfstoff macht nicht,
was uns am Anfang versprochen wurde. Während alle anderen Länder
sich locker machen, die Coronamaßnahmen beenden, die UNO die

Maskenpflicht aufhebt und Österreich gar die Impfpflicht aussetzt, zelebriert unsere Regierung den zweijährigen Geburtstag des Lockdowns genau mit dem Gegenteil: Man hält an den nun immer mehr willkürlich scheinenden Maßnahmen stoisch fest und entgegen aller Daten, Fakten und Statistiken will man in Deutschland unbedingt eine Impfpflicht durchsetzen. Dabei spricht alles dagegen: Ja, die Fallzahlen steigen aber das sind de facto gute Nachrichten weil dies mit der viel milderen Omikron-Variante passiert und wir endlich die langersehnte Herdenimmunität erreichen. Eine Überlastung des Gesundheitswesens liegt nicht vor und gab es auch nie.

Zwischenspiel: 7 Defätistische Sprüche namhafter Influencer
Die folgende kleine Auswahl an Zitaten zeigt beispielhaft, wie das Gros an Politikern, Journalisten, Wissenschaftlern, Medizinern, Kirchenvertretern, Künstlern usw. gemeinsame Sache mit Regierungen und Pharmaindustrie machte, um eine doktrinäre und menschenverachtende Einheitsmeinung mit allen Mitteln durchzusetzen:
(1) Becker, R., Journalist, 06.05.2020: „All diesen Spinnern und Coronakritikern sei gesagt: Es wird keine Rückkehr zur Normalität mehr geben."
(2) Blome, N., Journalist, 07.12.2020: „Ich hingegen möchte an dieser Stelle ausdrücklich um gesellschaftliche Nachteile für all jene ersuchen, die freiwillig auf eine Impfung verzichten. Möge die gesamte Republik mit dem Finger auf sie zeigen."
(3) Kretschmann, W., Ministerpräsident, 25.06.2021: Wir sollten also einmal grundsätzlich erwägen,ob wir nicht das Regime ändern müssen, sodass harte Eingriffe in die Bürgerfreiheit möglich werden, um die Pandemie in den griff zu bekommen."
(4) Merkel, A., Bundeskanzlerin, 19.02.2021: „Die Pandemie ist erst besiegt, wenn alle Menschen auf der Welt geimpft sind."
(5) Palmer, B., Oberbürgermeister, 22.12.2021: „Für Leute wie Sie muss die Impfpflicht her. Gerne bis zur Beugehaft." (Dieser "Ausspruch" findet sich auch an einer anderen Stelle dieses Buch wieder und wird hier nochmals aufgeführt, um die bodenlose Hetze und den Hass zu dokumentieren, die Kritikern der Corona-

Maßnahmen entgegengeschlagen ist.)
(6) Puttfarcken, L., Redakteurin, 18.03.2022: „In der Coronapandemie
ist der Gegner ein unsichtbare Virus – vermutet man dahinter eine
Verschwörung, wird die Krise kontrollierbarer. Plötzlich gibt es
Menschen, denen man die Schuld geben kann.“
(7) Wieler, L., RKI, 23.03.2020: "Wir melden alle Fälle, die Covid-
19-positiv sind und gestorben sind, als Covid-19-Sterbefälle.“

NTV 21.03.2022:

75,8 Prozent der Gesamtbevölkerung gelten als grundimmunisiert,
haben also in der Regel zwei Impfdosen erhalten. Weitere 0,7 Prozent
haben zumindest eine Impfung erhalten. 23,5 Prozent aller Deutschen
ist nach wie vor gänzlich ungeimpft.

RND 21.03.2022:

In der Debatte um eine allgemeine Corona-Impfpflicht in Deutschland
sollen die verschiedenen Vorschläge am Montag in einer
Expertenanhörung des Bundestags (10 Uhr) erörtert werden. - Die
Bundesvereinigung der Deutschen Arbeitgeberverbände (BDA)
erklärte: „Eine Impfpflicht kann dann ein sinnvoller Beitrag zur
Steigerung der Impfquote sein, wenn sie praktikabel und umsetzbar ist
und die Kontrolle und Durchsetzung sachgerecht geregelt ist.“ Leider
gebe es aktuell weder ein Impfregister noch seien elektronische
Patientenakten verbreitet. Die in den Entwürfen vorgesehene
Erfassung und Kontrolle der Impfpflicht über die gesetzlichen
Krankenkassen drohe in der Umsetzung sehr aufwändig und
fehleranfällig zu sein.

RNZ 21.03.2022:

Der Direktor der Heidelberger Universitätspathologie, Peter
Schirmacher, bemängelt im RNZ-Corona-Podcast den Umgang mit
Schäden, die durch Corona-Impfungen auftreten können: "Personen,
die überraschend und kurz nach der Impfung versterben, zeigen in
unseren Untersuchungen in 30 Prozent einen direkten
Impfzusammenhang". Man müsse davon ausgehen, dass diese Fälle
überwiegend nicht erkannt würden. "Daher besteht hier eine wichtige

Informationslücke", sagt Schirmacher. Und dies ist: "Eine Frage des Nicht-Wissenwollens", konstatiert er. Durch die Förderung des Landes Baden-Württemberg werden in Heidelberg besonders viele Covid-Patienten und Impfzusammenhänge obduziert.

BLZ 21.03.2022:

Derzeit ist noch völlig unklar, ob es für die Einführung einer gesetzlichen Impfpflicht gegen Corona eine Mehrheit im Bundestag geben wird. Es zeichnet sich jedoch bereits jetzt ab, dass die technische Umsetzung eines derartigen Gesetzes ein Bürokratiemonster werden könnte. Das legen vor allem Ausführungen des Spitzenverbandes der Gesetzlichen Krankenkassen (GKV) nahe. In einer schriftlichen Stellungnahme für eine Expertenanhörung im Gesundheitsausschuss am Montag lehnt der Spitzenverband es kategorisch ab, dass die Krankenkassen an der Durchführung der Impfpflicht beteiligt werden. Der Spitzenverband der GKV spricht sich nicht für oder gegen eine Impfpflicht aus, kritisiert aber, dass der Entwurf zur allgemeinen Impfpflicht ab 18 Jahren den Krankenkassen gegenüber ihren Versicherten „umfangreiche Erhebungs-, Prüf- und Meldepflichten" auferlege. Das aber könne man schon organisatorisch nicht leisten. So solle ein dezentrales Meldesystem bei jeder Krankenkasse ausgebaut werden. Schon das aber würde „millionenfach fehlerhafte Prozesse" initiieren, mit denen das angestrebte Ziel nicht erreicht werde. „Millionen von Bürgerinnen und Bürgern würden zu Unrecht, trotz einer vollständigen Immunisierung, den Bußgeldstellen gemeldet werden müssen", warnt der Verband. „Die Krankenkassen sind … keine Gesundheits- oder Ordnungsbehörden."

NZZ 22.03.2022:

Auszug aus dem Kommentar des Philosophen A. Brenner:
….Sprechen bereits diese Kriterien gegen eine Covid-Impfpflicht – was die österreichische Regierung unlängst dazu bewogen hat, die Impfpflicht auszusetzen –, so fragt sich, ob unabhängig von der gegenwärtigen Lage, gleichsam rein in der Theorie, eine Impfpflicht zu begründen wäre. Darf der Staat also Menschen zur Veränderung

ihrer Körper zwingen? Man sieht leicht, dass auch diese Frage auf die bereits genannte Enteignung hinausliefe, welche sich mit John Locke und Immanuel Kant abwehren lässt. Definierte der eine die Person als ausschliesslichen Eigentümer ihres Körpers, so leitete der andere aus der Würde des Menschen her, dass er nie (und das heisst unter keinen denkbaren Umständen) als Sache gedacht werden dürfe. Genau dies wäre aber der Fall, wenn Menschen zur Impfung gezwungen würden: Sie würden nicht länger als Eigentümer ihrer selbst gesehen und stattdessen zu einer Sache gemacht, in diesem Falle zu einer Sache, welche dem Wohl der allgemeinen Gesundheit zu dienen hat.

NZZ 22.03.2022:
Leserbrief U. D.: Wenn man Deutschland im Umgang mit der Corona-Krise mit anderen Ländern auf dieser Erde vergleicht, dann stellt man zwingend fest, dass Corona in D überwiegend eine politische, juristische und mediale Krise ist, auf keinen Fall jedoch eine medizinische. Absolut erschreckend dabei ist die grenzenlose Naivität großer Bevölkerungsteile, die über den Faktor Angst jeden noch so einseitigen, unglaubwürdigen und auch unlogischen Mist (z.B. Wirksamkeit der sogenannten "Impfstoffe", keine Behandlung während der Infektionszeit, permanent falsche offizielle Zahlen zu Infizierten in KH und tausend andere Dinge.) sofort und ohne auch nur eine Sekunde lang nachzudenken geglaubt hat. Wenn man feststellt, dass ein Großteil der Bevölkerung innerhalb weniger Tage aufgrund von bewusst angstmachenden Informationen zu fast allem bereit ist, dann bekommt man selber mehr Angst vor seinen Mitmenschen als vor Corona.

Mit diesen beiden letzten Beiträgen aus der NZZ möchte ich die Texte aus den veröffentlichten Medien zur Corona-Hochphase vorerst beenden, da sie im Grunde genommen die gesamten voranstehenden Inhalte gut zusammenfassen.

2.3 Meine Erkenntnisse in Corona-Zeiten

In diesem Kapitel befasse ich mich mit den Erfahrungen, die ich selbst und mein Umfeld mit den Corona-Maßnahmen gemacht haben. Zudem habe habe ich einige TV-Videos textlich umgesetzt, das gleiche auch mit gezeichneten Witzen und Bildern. Zu einigen Sprüchen habe ich mich von Tagesereignissen inspirieren lassen.

Dann habe ich kleine Episoden aufgeschrieben von meinen eigenen Erlebnissen und denen von Freunden, Bekannten und Verwandten.

Elegien:
(1) Wenn ihr die jetzigen Zustände und Regierungsmaßnahmen ignoriert, habt ihr verloren. Es ist eure Zukunft und die eurer Kinder. Ich bin jetzt 72 und meine Zukunft mit unbeschwerten Urlaubs- und Flugreisen, Kreuzfahrten, Theater- und Restaurantbesuchen, Sportveranstaltungen, Kirchenbesuch war gestern.
(2) Ich bin in einem freien Land geboren in einem freien Land aufgewachsen. Unsere Großeltern haben den ersten Weltkrieg, unsere Eltern den zweiten Weltkrieg erlebt und überlebt. Ich dachte immer, die schlimmen Zeiten sind für immer überwunden und für unsere heutigen Generationen ist alles eitel Sonnenschein, Friede, Freude, Eierkuchen. Jetzt dieser Schock, wie diese Regierung die Deutschen bevormundet und drangsaliert. Ich hätte nie gedacht, dass zu meiner Lebenszeit jemals ein Krieg käme, jetzt finde ich mich auch in einem Kriegszustand wieder: Dieser Krieg wird von der Bundesregierung und den Länderregierungen gegen die eigene Bevölkerung geführt!

In den Massenmedien hieß es:
Die Demonstranten verstießen gegen die Auflagen der Behörden wie das Tragen einer Maske und die Einhaltung von Abständen.
Mein Kommentar: Aber wie in aller Welt sollen die Demonstranten gegen die Corona-Maßnahmen protestieren, wenn sie sich wie die Schafe selbst an die Corona-Maßnahmen halten? Einfach durch die

Stadt marschieren, brav die Schilder hochhalten und Sprüche
skandieren, genügt nicht mehr. Es muss deutlich gezeigt werden,
gegen was sie demonstrieren.

Anti-C-Maßnahmen-Demo:
Demos sind keine Kuschelveranstaltungen mit der Regierung!
Widerstand wird nicht angemeldet! Wo kämen wir denn hin, wenn
wir Demos gegen die C-Maßnahmen der Regierung bei der Regierung
(Ordnungsamt) genehmigen lassen würden?

Textliche Umsetzung eines Witzes:
Kinoprogramm: Gehen Sie lieber in den Film "unbequeme
Wahrheiten" oder in den Film "beruhigende Lügen?"

Neue Mathematik:
Der Lockdown endet, wenn das Integral von Inzidenzwert mal
Tageshöchsttemperatur in den Grenzen von R-Wert und Anzahl der
Geimpften kleiner ist als der IQ-Wert der Bundesregierung.

Aufschrift an einer Ladentür in Weimar im Sommer 2021:
Liebe Kunden! Sehr gern würden wir euch alle sehr zahlreich
empfangen und euch freien Atemfluss ermöglichen, der die Grundlage
allen Lebens auf der Erde und vor allem eines starken Immunsystems
ist. Auf Anordnung derjenigen, die ihr gewählt habt (oder die ihr nicht
gewählt habt), ist der Zutritt nur für eine Person mit lustiger
Maskierung und Desinfizierung gestattet. Der Mindestabstand beträgt
2 Meter, ein Maßband liegt bereit.

Das neue Gespenst:
Es ist einfach erschreckend, wie viele Menschen das alles
stillschweigend hinnehmen. Das erinnert an eine sehr dunkle Zeit, und
man sollte denken, dass die Leute hier im Land eigentlich aufgeklärter
und schlauer wären. Keiner macht sich die Mühe, mal selbst zu
hinterfragen, ob das alles richtig ist was da abläuft: Freiheit, Recht
und Grundgesetz wurden vor aller Augen ausgehebelt, die Menschen
entmündigt. Aber alle schweigen und laufen mit Fressbremse rum.

Entrüstung:
Politik und Medien entrüsten sich, wenn die "Querdenker" und
"Verschwörungstheoretiker" die gegenwärtigen Restriktionen mit
denen zwischen 1933 und 1945 vergleichen. Was denkst du? Ist es so,
oder ist es doch noch nicht so schlimm?

Freie Meinungsäußerung:
(1) Die freie Meinungsäußerung kritischer Journalisten wird von
YouTube unterbunden und deren Kanäle gesperrt. Ein in YouTube
beliebtes Sperr-Argument ist die "Verbreitung medizinischer
Fehlinformationen".
(2) Einem regierungskritischen Journalisten die Zeitung zu
beschlagnahmen oder den Kanal zu sperren, ist unter diktatorischer
oder autoritärer Herrschaft die Anmaßung staatlicher Zensur.
Hierzulande sperrt beispielsweise YouTube Journalisten und Medien
öfter mal den Kanal und es trifft immer wieder Regierungs- und C-
Maßnahmenkritiker.
(3) Kritischer Journalismus ist wie ein Eisbrecher – er schlägt
Schneisen in die Einheitsmeinung.
(4) Es liegt an uns allen, ob in Deutschland und der EU ein
Journalismus jenseits der Mainstream-Narrative betrieben werden
kann.
(5) In den Medien wird betreutes Denken und unkritische Übernahme
der Regierungsmeinung als objektiver Journalismus verkauft.

Aus Videobeiträgen:
Dein Freund und Helfer mit dem Schlagstock und dem Pfefferspray in
der Hand. Er schubst, boxt, knüppelt und ringt dich zu Boden, wenn
du nicht machst, was er sagt oder wenn du gar ohne Maske rumläufst.

Quarantänelager bei Heidelberg:
Die Bewohner der Sozialunterkunft "Am Nussbaum" müssen in
Quarantäne bleiben und sind hinter Gittern eingesperrt. Die Zugänge
werden durch Security-Personal überwacht.

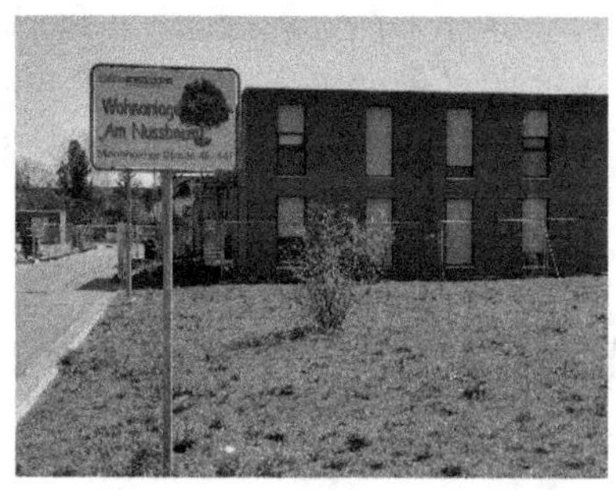

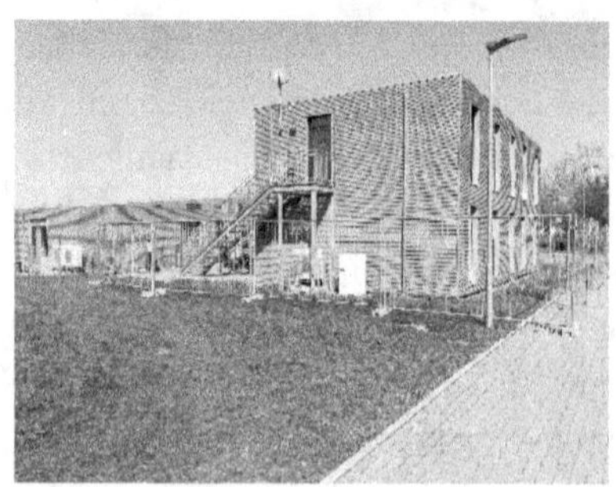

Reaktion vieler deutscher Mitbürger:

Kopf in den Sand, bzw. Kopf vor den Bildschirm mit Netflix. Achselzucken: Da muss man eben durch, da kann man nur das Beste draus machen, man muß sich nach der Decke strecken, das wird schon vorbeigehen, man muss sich eben anpassen, es machen ja alle mit.

Gedankenexperiment:

Stellt euch mal vor, alle diese Söldner, die jetzt auf den friedlichen Demonstrationen die Teilnehmer anbrüllen, schubsen, behindern, bedrängen, bedrohen, drangsalieren, verletzen, festnehmen und wegtragen, würden gegen die realen Verbrecher in unserem Land eingesetzt. Deutschland, wie ginge es dir gut: Ein Land ohne Betrug, ohne Korruption, ohne Vergewaltigung, ohne Raub, ohne Mord, ohne Terror, ohne Bandenkriminalität.

Die Polizei ist Dein Freund und Helfer?

(1) Großaufgebote der Polizei sorgen dafür, dass Demonstrationsverbote durchgesetzt oder ein "ordnungsgemäßer" Ablauf der genehmigten Kundgebungen gewährleistet wird. Dazu werden nicht nur mehrere hundert Einsatzbeamte, sondern auch Wasserwerfer, Polizeireiter, Hunde, Drohnen und Kameras der Polizei bereitgestellt – soviel zur Einschüchterung und Bedrohung friedlicher Demonstranten oder Spaziergänger.

(2) Die Söldner- und Schlägertruppen der "Polizei" setzen die politisch gewollten Zwangsmaßnahmen um und schikanieren die friedlichen Teilnehmer freier Demonstrationen.

(3) Stoßen, anrempeln, einkesseln, drangsalieren, einsammeln, wegschleppen, anschließend Personalien feststellen, damit Bußgelder eingefordert werden können.

(4) Friedliche Menschen werden wie Verbrecher behandelt.

(5) Polizei in Berlin verhaftet Rollstuhlfahrer, der gegen den Lockdown demonstriert: Den Rollstuhlfahrer geboxt, den Rollstuhl beschädigt und Rollstuhl samt Person weggetragen.

(6) In Dresden kam es zur Verhaftung eines Mannes, der zuvor auf dem Postplatz aus dem Grundgesetz vorgelesen hatte. Polizisten packten den Mann am Hals und warfen ihn vom Fahrrad, als dieser schon dabei war, den Ort zu verlassen.

(7) Wenn die Drangsalierung der Demonstranten durch die Polizei in Weißrussland oder in China passiert, dann reißen die westlichen Regierungen und Medien die Mäuler auf. Aber in dem eigenen Land sind das "Ordnungswidrigkeiten" der Demonstranten, auf die die Ordnungskräfte reagieren (überreagieren).

Maskenpflicht:

(1) Ein Polizist mit Stoffmaske spricht gegen einen Demonstranten einen Platzverweis aus, weil der mit Gasmaske "keine vernünftige Mundnasenbedeckung" hat.

(2) Die Polizei hat ein Pärchen beim Sex im Bahnhof erwischt. Beide zeigten sich peinlich berührt, als sie beim Liebesspiel gestört wurden. Ihnen droht eine Ordnungswidrigkeitsanzeige wegen Nichttragens

eines Mundnasenschutzes.

(3) Schluss mit der Maskerade.

Maßnahme ist Maßnahme:

Diese darf überhaupt nicht mehr hinterfragt werden, wir sollten das
einfach so tun. Hier ein Beispiel: Kennst du in Heidelberg den
schönen Blick vom Königstuhl hinunter auf die Stadt, den Neckar und
die Rheinebene? Dieser Platz mit der guten Aussicht ist infolge einer
"Maßnahme" mit Gittern, Schildern und rotweißem Band abgesperrt.
Die Touristen und Besucher, die es wagen, die Absperrungen zu
umgehen, werden in regelmäßigen Abständen von der Polizei verjagt.
Die von uns befragten Polizisten wissen nicht (oder geben es vor,
nicht zu wissen), warum der Platz gesperrt ist. Wir wissen es: Es
könnten sich ja viele, viele Menschen ohne Maske und Abstand hier
ansammeln, um die Aussicht zu genießen!

Beobachtung:

Noch eine Beobachtung in unserer Gegend (angelehnt an einen
Bericht im Mannheimer Morgen vom 3. Mai 2021): Auf der
Neckarwiese sah man bei strahlendem Maiwetter bis zu 140
Menschen sich unterhalten, picknicken, musizieren, singen und
tanzen. Friedlich und im Freien, doch bei den gegenwärtigen
Inzidenzzahlen erlauben die Ausgangs- und Kontaktbeschränkungen
keine Zusammenkünfte im öffentlichen Raum. Deshalb dauerte es
nicht lange, bis immer mehr Polizisten eintrafen, um die
Versammlung aufzulösen: 35 Polizisten gegen 140 friedliche Bürger!
Aus der Sicht der Initiatoren "Klappstuhlfrühstück" ein gelungener
Protest gegen die C-Maßnahmen der Regierung. Übrigens:
Klappstühle durften nicht aufgestellt werden, da sie ja den Rasen
beschädigen würden. Die Polizisten setzten die noch am Morgen
erlassene "Anordnung" der Stadt durch und die Teilnehmer konnten
nur auf dem Boden sitzen.

Kontrast 1: An einer anderen Stelle der Neckarwiese, ca. 500 Meter
weiter, ließen sich fröhliche Menschen anderer Couleur ihr Gegrilltes
schmecken und saßen auf Campingstühlen!

Nachklapp zur Geschichte mit dem Klappstuhlfrühstück:
Einen Sonntag später, wieder schönstes Frühlingswetter, wurde die
Neckarwiese gemäß einer Allgemeinverfügung der Stadt vollständig
gesperrt, damit sich solche "Vorfälle wie die Verletzung der
Abstandspflicht" nicht wiederholen.
Kontrast 2: Zur gleichen Zeit zeigen Bilder von der Neckarwiese in
Heidelberg fröhlich lagernde Menschen.

Aus einem Videobeitrag:
Eine junge Frau wird auf einer Demo von einem Polizisten gestoßen.
Sie reagiert und stößt den kräftigen Polizisten an der Schulter. Folge:
Die zierliche Frau wird wegen Körperverletzung angezeigt.

Geschäftsidee:
Aufgrund der nächtlichen Ausgangssperre von 22 Uhr bis 5 Uhr hier
eine pfiffige Geschäftsidee – Eine "Hunde-Leihstation": Dackel 11,99
€, Schäferhund 13,99 €, Bernhardiner 17,99 €, Sonderangebot:
Wellensittich mit Leine 1,99 €.

Polizeieinsatz:
(1) Wenn früher jemand angegriffen wurde, hat man die Polizei
gerufen und die hat geholfen. Heute ruft der Staat die Polizei zu Anti-
C-Maßnahmen-Demos und diese handelt verbrecherisch, wenn sie
eine alte Frau zu Boden wirft und in den Schwitzkasten nimmt. Wo
bleibt hier die Würde des Menschen?
(2) Ähnlich ging es einem älteren Herren, der mit einigen Polizisten
diskutierte. Allmählich bildeten die Polizisten einen Kreis um den
Mann. Nach einem Handzeichen eines (vorgesetzten?) Polizisten trat
ein Polizist von hinten an den Mann, fasste blitzschnell mit einem
Arm um dessen Hals und warf ihn rücklings zu Boden.

Leerstellen:
(1) In der Wirtschaft fehlen Menschen, aber es gibt genügend junge
Polizisten und Polizistinnen, die sinnlose Tätigkeiten ausführen.
(2) Ich bin erstaunt, wie viele Polizisten bei friedlichen Demos und
Spaziergängen unbescholtener Bürger gegen die Menschen eingesetzt

werden. Könnten diese Polizisten nicht was produktiveres machen als menschenverachtende Maßnahme durchzuprügeln?

Utopie:

Ich weiß nicht, wie die Welt nach Corona sein wird. Aber die Welt, die wir kennen, ist von nun an völlig anders. Bis vor einem Jahr konnten die Menschen noch vorurteilslos aufeinander zugehen und sorglos miteinander umgehen. Beurteile selbst, wie es heute ist und welche Ängste vorherrschen. Wie gehst du damit um? Passen dir die Veränderungen im sozialen Umfeld und die strikten Kontakt-Regelungen? Hast du dich angepasst?

Schild im Corona-Impfzentrum Basel-Stadt:

"Weiterhin Maske auf! Die Impfung schützt nicht vor Ansteckung!"

Ein chinesisches Sprichwort:

Wer die Wahrheit sagt, braucht ein schnelles Pferd. In Deutschland 2021 braucht man dafür eher einen guten Anwalt.

Dreiste Anmaßung:

Und jetzt der vorläufige Höhepunkt der Anmaßungen von Regierungskampagnen: Steht doch dieser Mensch – ein Ministerpräsident einer Landesregierung - da und behauptet arrogant und wie von einer Kirchenkanzel herab, Impfung wäre Nächstenliebe. Wenn das mal nicht das allein seligmachende Evangelium der Verlogenheit ist! Wo bleibt die Nächstenliebe für Schulkinder mit psychischen und physischen Problemen oder für Menschen, die ihre Existenz verloren haben?

Ein Ratgeber

…..für "hartnäckige" und überzeugte Impf-, Test-, Masken- und Luca-Verweigerer:

(1) Bleiben zuhause und kochen sich und ihren Freunden was gutes, weil sie nicht ins Restaurant dürfen - einkaufen geht ja jetzt schon noch, oder sie lassen sich per Lieferdienste die Lebensmittel ins Haus bringen.

(2) Gehen fleißig an die frische Luft, weil sie nicht ins Schwimmbad

dürfen.

(3) Spielen ihre CDs ab oder machen zusammen Hausmusik oder spielen auf der Flöte oder auf dem Klavier, weil sie nicht ins Konzert dürfen.

(4) Schneiden sich gegenseitig die Haare oder tragen Glatze, weil sie nicht mehr zum Friseur dürfen (Tipp: Es gibt Friseure oder auch Fußpfleger, die nach Hause kommen).

(5) Fahren mit dem Fahrrad in den nächsten Wald oder an den Baggersee, weil sie nicht mehr reisen dürfen.

(6) Gehen Joggen oder kaufen sich einen Heimtrainer, weil sie nicht mehr in die Muckibude dürfen. (7) Verfolgen Gottesdienste in YouTube, lesen in der Bibel, singen die Lieder aus dem Gesangbuch und üben sich in Kontemplation, weil sie nicht mehr in die Kirche dürfen.

(8) Theater machen sie sich selbst, wenn man sich wegen Lockdown, Restriktionen und Impfdiskussionen gegenseitig auf die Nerven geht.

(9) Verwandte und Freunde besuchen sich gegenseitig, weil sie nicht mehr ins Hotel dürfen.

(10) Bitter: Keine Besuche ohne Impfnachweise oder Tests im Krankenhaus und im Altersheim.

Aus meiner Sicht:

Einige der Polizisten agieren - ich sage es nicht gerne - als "Schlägertrupps" in einschüchternder Montur, um friedliche Demonstranten, die angeblich gegen Verordnungen bei genehmigten bzw. bei überwiegend nicht genehmigten (wieso nimmt sich die Verwaltung das Recht, spontane Spaziergänge zu verbieten?) zu Boden zu werfen, zu boxen, zu treten und unter überzogener körperlicher Gewalt in Polizeifahrzeuge zu schleppen. Die Videos über diese "Vorfälle" werden grundsätzlich in den GEZ- und abhängigen Medien unterdrückt. Stattdessen werden Angriffe weniger Demonstranten auf Journalisten gezeigt.

Aktion:

Polizisten kratzen von einem LKW ein Plakat zur Demo in Berlin am 01.08.2021 ab. Vielleicht sollte man sich überlegen, ob man aus gegebenem Anlass nicht auch die in Kürze erscheinenden Wahlplakate genauso abkratzen sollte.

21 Argumente zur Ablehnung der Covid-19-"Impfung":

1. Impfstoffentwicklung unter enormem Zeitdruck in nur 9 Monaten.

2. Keinerlei Tests bezüglich der Langzeitsicherheit.

3. Kein Nachweis, dass eine Infektion oder Übertragung verhindert wird.

4. Nur Notfallzulassung: keine reguläre sondern nur bedingte Zulassung.

5. Kein Vertrauen in die inkonsistenten medizinischen Ratschläge der Regierung.

6. Nicht notwendig bei einer Viruserkrankung mit Überlebensrate von über 99,98 %.

7. Meldungen zu Nebenwirkungen und Todesfällen erfolgen nur in geringem Ausmaß.

8. Es liegen keine Langzeiterfahrungen zur mRNA-Technologie vor.

9. Natürliche Immunität nach überstandener Covid-19-Infektion.

10. Nicht offengelegte Liste zahlreicher ungewöhnlicher Inhaltsstoffe.

11. Das Fehlen einer informierten Einwilligung ist unethisch.

12. Hersteller der Impfstoffe können nicht wegen Impfschäden oder Todesfällen verklagt werden.

13. Es ist keine Impfung im klassischen Sinn, es ist die Verabreichung einer genbasierten, experimentellen Substanz. Die Impfstoffe gelangen unter Umgehung der natürlichen Abwehrbarrieren in den Organismus. Unsere Schleimhäute, Mandeln, Speiseröhre etc. sind solche Abwehrbarrieren. Ein

Impfstoff aber wird in den Muskel gespritzt, wo er direkt und
ungefiltert in das Blut gelangt.

14. Einheitliche Dosierung, die weder an Alter, Gewicht oder
Geschlecht angepasst wird.

15. Viele Interessenskonflikte unter Impfstoffexperten.

16. Die Werbekampagnen mit VIPs und Anreizen sind zu
penetrant.

17. Mediale Zensur von Experten und Journalisten mit
gegenteiligen Ansichten ist offensichtlich.

18. Die Unterdrückung von Berichten von Impfopfern und deren
Familien in den Medien ist empörend.

19. Moralischer Konflikt wegen Verwendung abgetriebener Föten
bei der Impfstoffentwicklung.

20. Mein Körper – meine Entscheidung, meine Freiheit.

21. Aus einer Buchrezension: Als Medizinstudent und Doktorand
erfand Robert Malone in den späten 1980er-Jahren als Erster
die mRNA-Impfstofftechnologie. Damals konnte er sich nicht
ansatzweise vorstellen, dass er einmal eine führende Rolle in
einer Bewegung spielen würde, welche die Gefahren von
mRNA-Impfstoffen aufdeckt. Milliarden von Menschen
wurden sie verabreicht – ohne über die Risiken zu
informieren. Heutzutage wird Robert Malone totgeschwiegen,
weil er sich nun gegen die Anwendung dieser Impfstoffe
gewendet hat und deren Risiken und Gefahren deutlich
benennt.

Impfanreize:

(1) Ich erwarte neben Bratwurst oder Döner noch weitere
Impfanreize: GEZ-Befreiung, Tankgutscheine, eine Mittelmeer-
Kreuzfahrt und die Befreiung von der Einkommenssteuer.
(2) Nach dem ersten Pieks gibt es eine Bratwurst, nach dem zweiten
das Brötchen, den Senf dazu hat man ja dann eh schon.

Starker Tobak:

(1) Eine deutsche Analogie: 1934: Bist du schon in der Partei? - 2021: Bist du schon geimpft?

(2) Wie Politiker die Ungeimpften sehen: Bequem, wirr und problemlos auszuschließen – kurz Menschen zweiter Klasse.

(3) Ungeimpfte sind eine neue Kategorie Mensch. Etwas Vergleichbares hatten wir schon mal in Deutschland: Zwischen 1933 und 1945 mussten gewisse Menschen ein bestimmtes Abzeichen tragen. Wer und was das war, überlasse ich deiner Geschichtskenntnis.

Ab 23.08.2021 gilt weitgehend die sogenannte 3-G-Regelung:
Zutritt zu bestimmten Einrichtungen haben nur Geimpfte, Getestete oder Genesene. Doch der Test als "Freifahrtschein" könnte womöglich bald nicht mehr gelten. Ein Ausschluss von Ungeimpften wird nicht komplett ausgeschlossen. In letzter Konsequenz müssten Ungeimpfte zu Hause bleiben, wenn sie sich den 3-G nicht unterwerfen wollen. Nach Hause können sie dann aber ihren Friseur, die Kosmetikerin oder den Masseur bestellen – da muss man kein staatlich verordnetes Zertifikat vorlegen.

Lieferdienste:

(1) Für was gibt es denn Lieferdienste, die einem alles mögliche an die Haustür bringen? Im Internet kann man wirklich alles bestellen und sich liefern lassen! Welcher Ungeimpfte muss sich da noch verbiegen und sich für jeden läppischen Textil- oder Schuhkauf für viel Geld testen lassen?

(2) Ein Tipp für tapfere, standhafte Ungeimpfte, wenn auch die Lebensmittelgeschäfte 3-G oder 2-G verlangen: Suche dir einen freundlichen, geimpften Mitmenschen, der die Einkäufe für dich erledigt oder schaue mal bei dem ungeliebten Amazon nach!

Netzwerke:

In logischer Konsequenz bilden Ungeimpfte Netzwerke, in denen Adressen der unabhängigen Lebensmittelversorgung ausgetauscht

werden, z.B. Hofläden, Bauernhöfe, Bio-Höfe oder
Lebensmittelzulieferer.

Freiheit:
Gesundheitsminister Spahn: "Wir impfen Deutschland zurück in die
Freiheit". Dies gibt einen schönen Spruch für den Bogen über meinem
Gartentor: "Impfen macht frei".

Platzverweis:
Wie hieß es früher auf einem Schild für Hunde vor einer Metzgerei?
"Wir müssen leider draußen bleiben!" Oder anders ausgedrückt:
Hänschen Ungeimpft drückt sich an der Schaufensterscheibe die Nase
platt, weil er nicht rein darf.

Selbstmitleid:
Die Gefühle eines Ungeimpften äußern sich in Selbstmitleid: Mir wird
Unsolidarität vorgeworfen, ich bin Mensch 2. Klasse, ich bin
ausgegrenzt, ich gehöre nicht mehr dazu, ich werde von allen schief
angesehen, ich werde diskriminiert und benachteiligt. Aber ich bin
stark und halte das aus.

Satirische Anmerkungen:
(1) Ab wann dürfen Geimpfte die Ungeimpften (das sind die mit dem
"Abzeichen" auf der Kleidung, ha-ha-ha) mit Steinen bewerfen?
(2) Impfung ist ein Gottesgeschenk. Ins Fegefeuer mit den
Ungeimpften!
(3) Da hat man sich viele Monate lang schadlos gehalten, sich nicht
infiziert, ist dadurch kein "Genesener" sondern einfach nur gesund
und wird zur Belohnung vom "öffentlichen" Leben ausgeschlossen.
Das ist krank! Das merkt man aber offenbar nur noch mit
funktionierendem Menschenverstand.
(4) Frau 1: "Seit wann trägt Ihr Gatte denn die Einkäufe nach Hause?"
Frau 2: "Seit sie ihn letzte Woche mit Nanochips geimpft haben, kann
ich ihn wunderbar mit dem Handy steuern."

Satiren zu Merkels Abschied:
(1) A.M. bedankt sich bei Putin: "Es war eine Freude, mit Ihnen so

viele Jahre überwiegend gegensätzlicher Meinung gewesen zu sein".
Putin zu Merkel: „Danke. Sie waren ein Kerl unter ziemlich vielen
Weicheiern".
(2) Die Queen sagt zu Merkel: "Sie gehen in Rente mit 67?". Die
Queen denkt dabei: "Kein Durchhaltevermögen, diese jungen
Dinger".

Cartoon in T-Online:

Im Bettenhaus: "Mein Mann ist Impfgegner. Haben Sie auch
Intensivbetten?"

Noch'n Cartoon:

Am Frühstückstisch. Frau: "Bier zum Frühstück?" Mann: "Ich nenne
es boostern."

Gesunde Menschen:

Zur Ermittlung der Anzahl der gesunden Menschen haben wir für
unseren Landkreis die entsprechenden Zahlen errechnet. Für die Zeit
vom 29.04.2021 bis 23.12.2021, also für 35 Wochen, ergeben sich für
den Rhein-Neckar-Kreis in Baden-Württemberg mit 548.233
Einwohnern (Stand Dez. 2020) und den wöchentlich gemeldeten
Zahlen der aktiven Fälle (positiv getestet und in Quarantäne) aus
unserem Gemeindeblatt folgende Ergebnisse:
Maximum: 99,994 % Gesunde
Minimum: 99,327 % Gesunde
Mittelwert: 99,826 % Gesunde

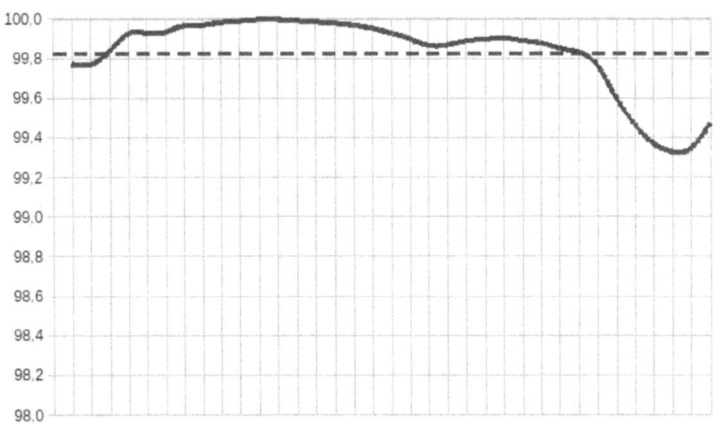

Und bei solch <u>hohen Zahlen der Gesunden</u> erfindet die Bundesregierung unter der Ägide der WHO eine "Pandemie", beschließt Verschärfungen des "Infektionsschutzgesetzes" und übt einen starken Zwang zur Impfung aus, trotz der Tatsache, daß so viele Menschen gesund (= nicht mit Corona infiziert) sind! Warum nur beten alle Politiker und Mainstream-Journalisten das goldenen Kalb "Inzidenz" an, wenn jeder Bürger mit Grundschulkenntnissen in der Mathematik die Zahl der Gesunden bzw. Kranken selbst ausrechnen kann?

Berufswahl:
Welcher Friseursalon stellt einen Maurer ein? Welche Autowerkstatt einen Fliesenleger? Und welche Apotheke einen Metzger? Und warum werden dann Ministerposten genau so vergeben?- Ja , wenn Sie so gedacht haben und ich früher auch, da wussten wir nicht, daß solche Positionen nicht auf kleinbürgerliche und "durchsichtige" Art und Weise vergeben werden: Da stecken ganz andere Organisationen dahinter, von denen wir Normalos keine Ahnung haben (Soros, WEF, Bilderberger, Logen, Banken, Pharmaunternehmen etc.).

Was lernen wir aus der Geschichte?
"Ceterum censeo Carthaginem esse delendam" (lateinisch für: "Im Übrigen bin ich der Meinung, daß Karthago zerstört werden muss")

ist ein dem römischen Staatsmann Cato dem Älteren (234–149 v. Chr.) zugeschriebener Ausspruch. Mit dieser Bemerkung beendete Cato jede seiner Reden im Senat solange bis alle Senatoren davon überzeugt waren und Karthago letztendlich von den römischen Soldaten zerstört wurde. - Und was sagt uns das heute? "Maske tragen, Maske tragen, Impfen, Impfen, Impfen …" wird uns so lange von den verbissenen Betonköpfen in den Regierungen vorgebetet und eingetrichtert, bis die meisten Menschen das Ganze intus haben, die Aussagen und Maßnahmen überhaupt nicht mehr hinterfragen und es einfach nur geistlos machen und mitmachen.

Textliche Umsetzung eines gezeichneten Witzes:
An der russisch-ostukrainischen Grenze im Februar 2022 läßt der russische Panzerkommandant sein Fahrzeug stoppen, weil da vorne Schilder stehen, die er nicht lesen kann. "He Oleg", ruft er seinem Fahrer zu, "du kannst doch deutsch, was steht'n da?" Der Soldat antwortet: "Towarischtsch Leutnant, da steht drauf: "Zugang nur mit 2G+". Das sind Schilder aus Deutschland, die die nicht mehr brauchen können".

Zitate von Sir William Osler (1849-1919, kanadischer Arzt):
(1) Eine der wichtigsten Aufgaben eines Arztes ist es, Menschen dazu zu bringen, keine Medikamente zu nehmen.
(2) The greater the ignorance the greater the dogmatism.
Quelle: Zitate berühmter Personen

Hier kommen die versprochenen kleinen **<u>Episoden</u>** zu verschiedenen Zeitpunkten im Corona-Verlauf:

(Mai '21) Mit Verwandten und Freunden wollte ich Ende Mai meinen Geburtstag nicht zu Haus in unserem Garten sondern irgendwo draußen im Grünen feiern. Wir fanden einen Platz, ideal mit Banken und Tischen ausgestattet unter einer großen Zeltplane gegen die Sonne. Kommentar einiger meiner Gäste: "Das ist zu offen, da kann uns die Polizei gleich sehen, wenn sie auf der nahegelegenen Straße vorbeifährt, da kriegen wir eine Ordnungswidrigkeit, wenn wir zu viele sind…!" Dies war noch in der Zeit, als sich nicht mehr als …. Personen treffen durften. Also suchten wir einen versteckten und von der Straße her nicht einsehbaren Platz. Wir fanden einen solchen im Heidelberger Stadtwald. Zu dem anberaumten Termin war zum Glück die maximale Personenzahl wieder aufgehoben und die Gäste waren's zufrieden. Wir feierten unter hohen Bäumen mit dem Blick auf Heidelberg in der Ebene und auf üppig blühende Azaleen.

(undatiert) Mittels einer Drohne wurde festgestellt, daß sich im Garten des Nachbarn einige Menschen aufhalten. Der Pilot meldet dies der Polizei und diese verhängt ein Ordnungsgeld gegen die Feiernden.

(Aug. '21) Mit Freunden wollten wir den Schloßpark in Schwetzingen besuchen. An der Kasse knallte uns die Kassiererin ihren Laden vor der Nase zu, weil wir keine Maske trugen: Das Land Baden-Württemberg schreibt - als Eigentümer des Schloßparks – das Tragen einer Maske im Freien vor!

(Aug. '21) In unserer Gemeinde wird das Volksfest in einem Käfig gefeiert - "Ein Käfig voller Narren": Nur 3-G-Zertifizierte erhalten ein Bändchen um das Armgelenk und dürfen in dem mit Bauzäunen "gesicherten" Areal mit Gleichgesinnten feiern und ihre Bratwurst verspeisen. Für hungrige und durstige "Außenstehende" ist ein Schalter im Zaun eingerichtet, an dem sie Speisen und Getränke erhalten und wenigstens im Geiste "draußen vor der Tür" mitfeiern können.

(Sept. '21) Frage an den Totengräber auf dem Friedhof unserer
Gemeinde:
Habt ihr im letzten Jahr mehr Tote als sonst begraben? Antwort: Nein.

(Okt. '21) Aus der Anfangszeit des Maskenzwangs:
Zu einer Zeit, als noch einfache Schals vor Mund und Nase genügten,
wurde meine Frau im Supermarkt von einer Kundin lautstark
aufgefordert, den Schal bis über die Nase hochzuziehen. Dann rief sie
die Aufsicht zu Hilfe. Folgerung: Deutschland ist voller Freizeit-
Polizisten. Der "gute" alte Spießer ist zurück, im neuen Gewand, aber
mit alter Denke.

(Dez. '21) Die neue deutsche Verhältnismäßigkeit:
(1) Geschwindigkeitsüberschreitung auf der Autobahn von 26 km/h
bis 30 km/h macht 80 €, von 31 km/h bis 40 km/h macht 120 € und
zusätzlich wegen Gefährdung des Verkehrs einen Punkt in Flensburg
und im Wiederholungsfall ein Monat Fahrverbot.
(2) Unser Sohn steht in einer Stadt an einer Ecke während der
Ausgangssperre um 20:10 h und betrachtet eine C-Demonstration –
Bußgeld 110 €.
(3) Du findest, das ist gleich gefährlich wie zu schnelles Autofahren?

(Dez. '21) Schilder an den Eingangsbereichen von Fußgängerzonen:
Maskenzwang und 1,5 Meter Abstand.

(Apr. '22) Einladung zu einer Geburtstagsfeier mit der Auflage Impf-
oder Testnachweis. Wir haben abgelehnt zu kommen.

(Sept. '22) Beobachtungen aus meinem Umfeld: Trotz doppelter
Impfung und Booster auf C positiv getestet. Reaktion: Ohne äußeren
Zwang Einhaltung einer selbst auferlegte Quarantäne.

(Sept. '22) Ich will bei einer Ärztin ein Rezept abholen. Schon nach
Öffnen der Tür werde ich von der Sprechstundenhilfe angebrüllt
"Maske, Maske". Auch die Ärztin, die dazu kommt, kennt nur ein
Wort "Maske!" Darauf meine erbitterte Reaktion: "Sie können mich
mal!" Das Rezept bekam ich selbstverständlich nicht. Ich wurde in

dieser Arztpraxis nicht als Mensch behandelt, sondern als Fehler der Natur, da ohne Maske.

(Okt. '22) Nach dem Tanken wollte ich bezahlen und ging gleich in das Kassenhäuschen. Schon bei meinem Eintreten wurde ich mit der Tirade "Sehen Sie nicht das Schild an der Tür: Nur einzeln eintreten?" empfangen. Draußen vor der Tür wartete ich dann gezwungenermaßen, bis der vorige Kunde die Kasse verlassen hatte. Danach öffnete ich langsam die Tür und fragte: "Ist es Ihnen jetzt genehm, daß ich eintrete?" und ging hinein. Beim Bezahlen fragte mich die Kassiererin, ob ich Kleingeld hätte. Wegen des Verweises hatte ich so eine Wut und antwortete: "Ja, hätte ich, aber nicht für Sie!" Die Kassiererin darauf: "ts, ts, ts".

(Dez. '22) Vor dem allwöchentlichen Fischverkaufsstand in unserer Gemeinde stehen die Kunden in einer Schlange in einem Abstand von 1,5 Metern. Manche tragen hier im Freien noch eine Maske.

(Dez. '22) Eine Frau wird vom Arzt außerhalb der Praxis in der Garage "abgefertigt", da sie eine Maskenbefreiung hat, die nicht akzeptiert wird.

(Jan. '23) Ein Mann mit höllischen Rückenschmerzen muss eine Stunde vor der Praxis eines Arztes auf der Straße warten, da das Wartezimmer "voll" ist.

(Jan. '23) Vor einer Bäckerei stehen die Kunden freiwillig in der Schlange in einem Abstand von 1,5 Meter – Merke: Was gelernt ist, ist gelernt!

(Jan. '23) Die Schweizer wundern sich über die Deutschen, die sich heute noch gängeln lassen, auch wenn alle anderen Länder die C-Maßnahmen aufgegeben haben. Siehe dazu auch oben die Texte der NZZ.

(Jan. '23) "Es wird empfohlen einen Mundschutz zu verwenden" - Schilder an den Türen von Apotheken, im Rathaus und an der

Friedhofskapelle in unserer Gemeinde. Viele Besucher halten sich daran.

(Jan. '23) Die Beerdigungsbilanz in einer kleinen westfälischen Gemeinde: Ein Bestattungsunternehmen muß in der Woche 7 bis 8 Bestattungen durchführen. Das sind über 50 % mehr als in "normalen" Zeiten. Woher kommen diese hohen Zuwächse?

(März '23) In unserem Gemeindeblatt vom 09.03.2023 stehen 8 Todesanzeigen, in der Woche zuvor nur 3. Ursache unbekannt.

2.4 Resümee 1

Hier kommen wir wieder auf das Vorwort zurück: Ein Staat muss die Würde des Menschen schützen und auch seine Rechte auf Unantastbarkeit, Gleichbehandlung und Freiheit.

Gleichzeitig ist der Staat den Menschen verpflichtet, die Ausbreitung einer "Pandemie" zu begrenzen. Dazu hat er tief reichende, harte Zwangsmaßnahmen ergriffen, die den vorgenannten Rechten diametral entgegenstehen. Die deutsche Bundesregierung und auch die Landesregierungen sind dazu auf viele Eingriffe verfallen, die auf Ignoranz gegenüber weiteren wissenschaftlichen Meinungen, auf Härte, Angstmacherei, Abschreckung und Verschleierung beruhen. Es werden Widersprüche vertuscht und Irrationalitäten aufrechterhalten.

Diese Maßnahmen und Hintergründe sollten dir bekannt sein, wenn du dich breit und auch alternativ informiert haben: GEZ- und andere Massen-Medien liefern nur einen eng begrenzten, tendenziösen, verdrehten und eingleisigen Teil der verfügbaren Informationen. Sie zeigen nicht, was eigentlich hinter dem Hype mit Corona steckt. Der Informations- ist zum Meinungsjournalismus (Selbstbeweihräucherung: "Qualitätsjournalismus") mutiert, wenn nur von oben diktierte und regierungsgenehme Informationen verbreitet werden bzw. verbreitet werden dürfen.

Lieber Leser, finde die Hintergründe heraus, wenn du die vorangegangenen Texte gelesen, sich weiter informiert und die richtigen Schlüsse gezogen hast.

Hier eine beispielhafte Übersicht von Einschränkungen und Außerkraftsetzungen von Grundrechten aufgrund der staatlich verordneten Regelungs- und Verbotsorgien (vielleicht fallen dir noch weitere ein):

- Maskenzwang für Erwachsene und Schüler,
- Kontaktverbote, Begrenzung privater Kontakte,
- Einsperrungen im Lockdown,
- Aufenthaltsverbot auf öffentlichen Straßen,
- Kontrollierte Besuchsbeschränkungen im privaten Bereich,
- Besuchsverbot bei Gebärenden, Neugeborenen, Kranken, Alten und Sterbenden,
- Quarantänezwang,
- Schließung von Bildungseinrichtungen,
- Ausschluss von ungeimpften Studierenden,
- Demonstrations- und Versammlungsverbot,
- Geschlossene Läden = Berufsverbot mit der Folge des wirtschaftlichen Ruins,
- Massive Beschränkung der Reisefreiheit,
- Zwangstestungen von Schülern,
- Sperrung von Kinderspielplätzen,
- Indirekter Impfzwang infolge 3-G- bzw. 2-G-"Regelung",
- Durchsetzung einer einrichtungsbezogenen Impfpflicht zum 16. März 2022 mit der unabsehbaren Folge von Personalreduzierungen in Krankenhäusern und Pflegeheimen,
- Direkter allgemeiner Impfzwang ("bußgeldbewehrt") im Bundestag in Vorbereitung,
- Die Kinderimpfung wird propagiert,

- Schüler werden in den Schulen zur Impfung aufgefordert. Wer sich nicht impfen lässt, wird in die Ecke gestellt,

- Jobverlust und Jobverbot für Ungeimpfte im Gesundheitswesen ab 15.03.2022,

- Verabreichung eines ungetesteten, genbasierten, experimentellen "Impfstoffes" mit begrenzter Notfallzulassung und ungewissen Langzeitfolgen (= der strukturelle Einfluss auf das Immunsystem ist in klinischen Langzeitstudien nicht erforscht!)

- Der Corona-Pandemie folgt die Impf-Nebenwirkungs-Pandemie,

- Zeitweise erhebliche Testkosten für Teil- bzw. Ungeimpfte,

- Ausschluss von Ungeimpften im öffentlichen Raum (z.B. in Restaurants, Bars, Diskotheken, Theatern, Kinos, Museen, Kirchen, Vereins- und Gemeindeveranstaltungen, Schwimmbädern, Sportveranstaltungen, ÖPNV, Fernverkehr usw.),

- Ungeimpfte werden in der veröffentlichten Meinung beschimpft, beleidigt, bedroht, verteufelt, stigmatisiert, diffamiert und als unsolidarisch gebrandmarkt, aber: Ungeimpfte sind keine Randfiguren,

- Die gegen den drohenden politischen Impfzwang Spazierenden werden von den Medien und der Politik ins rechte Lager einsortiert, "sie seien von Rechtsradikalen organisiert oder unterwandert",

- Infolge eingeschränkter Berichterstattung kritischer Journalisten (das Wort "Zensur" kann in diesem Zusammenhang kaum noch vermieden werden) gehen diese ins digitale Exil (alternative Server, die nicht dem nationalen Zensurdruck unterworfen sind),

- Kritische Berichterstatter verwenden in ihren Clips für YouTube nicht mehr die Ausdrücke "Impfen" oder "Impfstoff" sondern "Pieks" oder "Sumpfung" bzw. "Orangensaft", um der Sperrung ihres Kanals unter dem Vorwurf des "Verstoßes gegen Richtlinien" oder "Verbreitung von Falschinformationen" zu umgehen.

Einigen dieser oben genannten Maßnahmen wurden zunächst mit fortschreitender Impfrate die Schärfe und Rigidität genommen, doch mit nachlassender Impfbereitschaft und dem Auftauchen weiterer Virusvarianten (Delta, Omikron, ...) wurde und wird an der Schraube mehr denn je gedreht. Aber die unkritischen Menschen gewöhnten sich schnell an die Verbote und Einschränkungen und finden "alles nicht mehr so schlimm". Über die regierungsamtlichen Schikanen, Zwangsmaßnahmen, Quälereien und Unwahrheiten sehen sie großzügig hinweg, auch wenn sie diese erkennen aber nicht realisieren (wollen).

"Liste der Diffamierungen deutscher Politiker und diverser Persönlichkeiten"

1) Saskia Esken, SPD: "Es sind Covidioten."
2) Winfried Kretschmann, Ministerpräsident BaWü: "So manches wird unbequem für Ungeimpfte."
3) Stephan Weil, SPD: "Ungeimpfte sind Schuld an Impfdurchbrüchen der Geimpften."
4) Michael Stempfle, ARD: "Die Mehrheit der Bevölkerung hat langst begriffen dass es sich bei Impfgegnern um Verfassungsfeinde handelt."
5) Eckart von Hirschhausen: "Wer sich nicht impfen lässt, ist ein asozialer Trittbrettfahrer."
6) Manuela Schwesig, SPD macht Ungeimpfte zu Sündenböcken in der Corona-Pandemie.
7) Christoph Waltz: "Gruppe von asozialen Vollidioten."
8) Markus Söder, Ministerpräsident Bayern: "Müssen aufpassen, dass wir keine Pandemie der Ungeimpften bekommen".
9) Peter Maffay: "Wer nicht geimpft ist, kann nicht unter Leute gehen."
10) Tobias Hans, CDU Ministerpräsident Saarland: "Zuerst einmal müssen wir eine klare Botschaft an die Ungeimpften senden: Ihr seid jetzt raus aus dem gesellschaftlichen Leben".

11) Heidelinde Weiss, Schauspielerin: "Die gehen auf die Straße
und demonstrieren gegen die Impfung. Die sind wirklich zu
prügeln, diese Menschen."

12) Marie-Agnes Strack-Zimmermann, FDP: "Ungeimpfte
dürfen nicht als Minderheit die Mehrheit terrorisieren".

13) Boris Palmer, Bürgermeister Tübingen: "Ich will eine
Beugehaft und Rentenkürzung für Ungeimpfte."

14) Claus Ruhe Madsen, Bürgermeister Rostock: "Der Alltag für
Ungeimpfte muss unangenehmer sein."

15) Frank Ulrich Montgomery, Ehrenpräsident der
Bundesärztekammer: "Momentan erleben wir eine Tyrannei
der Ungeimpften."

16) Joachim Gauck, Ex-Bundesprasident: "Impfskeptiker sind
Bekloppte."

17) Karl Lauterbach: "Ungeimpfte bis März "geimpft, genesen
oder leider verstorben"

18) Uli Hoeneß, Präsident Bayern und verurteilter Straftäter
wegen Steuerhinterziehung in Millionenhöhe: "Diese Leute
konsequent ausgrenzen."

19) Wolfram Henn, Ethikrat-Professor: "Ich fordere ein
Ausreiseverbot für Ungeimpfte".

20) Carsten Ramelow. Ministerpräsident Thüringen: "Wir
können die Behandlung Ungeimpfter nicht garantieren."

21) Frank Walter Steinmeier, Bundespräsident: "Ungeimpfte
gefährden uns alle."

22) Nikolaus Blome, Ressortleiter Politik und Gesellschaft RTL:
"Ich hingegen möchte an dieser Stelle ausdrücklich um
gesellschaftliche Nachteile für all jene ersuchen, die
freiwillig auf eine Impfung verzichten. Möge die gesamte
Republik mit dem Finger auf sie zeigen."

Für viele Deutsche ist das Leben im Jahr 2023 wieder vollkommen
"normal", sofern sie nur wieder ins Restaurant gehen oder reisen
dürfen. Vor allem, wenn sie die 3. Impfung (Booster), die sie
sehnlichst erhofft haben, verabreicht bekommen haben. Sie bedenken
jedoch nicht, daß die derzeit verimpften Stoffe keine komplette und

keine dauerhafte Immunität gewährleisten (anders als z.B. Masernimpfung), eine Ansteckung und Übertragung kann trotzdem erfolgen. Es wird lediglich behauptet, daß mit einer "Impfung" die Krankheitsverläufe milder wären.

Aber die hier aufgezählten Maßnahmen sind nur die offensichtlichen. Die insgesamt verursachten Folgeschäden aufgrund der durchgreifenden, rigiden Staatsmaßnahmen hinsichtlich gesellschaftlicher, wirtschaftlicher, finanzieller, kultureller, medialer und physischer/psychischer Art sowie die Spaltung der Gesellschaft werden uns in den nächsten Jahren weiter belasten. Ganz abgesehen von dem Vertrauensverlust in die Regierung jedweder Couleur und dem Glauben, daß die Pharmaindustrie außer ihrem Profit auch die Volksgesundheit im Auge hat (nach dem Motto: Erfinde eine Krankheit und verdiene an der Behandlung).

Die regierungsamtlich ins Auge gefassten "Lockerungen" stellen sich als Augenwischerei heraus und ändern im Prinzip keine der Zwangsmaßnahmen. Nichts wird wieder so sein, wie es vor Corona war, auch wenn uns die Regierenden dies einreden wollen.

Diese "Maßnahmen" zeugen von einer sadistischen Lust am Verbieten im hysterischen Irrenhaus Deutschland. Um die "Maßnahmen" durchzuboxen, wird ein Regime der Angst erzeugt.

Dazu aus den "Nachtgedanken" von Heinrich Heine, 1844:
"Denk ich an Deutschland in der Nacht, dann bin ich um den Schlaf gebracht.
Ich kann nicht mehr die Augen schließen, und meine heißen Tränen fließen."

2.5 Resümee 2

Regulierungen, Repressionen und Ausgrenzungen bis zur
Selbstzerstörung - Traurige Gegenwart in Deutschland im Jahr 2022.

Einigkeit: Verloren durch eine bewusst herbeigeführte Spaltung der
Bevölkerung, verloren infolge der Durchsetzung und Ahndung
irrationaler, wirrer und depressiver Regierungs- und
Verwaltungsmaßnahmen gegen die Menschen. Die Einigkeit verloren
durch die Ausgrenzung und Diffamierung von Ungeimpften.
Recht: Gebeugt durch regierungskonforme,
verfahrensverschleppende Richter und grundrechtswidrige Aktionen
von Polizisten. Gebeugt durch die Arroganz der Macht.
Freiheit: Existiert seit 2 Jahren nicht mehr so, wie sie im Grundgesetz
definiert wurde.

Das Grundgesetz – ein Märchenbuch: Es war einmal.

RiP Grundgesetz *1949   †2020

PS1: Hier folgt noch ein positiver Nachklapp: RP 30.03.2022:
In Nordrhein-Westfalen fallen nach dem 2. April trotz der vielen
Infektionen fast alle Corona-Regeln......Eine Maskenpflicht wird es
ab dem 3. April dann nur noch in Krankenhäusern, Pflegeheimen, im
öffentlichen Fern- und Nahverkehr geben. In allen anderen Bereichen
fällt die Maskenpflicht weg. Auch landesweite
Zugangsbeschränkungen wie die 3G- oder 2Gplus-Regel in Handel,
Gastronomie, Schwimmbädern und Veranstaltungen entfallen
ersatzlos. - Diese Regeln gelten in den meisten Bundesländern, sofern
deren Parlamente keine Hotspot-Ausnahmen zulassen, womit die
alten Regeln weiter gültig wären. Somit herrscht in Deutschland ein
Corona-Chaos.

PS2: Spiegel-Karikatur:
"Was für ein wundervolles Gefühl, sich endlich wieder ohne Maske
frei anhusten zu können."

PS3: T-Online 07.04.2022:

Vor der Abstimmung: Im Jahr 2021 wurde die Impfpflicht von allen
Politikern ausgeschlossen, dann kam sie wegen zu niedriger
Impfquoten doch noch auf den Tisch. Der Bundestag entscheidet
heute über die mögliche Einführung einer allgemeinen Corona-
Impfpflicht in Deutschland. Vor der Abstimmung ohne sonst übliche
Fraktionsvorgaben zeichneten sich zunächst keine klaren
Mehrheitsverhältnisse ab. Als einzig ausgearbeiteter Gesetzentwurf
liegt ein Kompromissvorschlag für eine Impfpflicht zunächst für
Menschen ab 60 Jahren vor. Darauf hatten sich zwei Gruppen von
Abgeordneten aus SPD, FDP und Grünen verständigt. Zwei Anträge
lehnen eine Impfpflicht ab, die Union fordert in einem Antrag
zunächst die Einführung eines Impfregisters.

PS4: T-Online 07.04.2022:

Nach langem Ringen hat der Bundestag entschieden: Für den Kampf
gegen die Pandemie kommt keine allgemeine Impfpflicht. Nach
einem heftigen Schlagabtausch fällt auch der Kompromissvorschlag
durch. - Der Entwurf für die Einführung einer allgemeinen Corona-
Impfpflicht in Deutschland ist im Bundestag gescheitert. Den
Vorschlag für eine Pflicht zunächst ab 60 Jahren lehnten am
Donnerstag 378 Abgeordnete ab, dafür votierten 296 Abgeordnete
und neun enthielten sich.

2.6 Schlussbemerkung zum 07.04.2022

Mit dieser Abstimmung, eine Corona-Impfpflicht nun doch nicht einzuführen (um mit Shakespeare zu reden – much ado about nothing: Viel Wirbel um nichts), sind Masken- und allgemeine Impfpflicht keine Themen mehr.

Und dann freuen wir uns auf den Herbst 2022, wenn Prof. L-Bach für uns ein neues Kaninchen aus dem Hut zaubert, um die bestellten zig-Millionen Impfdosen zu verteilen, wenn diese bis dahin nicht das MHD überschritten haben und vernichtet werden müssen – ganz abgesehen von den bestellten Impfdosen, die bezahlt werden müssen aber nicht mehr gebraucht werden.

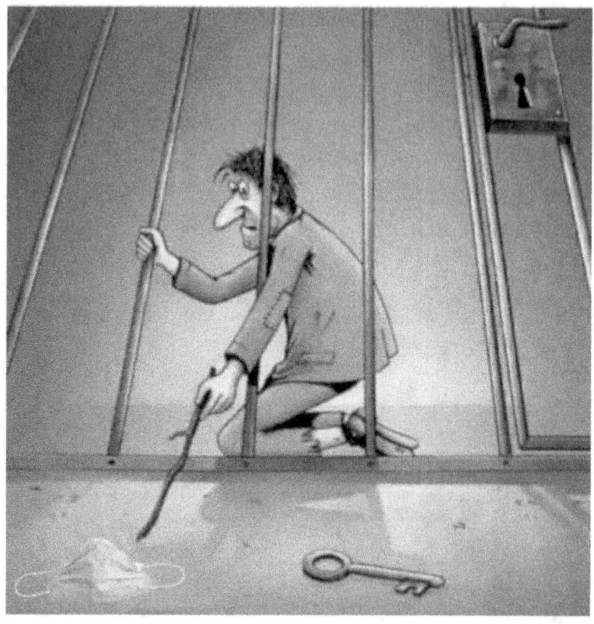

3. Corona-Finale – Gesellschaftliche Aufarbeitung in der Post-Pandemie

….und jetzt ist es Herbst und Winter 2022/23 und Corona beschäftigt uns immer noch!

Die von L-Bach einst Todgeweihten (weil nicht geimpft) leben auch noch. Die Ungeimpften hat nicht einmal eine C-Infektion ereilt, während viele der Geimpften von einer C- oder Grippe-Infektion heimgesucht wurden – wer vermag oder will das noch unterscheiden?

Und jetzt ist alles einfach vorbei? Dass Anfang Februar 2023 die letzten Bundesländer die Maskenpflicht im ÖPNV aufheben, dürfte sich für die Allermeisten wie das endgültige Ende von Corona anfühlen. Dabei werden neue Pandemien immer wahrscheinlicher, sagt Timo Ulrichs. Er ist Epidemiologe an der Akkon Hochschule für Humanwissenschaften in Berlin.

3.1 Einleitung zum Corona-Finale

Was uns die Zeit mit der Corona-Impfung, dem Maskenzwang und der Abstandshaltung sehr deutlich gezeigt hat, sind 9 Dinge:
(1) Die C-Impfung schützt nicht einmal ansatzweise, wie es uns versprochen wurde.
(2) Trotz mehrfacher C-Impfung erkrankten viele Menschen an Corona und ließen sich zur Quarantäne zwingen.
(3) Die Impfung ging einher mit sehr vielen Lügen, die uns von den Politikern und Journalisten aufgetischt wurden.
(4) Aufgrund der Impfung bzw. Nichtimpfung wurde ein Großteil der Menschen diskriminiert.
(5) Die Spaltung der Gesellschaft wurde durch die C-Maßnahmen der Politiker vorangetrieben.
(6) Wir haben nicht kapiert oder wollen es nicht sehen, was sich hinter

den C-Kulissen global abspielt.

(7) Viele Menschen tragen noch wie selbstverständlich in gewissen Bereichen die Maske, ohne darüber nachzudenken, warum. Auf ihr freiwilliges Maskentragen angesprochen, hört man die abgedroschene Phrase, "die Maske schützt mich und andere vor einer Ansteckung". Haben diese Leute nichts dazugelernt?

(8) Viele Leute warten auch heute noch brav **vor** den Geschäften im Abstand von 1,5 Metern. Was diesen Leuten in C-Zeiten eingebläut wurde, hat für diese C-Gläubigen immer noch Bestand!

(9) Wir leben in einer Gesellschaft, in der Menschen in Panik sind, weil ihr Fernseher ihnen erzählt, dass eine tödliche Hitzewelle über 35 Grad bevorsteht, aber dreimal einen experimentellen Impfstoff gespritzt bekommen, um in Urlaubsländer mit 40 Grad im Schatten fliegen zu können.

Kannst du dich noch daran erinnern, was 2G, 2G+ und 3G bedeutet haben? Falls nicht, sei stolz darauf, diesen Blödsinn vergessen zu haben!

Hast du noch die Luca-App, die Corona-Warn-App oder den CovPass auf dem Handy? Wie oft hast du diese Nachweise benutzt? Brauchst du die jetzt noch?

Ist dir schon aufgefallen, dass du auf deinem Handy eine App hast, die du absolut nicht geladen hast und dich warnt, wenn du einem "Infizierten" zu nahe gekommen bist?

3.2 Texte zur Corona-Finalphase

Zu Corona in der Abkling- bzw. Auslaufphase habe ich passende Textstellen u.a. in den Web-Ausgaben von Zeitungen gefunden. Es wird hierbei auf die Behandlung und die Folgen der Pandemie sowie um deren gesellschaftlicher Aufarbeitung eingegangen.

BLZ 01.07.2022:
(1) Evaluierungsbericht: Desaströse Datenlage zu Corona-Pandemie
(2) Am Freitag um 12 Uhr legte die Expertenkommission der Bundesregierung eine Auswertung zu bisherigen staatlichen Beschränkungen vor. Die Ampel-Koalition hat vereinbart, die wissenschaftliche Beurteilung abzuwarten, bevor über mögliche weitergehende Alltagsauflagen für den Herbst entschieden werden soll. Für RKI-Chef Lothar Wieler hat das Papier womöglich schon jetzt Konsequenzen: Kurz nach der Veröffentlichung der Evaluierung wird seine Entlassung gefordert, unter anderem von FDP-Vize Wolfgang Kubicki. „Es ist unausweichlich, dass Lauterbach den RKI-Präsidenten Wieler als Verantwortlichen dieser Misere entlässt", sagte Kubicki der WamS.
(3) In dem lange erwarteten Evaluierungsbericht wird auch der Umgang mit kritischen Stimmen in Bezug auf Corona-Maßnahmen scharf angegangen. So heißt es in dem Bericht: „Wer alternative (...) Denkansätze vorschlug, wurde nicht selten ohne ausreichenden Diskurs ins Abseits gestellt. Dabei ist eine erfolgreiche Pandemiebewältigung ohne den offenen Umgang mit Meinungsverschiedenheiten (...) nur schwer denkbar."

BLZ 01.07.2022:
(1) Die Corona-Politik wollte nie wissen, ob sie funktioniert – und daran ist sie gescheitert
(2) Welche Corona-Maßnahmen wirken? Das sollte eine Expertenkommission prüfen. Aber es gelang ihr kaum – weil so viele Daten fehlen. Es ist ein Desaster.

Tagesschau 20.09.2022:
"Die Pandemie ist vorbei", so Joe Biden im Interview mit dem

Fernsehsender "CBS". Der US-Präsident ergänzte zwar: "Wir haben immer noch ein Problem mit Corona. Wir arbeiten noch viel daran." Aber er wiederholte den Satz, der hängen bleibt, die Pandemie sei vorbei.

News.de 11.10.2022:
Karl Lauterbach schickt Impf-Brief an Personen über 60: Menschen über 60 Jahre in Deutschland sind per Post von ihrer Krankenkasse über eine empfohlene weitere Auffrischimpfung gegen Corona informiert worden. Auf Bitten von Bundesgesundheitsminister Karl Lauterbach (SPD) hätten die gesetzlichen und privaten Krankenkassen entsprechende Schreiben zur Aufklärung und Information verschickt, ….

Dazu ein Kommentar eine Twitter-Users: "Schade, ich bin privat versichert. Ich hätte den Brief gerne an 'Panik-Karl' zurückgeschickt mit dem Hinweis 'kein Anschluss unter dieser Anschrift'."
Mein Kommentar: 50 Millionen Euro an Porto verschwendet für einen überflüssigen, übergriffigen und irrelevanten Brief, der überdies unerlaubte Werbung für Arzneimittel enthielt!

BLZ 14.11.2022:
(1) War dies möglich, so ist alles möglich - Die Republik ist beschädigt. Das Land zeigt zunehmend Züge eines korrupten Parteienkartellstaats mit repressivem Meinungsregime.
(2) So wie unsere Institutionen jetzt agieren, sind wir nicht verlässlich rechtsstaatlich vor Willkür geschützt. Das Kartell der Parteien samt Gefolge in staatsnahen Medien und politisierten Behördenhierarchien (wie z. B. in den 17 Inlandsgeheimdiensten) ist zu stark, der Mut der Justiz, Grundrechte konsequent zu verteidigen, ist zu schwach.
(3) Ein Beleg dafür ist die unsägliche einrichtungsbezogene Impfpflicht. Immer noch wird sachgrundloser Psychoterror gegen Angestellte und Soldaten ausgeübt. Man nötigt sie zu einer Behandlung, die zum Tod führen kann. Diejenigen Journalisten, deren Arbeitgeber als Dank für ihre unverbrüchliche Solidarität mit den Mächtigen von diesen „Qualitätsmedien" genannt werden, bauen

kaum Druck auf. Die Behörden setzen eine Grundrechtsverletzung um, als wäre es eine Parkraumkontrolle, Gerichte stützen das.

BLZ 25.11.2022:

Wegen mehr als 1000 Fällen falscher Corona-Impfnachweise ist eine Mitarbeiterin einer Münchner Apotheke zu drei Jahren Haft verurteilt worden. Für einen ebenfalls angeklagten Bekannten der Frau, der die Impfzertifikate verkauft haben soll, verhängte das Landgericht München I am Freitag eine Haftstrafe von vier Jahren unter anderem wegen Verstößen gegen das Infektionsschutzgesetz. Das Urteil ist noch nicht rechtskräftig.

BLZ 30.11.2022:

Die Skepsis gegenüber den mRNA-Impfstoffen, die vor Covid-19 schützen sollen, ist groß. Auch bei der Berliner Feuerwehr. Dort gelten weit weniger Mitarbeiter als vollständig gegen Corona geimpft als bislang offiziell dargestellt wurde: knapp 20 Prozent gelten als ungeimpft. Bislang hieß es stets, dass die Zahl der Ungeimpften weit unter zehn Prozent liege. Nach Informationen der Berliner Zeitung hat die Behördenleitung jedoch in diesem Jahr dem zuständigen Gesundheitsamt Mitte etwa 1300 ihrer Mitarbeiter gemeldet, die keinen oder keinen vollständigen Impfschutz nachgewiesen haben.

NZZ 30.11.2022:

Alena Buyx ist Vorsitzende des Deutschen Ethikrates. Sie bedauert die Auswirkungen der Corona-Politik auf Kinder und Jugendliche. Um Entschuldigung bitten will Buyx ausdrücklich nicht, denn das würde ja bedeuten, dass man «schuldig geworden wäre». Und für «schuldig» hält sich der Ethikrat, der sich laut Selbstbeschreibung mit den «grossen Fragen des Lebens» befasst und mit seinen Stellungnahmen «Orientierung für Politik und Gesellschaft» geben will, ganz und gar nicht.

NZZ 30.11.2022:

Von irgendjemandem würde man sich gelegentlich ein Wort des Bedauerns über die Fehler der Corona-Politik in den vergangenen Jahren wünschen: zum Beispiel von der früheren Bundeskanzlerin

Angela Merkel, von ihrem damaligen Kanzleramtsminister Helge
Braun, vom ehemaligen Gesundheitsminister Jens Spahn, allesamt
Christlichdemokraten. Oder vom derzeitigen Gesundheitsminister
Karl Lauterbach, SPD. Von Virologen wie Christian Drosten oder
Melanie Brinkmann, von Wissenschaftsorganisationen wie der
Deutschen Nationalakademie Leopoldina oder von diversen deutschen
Leitartiklern und Kolumnisten. - Es müsste nicht einmal eine Bitte um
Verzeihung sein. Eine Geste des Kummers oder ein Ausdruck echten
Erschreckens darüber, was diese Politik in der deutschen Gesellschaft
angerichtet hat, würden ja schon reichen. All die genannten Personen
und Institutionen waren massgeblich für die im internationalen
Vergleich harte, aber nicht aussergewöhnlich gute deutsche Corona-
Politik. - Im Namen der Unsicherheit – niemand konnte am Anfang
das Ausmass der Seuchengefahr einschätzen – traten all diese
Bedeutungsträger mit finsterer Entschlossenheit und grosser Emphase
auf. Ihnen schien ganz klar, was zu tun sei: Ausgangssperren,
Kontaktbeschränkungen, Dauer-Lockdowns. Und sie konnten sich
durchsetzen, demokratisch, aber in einem von ihnen selbst geschürten
Klima der Angst.

Aus einer freien Zeitung:
573 Menschen wurden während der Coronakrise zu neuen
Milliardären – seit dem Jahr 2020 war das alle 30 Stunden einer mehr.
Und im Jahre 2022 konnte für jeden einzelnen dieser Superreichen
eine Million Menschen in extreme Armut gedrängt werden. - mit fast
derselben Geschwindigkeit. Das enthüllt ein Bericht von Oxfam,
einem internationalen Verbund verschiedener Hilfs- und
Entwicklungsorganisationen, der anlässlich des
Weltwirtschaftsforums (WEF) in Davos vom 22. bis 26. Mai 2022
veröffentlicht wurde. Zusammen verfügten diese Superreichen über
ein Vermögen von 12,7 Billionen Dollar. Allein während der
Pandemie sei es um 42 Prozent gewachsen und entspreche nun 13,9
Prozent der weltweiten Wirtschaftsleistung.

BLZ 10.12.2022:
Aussagen von Wolfgang Kubicki: Warum eine Aufarbeitung der

Corona-Jahre dringend nötig ist:

(1) "Seit dem vergangenen Herbst und Winter hat sich nach meinem Empfinden etwas Entscheidendes verändert. Eine enorme Erschütterung ging durch die bereits arg coronagepeinigte bundesdeutsche Gesellschaft, die für viele bis heute nachwirkt."

(2) "....Kaum jemand ergriff damals öffentlich Partei, um diesen Menschen (Anm.: den Ungeimpften) so etwas wie Halt oder Trost zu spenden."

(3) "Stattdessen wurden sie von Weltärztepräsidenten zu „Tyrannen" gestempelt, von Kirchen mittels 2G herzlos ausgesperrt, ja sogar das Bundesverfassungsgericht verfügte „2G plus plus" (also mit aktuellem PCR-Test) in seinen Räumen. Wer individuelle Gründe für sich geltend machen wollte, sich nicht impfen zu lassen, wurde im Diskurs gnadenlos überrollt, gesellschaftlich geächtet, mit schweren Nachteilen bedroht und als unsolidarisch gescholten."

(4) "….Warum hielt es ein großer Teil der politischen, medialen, gesellschaftlichen Eliten für geboten, von Einzelnen eine solche Geste der erzwungenen Unterwerfung gegenüber der Mehrheitsgesellschaft zu fordern als Voraussetzung dafür, dass sie als dessen Teil wieder akzeptiert würden?"

(5) "Wir haben nicht nur erlebt, dass viele Journalisten irgendwann nur noch eine coronapolitische Erzählung verteidigten, auf die sie sich einmal festgelegt hatten, anstatt der Wahrheit weiterhin auf die Spur zu gehen. Wir haben auch erlebt, dass dies politisch sogar kultiviert wurde. Die regelmäßigen journalistischen Hintergrundgespräche von Regierungssprecher Steffen Seibert an den Tagen vor den unsäglichen Bund-Länder-Runden waren dazu da, eine öffentliche Stimmung zu erzeugen, die die politische Linie Angela Merkels stützte. Journalisten machten sich damit offenbar zu Verkündern des Regierungsnarrativs und gaben ihre demokratische Aufgabe und ihre journalistische Selbstachtung an der Garderobe des Bundespresseamtes ab. Nicht nur das ist ein beispielloses Versagen, das einer Aufarbeitung bedarf."

(6) "Und natürlich muss über die zweifelhafte Rolle des Robert-Koch-Instituts (RKI) gesprochen werden. ...... Die Unfähigkeit dieser von vielen als sakrosankt angesehenen Behörde, bis heute

Hospitalisierungszahlen „mit" und „an" Corona bereitzustellen, offenbart: Wenn entweder Dilettantismus oder Methode in der miesen Kommunikation des RKI steckt, dann haben wir besonders in der Pandemie ein institutionelles Problem."

(7) "….Auch ich habe zu sehr dem Glauben nachgehangen, dass die einrichtungsbezogene Impfpflicht durch einen relevanten Fremdschutz politisch noch gerade vertretbar sei. Im Nachhinein musste ich feststellen, dass diese Einschätzung ein Fehler war."

BLZ 12.12.2022:

(1) Corona-Debatte - Die Verantwortungsflüchtigen: Nötig sind Entschuldigungen, Rücktritte, Erlass der Corona-Bußgelder und Hilfe bei Impfschäden, fordert unser Kolumnist.

(2) Wer sachlich haltlos und teils fanatisch gegen Ungeimpfte gehetzt und oft ihr Leben zerstört hat, der möchte jetzt ganz gern, dass wir alle eine „Lernerfahrung" angesichts einer „Herausforderung" gemacht haben. Wirklich? Unsere „Lehrmeisterin Pandemie" hat Kinder terrorisiert, Existenzen vernichtet und Gesunde zu einer Therapie genötigt, die auch tödlich enden kann? Nein, das war die Pandemiepolitik der Ganzgroßen Koalition. Das Geschwurbel der Verantwortungsflüchtigen muss jetzt enden. Es verhöhnt die unschuldigen Opfer staatlich-medial-mitbürgerlicher Panikmache und Ausgrenzung.

Aus unserem Gemeindeblatt vom 15.12.2022:

Im Rhein-Neckar-Kreis finden am Freitag, 30. Dezember, die letzten Corona-Impfungen unter der Regie des Landratsamtes statt, …. Das Land Baden-Württemberg hat bekanntlich kürzlich mitgeteilt, die Impfkonzeption dahingehend anzupassen, dass die Corona-Impfungen ab 1. Januar 2023 von der Regelstruktur übernommen und durch Arztpraxen und Apotheken durchgeführt werden sollen. Die aktuell rückläufige Impfnachfrage rechtfertige eine Weiterfinanzierung der Impfinfrastruktur durch das Land nicht mehr.

BLZ 18.12.2022:

Corona-Debatte: Was in der Wissenschaft hätte besser laufen können.

(1) Wissenschaft ist organisierte Skepsis: Ein Grundsatz, der in der Pandemie immer wieder in Vergessenheit geriet. Auch hier gibt es einiges aufzuarbeiten.

(2) Noch nie hatten Wissenschaftler so viel Einfluss auf die Geschicke der Menschen wie in der Corona-Pandemie 2020-2022: Auf Anraten von Fachleuten aus Medizin und Nachbarbereichen schränkten die Verantwortlichen das normale Leben der Menschen in einer Weise ein wie nie zuvor.

(3) Derart massive Schulschließungen, Reiseverbote, Veranstaltungsverbote und Impfstatus-Überwachungen hätte kaum jemand vorher für möglich gehalten, jedenfalls nicht in freiheitlich-demokratischen Staaten.

NZZ 23.12.2022:

Die bittere Bilanz von Corona: Der Staat kann den Deutschen die Freiheit nehmen, solange er sie mit Geld ruhigstellt. Politik und Medien haben in der Pandemie viele Fehler gemacht. Den Bürgern wurden mehr Freiheiten genommen als zwingend erforderlich. Ungeimpfte wurden stigmatisiert. Heute weigern sich Politik und Medien, die Irrtümer aufzuarbeiten.

Welt 23.12.2022:

(1) Union wirft Lauterbach bei Impfkampagne Verschleierung vor.

(2) Die Frage, ob bei der Vergabe der Impfkampagne „Ich schütze mich" alles mit rechten Dingen zuging, beschäftigt weiter den Bundestag. Die Opposition macht dem Bundesgesundheitsministerium schwere Vorwürfe.

RP 23.12.2023:

In der Europäischen Union wächst die Sorge vor einem milliardenteuren Überschuss an nicht benötigten Corona-Impfstoffen. Die Kommission unterstütze die Forderung der EU-Mitgliedstaaten, Verträge mit den Herstellern „an neue Realitäten anzupassen".

YouTube-Kommentare 27.12.2022:

(1) Corona hat sich nur so lange halten können, weil zu viele Menschen in dieser Hysterie und Angst stecken geblieben sind.

(2) Ich wünsche uns allen, dass wir gelernt haben und uns in keine
neue negative Gedankenspirale mehr hinein treiben lassen.
(3) Bitte denkt positiv, bleibt positiv, lasst solche Szenarien einfach
los, dann haben sie keine Chance.

NZZ 27.12.2022:

(1) Christian Drosten äusserte sich im ersten Jahr der Pandemie
massenwirksam zu Inzidenzen, Lockdowns und Schulschliessungen.
In Deutschland endet die Corona-Pandemie eben später. Andere
westliche Länder mögen längst zur Normalität zurückgefunden haben;
der amerikanische Präsident etwa zog den Schlussstrich im
September, sein französischer Amtskollege im August. Doch die
Bundesrepublik brauchte noch Zeit, um sich vom Virus zu
verabschieden. Bis jetzt. Denn nun hat Christian Drosten höchstselbst
der German Virusangst den Todesstoss versetzt: Nach seiner
Einschätzung sei die Pandemie vorbei, sagte die Nummer eins der
deutschen Corona-Deuter dem Berliner «Tagesspiegel».
(2) In Deutschland reagierte der Regierungsapparat prompt. «Als
politische Konsequenz sollten wir die letzten Corona-
Schutzmassnahmen beenden», verkündete allen voran Justizminister
Marco Buschmann. Laut dem «Tagesspiegel» soll Buschmann den
sozialdemokratischen Gesundheitsminister Karl Lauterbach per Brief
aufgefordert haben, die noch verbliebenen deutschen Corona-Regeln,
etwa die Maskenpflicht im Fernverkehr, ausser Kraft zu setzen.
(3) Dass der Justizminister allen Ernstes ein Drosten-Interview
braucht, um seine Forderung nach der Rückkehr zur Normalität zu
formulieren, zeigt, wie autoritätsgläubig nicht nur er, sondern die
ganze Bundesrepublik mit dieser Pandemie umgegangen ist und bis
heute umgeht. Statt die Erfahrungen anderer Länder zu
berücksichtigen und anderslautenden wissenschaftlichen Rat zur
Kenntnis zu nehmen, vertrauten die Regierungsverantwortlichen vor
allem einem Virologen. Drostens Aufrufe zu Lockdowns oder seine
Studie über die Ansteckungsgefahr durch Kinder waren
richtungsweisend.
(4) Die ganze westliche Welt lebt seit Monaten im Post-Pandemie-
Zeitalter. Nur der deutsche Sonderweg sieht nach wie vor einen Mix

an Regeln vor. Justizminister Buschmann hat recht, wenn er die
überholten Massnahmen beenden will. Aber er irrt, wenn er meint,
sich dabei noch auf Drosten berufen zu müssen. Die Daten und die
Erkenntnisse aus anderen Ländern reichen völlig aus, schon seit
Monaten.

BZ 27.12.2022:
Der Berliner Virologe Christian Drosten hält die Corona-Pandemie
für überwunden. Landesgesundheitsminister Manfred Lucha will an
den Schutzmaßnahmen in Baden-Württemberg aber vorerst festhalten.

RND 27.12.2022:
(1) Expertinnen und Experten halten die Corona-Pandemie für
beendet. Die Rückkehr zur Normalität und das Ende aller Maßnahmen
sind auch in Deutschland nur noch eine Frage der Zeit. Manchen
Menschen macht das Angst. Das liegt auch an dem Missverständnis,
dass mehr Schutzmaßnahmen auf Dauer mehr Sicherheit bedeuten.
(2) Die endemische Phase hat begonnen und Corona wird wohl auch
in Deutschland bald nicht mehr anders als andere
Infektionskrankheiten behandelt werden. Einigen Menschen macht
das Angst. Ihnen steckt die Erinnerung an die frühe Phase der
Pandemie noch in den Knochen, als niemand wusste, welche Gefahr
wirklich droht. Bei nicht wenigen hat sich der Gedanke verfestigt,
dass eine Infektion um jeden Preis zu verhindern sei. Doch wer den
endemischen Zustand fürchtet, der sitzt meist gleich zwei Irrtümern
auf. Der erste Irrtum lautet: Sars-CoV-2 könnte irgendwann
verschwinden und bis dahin könnte sich jeder sicher vor einer
Infektion schützen, der nur entsprechend vorsichtig ist. Damit ist aber
nicht zu rechnen, das Virus wird bleiben. Viele Menschen werden
sich jedes Jahr erneut damit anstecken, auch Impfungen können das
nicht verhindern, sondern allenfalls das Risiko für schwere Verläufe
für einige Monate senken. Der zweite Irrtum lautet, dass wir deshalb
auf ewig im Ausnahmestand leben sollten.

FAZ 27.12.2022:
Das dritte Corona-Jahr dürfen wir getrost als ein glückliches

betrachten, auch wenn das Ende der Pandemie erst einmal nur gefühlt ist und die vernunftgeleitete Mehrheit im Land zu Recht alarmiert bleibt. Die aktuell von Ärzten beklagte „katastrophale Lage" auf den Kinderstationen wegen der anschwellenden Atemwegsinfekte ist sicher nicht unabhängig von der Covid-19-Krise entstanden, aber sie ist auch kein Vorbote einer neuen, schweren Corona-Welle. Denn das Virus selbst ist in einen Abwärtsstrudel geraten. Es mutiert und vermehrt sich weiter, doch es dreht sich evolutionär mehr oder weniger im Kreis. Immunologisch ist das die Chance unseres Lebens.

RND 27.12.2022:

Während andere Länder schon länger zur Normalität übergegangen sind, könnte das nun bald auch in Deutschland der Fall sein. Doch es gibt weiterhin Menschen, die Angst vor dem Virus haben – und am liebsten noch länger an Maßnahmen festhalten würden. Für einige fühlt es sich so an, als sei der Kampf gegen Sars-CoV-2 verloren. Doch das ist ein Missverständnis. Die endemische Lage bedeutet zwar tatsächlich nicht, dass der Erreger verschwindet. Infektionswellen wird es wohl auch weiterhin geben.

MoPo 28.12.2022:

Maskenpflicht und Isolation: Wie die Bundesländer ins Corona-Jahr 2023 gehen: Isolationspflicht teils passé, Maskengebot nur in manchen Zügen, aber auf der Fernstrecke immer: Nach drei Jahren Pandemie herrschen bei den Corona-Regeln bundesweit einige Unterschiede. Mehr Einheitlichkeit lautet deshalb auch ein Wunsch vieler Landesregierungen fürs nächste Jahr. Vor allem im Norden könnte sich aber erneut ein Flickenteppich an Regeln ausbreiten. Nach fast drei Jahren Pandemie wächst in den Bundesländern die Hoffnung, dass 2023 letzte Corona-Schutzmaßnahmen fallen und es eine neue Normalität im Umgang mit dem Virus geben wird. Die Isolationspflicht für Infizierte ist mancherorts schon passé, Maskenregeln in Bus und Bahn bröckeln, bei Gratis-Schnelltests wird gekürzt. In der Ampel-Koalition trommelt vor allem die FDP für ein rasches Ende weiterer Alltagsauflagen – doch nicht alle Ministerpräsidenten gehen da mit.

DWN 28.12.2022:

Die aktuellen Twitter-Enthüllungen zeigen, dass die Plattform im
Sinne der US-Regierung in den öffentlichen Diskurs eingriff. Kritiker
der offiziellen Corona-Narrative wurden gezielt gesperrt – darunter
renommierte Ärzte, Wissenschaftler und Journalisten.

KRS 28.12.2022:

Nach zwei Jahren großer, pandemiebedingter Einschränkungen freuen
sich viele Kölner wieder auf ein Stück Normalität beim Feiern in der
Silvesternacht.

LVZ 28.12.2022:

In Bussen und Bahnen könnte in Sachsen die Maskenpflicht schon
Anfang Januar fallen.

NTV 28.12.2022:

(1) Abrupt beendet China seine strenge Null-Covid-Politik und
erlaubt seinen Bürgern nach fast drei Jahren wieder Reisen ins
Ausland. Doch der drohende Ansturm löst im Ausland Unbehagen
aus. Mögliche Destinationen fürchten eine Welle infizierter Touristen,
die neue Varianten des Coronavirus mit sich bringen. In mehreren
Ländern wächst die Sorge vor neuen Varianten des Coronavirus, die
chinesische Touristen bei Auslandsreisen verbreiten könnten. Nach
dem abrupten Ende der Null-Covid-Politik in der Volksrepublik hat
unter anderem Italien angekündigt, für alle Reisenden aus China
verpflichtende Corona-Tests einzuführen. "Die Maßnahme ist
unerlässlich, um die Überwachung und Erkennung etwaiger Varianten
des Virus zu gewährleisten, zum Schutz der italienischen
Bevölkerung", erklärte Gesundheitsminister Orazio Schillaci.
(2) In Deutschland rät der Grünen-Gesundheitsexperte im Bundestag,
Janosch Dahmen, dagegen zu Gelassenheit. Deutschland sei auch
dank der Impfungen "heute viel besser auf den Winter vorbereitet als
in den vergangenen zwei Jahren", erklärte er in der "Rheinischen
Post". "Das hilft auch mit Blick auf die Situation in China." Das
Bundesverkehrsministerium wies ebenfalls einen CDU-Vorschlag
zurück, alle Flugverbindungen zwischen Deutschland und der

Volksrepublik einzustellen.
(3) Nachdem China seine Null-Covid-Strategie beendet hat, folgt auch
Hongkong dem Beispiel. Bis auf die Maskenpflicht werden alle
Maßnahmen aufgehoben. Die Impfquote sei hoch genug, lautet die
Begründung. Derweil bringt die Kehrtwende das Gesundheitssystem
auf dem Festland an seine Grenzen.

RP 28.12.2022:

(1) Deutschlands Amtsärzte warnen davor, die Corona-
Eindämmungsmaßnahmen kurzfristig aufzuheben. „Einem
vorauseilenden Einstellen aller Schutzmaßnahmen schon zum jetzigen
Zeitpunkt stehe ich kritisch gegenüber", sagte der Vorsitzende des
Bundesverbands der Ärztinnen und Ärzte des Öffentlichen
Gesundheitsdienstes, Johannes Nießen, der „Welt" vom Mittwoch.
„Derzeit haben wir erhöhte Fallzahlen und eine Belastung der
Krankenhäuser durch Personalausfall und anderen
Infektionskrankheiten."
(2) Die Corona-Warn-App wird derzeit einem Bericht zufolge nur
noch von 37 Prozent der Bevölkerung genutzt, 17 Prozent der
Menschen in Deutschland deinstallierten die Anwendung. Das geht
aus einer repräsentativen Umfrage des Digitalverbands Bitkom
hervor, aus der die „Welt" am Mittwoch berichtete.
(3) Bundesgesundheitsminister Karl Lauterbach lehnt eine schnelle
Aufhebung der noch bestehenden Corona-Maßnahmen ab. „Ein
sofortiges Beenden aller Maßnahmen wäre leichtsinnig und wird auch
von Christian Drosten nicht gefordert", sagte der SPD-Politiker am
Dienstag der Deutschen Presse-Agentur. „Christian Drosten hat
Recht, dass wir in den endemischen Zustand der Coronawellen
übergegangen sind, die Wellen betreffen nur Teile der Bevölkerung",
sagte Lauterbach. Trotzdem gelte es, jetzt noch die besonders
gefährdeten Menschen zu schützen, etwa durch Masken in
Pflegeeinrichtungen oder durch die Isolation am Arbeitsplatz. „Die
Kliniken sind voll, das Personal überlastet, die Übersterblichkeit ist
hoch und der Winter ist noch nicht zu Ende." - Mein Kommentar:
Hardliner ohne Einsicht!

BLZ 29.12.2022:

YouGov befragte 2041 in Deutschland lebende Menschen zwischen dem 21. und 23. Dezember - kurz bevor der Virologe Christian Drosten die Pandemie für überwunden erklärte. In dieser Umfrage des Meinungsforschungsinstituts YouGov im Auftrag der Deutschen Presse-Agentur sprechen sich 52 Prozent gegen ein bundesweites Ende der Maskenpflicht in öffentlichen Verkehrsmitteln zum jetzigen Zeitpunkt aus. 60 Prozent lehnen einen sofortigen Stopp der mindestens fünftägigen Isolationspflicht für Infizierte ab. Fast zwei Drittel (64 Prozent) der Befragten sagen, die Pandemie sei für sie noch nicht vorbei.

BLZ 29.12.2022:

Welche Corona-Maßnahmen gelten momentan noch bundesweit? Vor allem Maskenvorschriften: In Fernzügen wie ICEs, ICs oder ECs und auch in Fernbussen wie bei Flixbus gilt nach aktuellem Infektionsschutzgesetz noch bis 7. April eine FFP2-Maskenpflicht, für das Zugpersonal reicht eine medizinische Maske. Außerdem müssen FFP2-Masken in Arztpraxen, Kliniken, Pflegeeinrichtungen und Einrichtungen für Menschen mit Behinderung getragen werden. Bis auf die Arztpraxen muss überall auch ein negativer Test für den Zutritt vorgelegt werden. Auch das gilt alles bis zum 7. April.

Focus 29.12.2022:

Die Deutsche Krankenhausgesellschaft (DKG) plädiert dafür, die bestehenden Corona-Schutzmaßnahmen noch bis Ende Februar aufrechtzuerhalten. Bis dahin sollte man noch Geduld haben, sagte der Vorstandsvorsitzende Gerald Gaß am Mittwoch dem Sender „Welt". „Ich kann nachvollziehen, dass der Minister (Karl Lauterbach (SPD)) in dieser Gesamtlage davor warnt, jetzt einfach alles aufzugeben von heute auf morgen". Es gebe gute Gründe, weiterhin vorsichtig zu sein. „Deswegen ist unser Appell an die Bevölkerung, die Schutzmaßnahmen mitzutragen auf jeden Fall noch bis Ende Februar, das ist unsere Prognose." Gaß verwies auf eine aktuell „sehr angespannte" Lage in den Krankenhäusern, durch relativ viele Patienten mit Infektionskrankheiten bei gleichzeitig hohen

Personalausfällen. Masken schützten auch vor anderen Infektionen, sagte er. Influenza beschäftige die Kliniken momentan am meisten, noch vor Corona und dem RS-Virus bei Kindern und Jugendlichen.

Focus 29.12.2022:
Bei zwei Flügen von China nach Mailand hat die örtliche Gesundheitsbehörde etliche Corona-Fälle registriert. Der örtliche Gesundheitsminister der Lombardei sprach auf einer Pressekonferenz von 38 Prozent positiv getesteten Passagieren im ersten Flugzeug und 52 Prozent im zweiten Flugzeug. Die Testungen waren zum ersten Mal verpflichtend für China-Reisende nach Italien durchgeführt worden, wie „Skynews" berichtet. Die Virusproben sollen auch auf neue Varianten hin untersucht werden, berichtet „Bloomberg". Die positiv getesteten Passagiere müssen nun in Isolation.

SWR aktuell 29.12.2022:
In Rheinland-Pfalz schließen in dieser Woche die letzten von insgesamt 23 Zentren für Corona-Impfungen. Das Land will Geld sparen und sieht kaum noch Bedarf für die Einrichtungen. Der Hauptgrund für die Schließung: Der Bund zieht sich aus der Finanzierung zurück und das Land ist nicht bereit, die Kosten allein zu übernehmen. Zumal nach Angaben des rheinland-pfälzischen Gesundheitsministeriums in den Impfzentren kaum noch Betrieb herrscht. Das Ministerium geht nach eigenen Angaben davon aus, dass der Impfbedarf in den Arztpraxen abgedeckt werden kann. Zusätzlich setze das Land bis April mobile Impfteams und Impfbusse ein.

NZZ 29.12.2022:
Maske für immer? Statt der Politik auf die Finger zu schauen, verteidigen deutsche Journalisten staatliche Übergriffigkeit. Andere Länder leben längst wieder wie vor der Pandemie, nur Deutschland mag den Sonderweg mit Massnahmen und Massregelungen nicht verlassen. Das liegt nicht nur an Politikern, sondern auch an Journalisten, die ihnen unter die Arme greifen.

FAZ 30.12.2022:

Das Prinzip der Verhältnismäßigkeit ist mit dem Ende der Pandemie nicht obsolet geworden. Im Gegenteil: Die Maskenpflicht in Bahnen und Bussen ist schon lange nicht mehr zu rechtfertigen.

BLZ 30.12.2022:

Der Vorsitzende der Kassenärztlichen Bundesvereinigung, Andreas Gassen, hat ein Ende aller noch verbliebenen Corona-Eindämmungsmaßnahmen in Deutschland gefordert. „Wir erleben seit Monaten dank der guten Immunitätslage der Bevölkerung, dank der Impfungen und erfolgten Infektionen eine sehr viel niedrigere Krankheitslast als 2021, eben eine endemische Krankheitslast", sagte Gassen am Freitag der Zeitung Welt. Risikogruppen könnten und sollten sich weiter schützen, Pflichtmaßnahmen für alle seien aber nicht mehr nötig. - Der Chef der deutschen Kassenärzte sprach sich unter anderem dafür aus, die generelle gesetzliche Maskenpflicht in medizinischen Einrichtungen abzuschaffen und die Entscheidung den Praxen zu überlassen. Nicht jede Einrichtung habe mit Hochrisikopatienten zu tun. Auch sei die Ausgangslage beim Augenarzt oder beim Psychotherapeuten eine andere als etwa in einer Infektionssprechstunde bei einem Haus- oder HNO-Arzt, fügte Gassen hinzu.

Welt 31.12.2022:

(1) Zu viele Dosen, Milliardenkosten – Regierung will Impfdeal aufheben.
(2) Im Zentrallager befindet sich ein Überschuss von mehr als 150 Millionen Einheiten – und ein Ende der Lieferungen ist nicht in Sicht. Berlin möchte jetzt nachverhandeln. Gesundheitsminister Karl Lauterbach gerät in die Kritik.

T-Online 31.12.2022:

Das Unternehmen Aida Cruises hat die Corona-Regeln für seine Kreuzfahrten angepasst: Ab dem 13. Januar ist die Vorlage eines negativen Corona-Tests vor Reiseantritt nicht mehr nötig. Ein Impfnachweis ist schon etwas länger nicht mehr verpflichtend. Ein

Test vor Reisebeginn wird Gästen und Crew aber nahegelegt. Die Neuregelung gilt allerdings nur für Reisen, mit einer Dauer von bis zu 15 Tagen. Längere Reisen mit einer Dauer von 16 und mehr Tagen erfordern weiterhin vollständigen Impfschutz sowie den Nachweis eines negativen Antigentests vor der Abreise.

Mein Kommentar: Da wird es also nichts mit der Aufhebung von C-Maßnahmen auf See – Kreuzfahrten für Ungeimpfte ade!

RND 01.01.2023:

Kaum zu glauben, aber mit 2023 beginnt schon das vierte Jahr mit dem Coronavirus in Deutschland. Zurzeit ist die Lage recht entspannt, verglichen mit den Vorjahren. Die gefürchtete Winterwelle ist bisher ausgeblieben. Es gibt zwar durchaus Infektionen mit dem Erreger, ganz verschwunden ist er nicht, aber in den meisten Fällen sorgt er nicht mehr für schwere Krankheitsverläufe. Wenngleich zur Wahrheit auch gehört, dass immer noch Menschen im Zusammenhang mit Covid-19 versterben oder mit Spätfolgen, Long Covid genannt, zu kämpfen haben. - Wie geht es nun weiter? Was bringt das neue Jahr? Kann die Weltgesundheitsorganisation den globalen pandemischen Gesundheitsnotstand endlich für beendet erklären? Seine Hoffnung sei, in 2023 sagen zu können: „Dies ist keine Pandemie mehr“, hatte WHO-Chef Tedros Adhanom Ghebreyesus vor wenigen Wochen gesagt. Aber wird dieser Wunsch in Erfüllung gehen? Oder droht doch noch mal eine große Infektionswelle, und damit eine enorme Belastung für die Krankenhäuser?

Spiegel 01.01.2023:

(1) Nach zwei Coronawintern haben die Menschen in Deutschland das neue Jahr wieder mit großen Feuerwerksmengen begrüßt – entsprechend viele Verletzte und mindestens einen Toten gab es in der Silvesternacht. In Leipzig verletzte sich ein 17-Jähriger beim Hantieren mit nicht zugelassenem Feuerwerk tödlich, wie die Polizei mitteilte.

(2) Die Pandemie wird endemisch – nun drängt FDP-Chef Lindner auf ein früheres Auslaufen des Infektionsschutzgesetzes. Doch SPD

und Grüne sind skeptisch. Bleibt die Maskenpflicht im Fernverkehr
noch bis Ostern?

T-Online 03.01.2023:
Weil die Corona-Situation in China ernst ist, müssen Einreisende von
dort in vielen Ländern Tests vorlegen. Doch ausgerechnet der
deutsche Dauermahner Lauterbach zögert. Seit Beginn der Pandemie
gilt er als geradezu notorischer Corona-Mahner und -Warner. Doch
nun bleibt Karl Lauterbach im internationalen Vergleich ganz
entspannt. Während andere Länder angesichts der dramatischen Lage
in China aus Sorge vor neuartigen Virusvarianten bereits Auflagen für
Reisende aus China verabschiedet oder angekündigt haben, will
Deutschlands Gesundheitsminister auf eine Lösung auf europäischer
Ebene warten.

BLZ 03.01.2023:
Hertha BSC bestreitet sein Wintertrainingslager in Florida ohne
Kapitän Marvin Plattenhardt. Der 30-jährige Außenverteidiger darf
wegen seines fehlenden Impfstatus nicht in die Vereinigten Staaten
einreisen, wie der Verein am Dienstag auf seiner Homepage bekannt
gab.

NTV 03.01.2023:
Deutschland sitzt auf gigantischer Impfstoff-Bestellung - Die Corona-
Pandemie ist im Bewusstsein der meisten Menschen vorbei. Impfen
lassen sich nur noch sehr wenige, dabei stehen noch große Impfstoff-
Lieferungen aus. Die Bundesregierung würde die Bestellungen gerne
stornieren. - Momentan gibt es laut Impf-Dashboard etwa 7000
Impfungen pro Tag. Bei diesem Tempo würde es noch mehr als zehn
Jahre dauern, bis die aktuell bereitliegenden Dosen verimpft wären.
Die Bundesregierung bemüht sich darum, absehbar überschüssige
Corona-Impfstofflieferungen noch zu stornieren oder zu reduzieren.
Man sei in Verhandlungen, die über die EU-Kommission
vorgenommenen zusätzlichen Bestellungen für 2023 und 2024
abzubestellen oder zu verringern, hatte es im Dezember aus Kreisen
des Gesundheitsministeriums geheißen.

Welt 03.01.2023:

(1) „Lizenz zum Gelddrucken für die Industrie – auf Kosten der Steuerzahler".

(2) Die EU-Länder haben sich auf teure Knebelverträge mit der Pharmaindustrie eingelassen. Nun zeigt sich, dass sie Hunderte Millionen Covid-Impfdosen zu viel bestellt haben – und sie nicht zahlen wollen.

BLZ 03.01.2023:

Seit Wochen wütet in China eine massive Corona-Welle. Um die Infektionen dort einzudämmen, hat die Europäische Union dem Land offiziell kostenlose Impfstoffe angeboten. Einem Bericht der Financial Times zufolge ist Peking aber nicht interessiert. China habe bislang nicht reagiert, was als indirekte Ablehnung gewertet wird.

NZZ 05.01.2023:

Warum so feige, liebe Politiker? Ihr dürft getrost das Ende der Corona-Pandemie verkünden. - Offenbar fällt es vielen schwer zu begreifen, dass das Coronavirus in Deutschland und der Schweiz mittlerweile keine pandemische Bedrohung mehr ist. Wir dürfen und müssen nun damit umgehen wie mit anderen Erregern, sei es Grippe, Masern oder HIV.

BLZ 05.01.2023:

Zur Corona-Debatte Prof. Dr. P. M. Wiedemann: Deutschland ist nicht „der" Wissenschaft gefolgt:
(1) Statt bei Meinungsdifferenzen auf Diskurs zu setzen, wurden die Positionen Andersdenkender diffamiert, indem ihnen unterstellt wurde, dass sie auf der Seite der Menschenfeinde und Querdenker stünden. Das Strategiepapier des Bundesministeriums des Inneren zum Umgang mit dem Coronavirus – nur für den internen Gebrauch gedacht – gab die Richtung vor. Es sollten Schockwirkungen erzielt werden. Ein Dagegenhalten war riskant. Verdächtigungen entwickelten sich zur Normalform: Journalisten übten sich als Inquisitoren. Für andere gab es die Tyrannei der Ungeimpften. Ähnlich problematische Einlassungen seitens der Medien ließen sich

ebenfalls bei anderen Themen beobachten: beim Umgang mit Virologen, die nicht auf Regierungslinie lagen, hinsichtlich der Unbekümmertheit gegenüber der katastrophalen Datenlage zur Pandemie sowie bezüglich der Effektivität der Lockdown-Maßnahmen.

(2) In der Pandemie ging es außerdem nicht mehr um Aufklärung und nicht um die Unterstützung von informierten Entscheidungen. Die Bevölkerung wurde nicht mehr angesprochen, um sie zu befähigen, Corona-Risiken richtig einzuschätzen und, entsprechend ihrer eigenen Werte, vorsorglich zu handeln. Das Ziel der Kommunikation war die Verhaltenssteuerung der Bevölkerung. Propaganda und Pathos dominierten die öffentlichen Medien. Mit missionarischem Eifer wurden Angstbotschaften massiv kommuniziert, um Menschen auf Linie zu bringen. Wer nicht mitmachte, war unsolidarisch und gehörte damit schon ins Reich des Bösen, das mit AfD, Querdenkern und Reichsbürgern auch eine politische Richtung zugewiesen bekam, deren Ablehnung als selbstverständliche Norm galt und gilt. Natürlich können niemandem, der so kommunizierte, böse Absichten unterstellt werden. Doch selbst eine Kommunikation mit guten Absichten kann fatale Folgen haben.

GMX und BLZ 07.01.2023:
Die Sublinie XBB.1.5 der Corona-Variante Omikron könnte sich nach Einschätzung von Experten in den kommenden Wochen und Monaten auch in Europa und Deutschland ausbreiten. „Man kann mit einiger prognostischer Sicherheit sagen, dass die Variante auch bei uns die dominante Variante werden wird", sagte der Bremer Epidemiologe Hajo Zeeb. Anlass zu großer Sorge gebe es aber nicht. „Wir sehen zwar etwas mehr Fälle in den USA, aber da läuft keine gigantische Welle ab."

BLZ 08.01.2022:
Seit Anfang des Jahres ist die Corona-Impfpflicht in Kliniken und Pflegeheimen ausgelaufen. Laut einer Umfrage wurde sie ohnehin nie wirklich durchgesetzt. - Zur Durchsetzung der Corona-Impfpflicht für das Personal von Kranken- und Pflegeeinrichtungen in Deutschland

sind laut Medienberichten nur selten Sanktionen verhängt worden. Knapp 270.000 Verstößen gegen das von März bis Ende Dezember 2022 geltende Gesetz stünden lediglich rund 8.250 Bußgeldverfahren oder Tätigkeitsverbote gegenüber, berichtete die Welt am Sonntag unter Berufung auf eine eigene Umfrage unter allen 16 Landesregierungen. Fünf von ihnen machten der Zeitung zufolge teils unvollständige Angaben.

BLZ 10.01.2023:

(1) Der Berliner Senat hat die Corona-Regeln entschärft. Die Maskenpflicht im öffentlichen Nahverkehr fällt damit ab dem 2. Februar weg. Das wurde der Berliner Zeitung aus der noch laufenden Senatssitzung bestätigt. Der Beschluss wurde in Absprache mit Brandenburg gefällt, wo die Maskenpflicht ebenfalls am 2. Februar endet. Gleiches gilt für Mecklenburg-Vorpommern.

(2) Auch die Quarantäne-Regeln werden in Berlin vereinfacht. Wer sich mit Corona infiziert hat, muss nach wie vor fünf Tage in Quarantäne, aber ein Freitesten ist nicht mehr nötig. Es genügen 48 Stunden Symptomfreiheit.

(3) Andere Bundesländer wie Sachsen-Anhalt und Bayern hatten die Maskenpflicht im Nahverkehr schon im Dezember aufgehoben. In Sachsen muss ab dem 16. Januar keine Maske mehr in Bussen und Bahnen getragen werden, in Thüringen ab dem 3. Februar.

(4) In Arztpraxen, Fernzügen, Pflegeheimen und Krankenhäusern gelte die Maskenpflicht deutschlandweit aber weiter. Dies wird vom Bund geregelt. Das Bundesinfektionsschutzgesetz gilt zunächst bis zum 7. April.

FR 10.01.2023:

Leserkommentar: "Viele Chinesinnen und Chinesen erleben in diesen Tagen eine ganz neue Freiheit: endlich wieder reisen, die Welt sehen, Freunde und Verwandte treffen. Und was macht Lauterbach? Er lässt die Chinesen ungehindert einreisen. Gleichzeitig besteht er aber aus Vorsicht auf Masketragen im ÖPNV. ……". (Schreibfehler korrigiert).

BZ 11.01.2023:

(1) Baden-Württemberg will wie andere Länder auch die
Maskenpflicht im öffentlichen Nahverkehr abschaffen. Nach Plänen
von Gesundheitsminister Manne Lucha (Grüne) soll die Pflicht vom
31. Januar an aufgehoben werden, wie die Deutsche Presse-Agentur
am Mittwoch auf Nachfrage erfuhr. Damit entfällt eine der letzten
großen Einschränkungen aus Zeiten der Corona-Pandemie.
(2) Über die Maskenpflicht im Nahverkehr können die Bundesländer
selbst bestimmen. Immer mehr Länder kippen diese nun. Bayern,
Sachsen-Anhalt und Schleswig-Holstein haben sie bereits abgeschafft.
Berlin, Brandenburg, Thüringen, Mecklenburg-Vorpommern und
Sachsen wollen sie bis spätestens Anfang des kommenden Monats
aufheben. Damit wird nun auch in nicht von der Union geführten
Bundesländern die Pflicht zum Tragen einer Maske in Bus und Bahn
aufgehoben.
(3) Für die Maskenpflicht im Fernverkehr ist der Bund zuständig.
Nach geltendem Infektionsschutzgesetz sind hier noch bis 7. April
FFP2-Masken vorgeschrieben. Die Bundesregierung könnte dies aber
per einfacher Verordnung ändern. Unter anderem die FDP drängt auf
ein vorzeitiges Ende der Pflicht im Fernverkehr. Auch
Bundesgesundheitsminister Karl Lauterbach (SPD) hält ein
vorzeitiges Ende der Maskenpflicht im Fernverkehr und in
Gesundheitseinrichtungen für möglich.

BZ 11.01.2023:

Der Präsident des Robert-Koch-Instituts (RKI), Lothar Wieler,
verlässt die Bundesbehörde. Wieler werde zum 1. April auf eigenen
Wunsch sein Amt niederlegen, teilten das RKI und das
Bundesgesundheitsministerium am Mittwoch in Berlin mit. Der
Schritt des 61-Jährigen, der in der Corona-Pandemie bundesweit
bekannt geworden war, erfolge im Einvernehmen mit
Bundesgesundheitsminister Karl Lauterbach (SPD). Demnach will
sich Wieler neuen Aufgaben in Forschung und Lehre widmen.

BLZ 11.01.2023:

Während der Corona-Pandemie haben die meisten EU-Maßnahmen

nach Einschätzung des Europäischen Rechnungshofs nur geringfügig das Reisen und die Nachverfolgung von Corona-Infektionen erleichtert. Einzig das europaweite Covid-Zertifikat zum Nachweis einer Impfung, eines Tests oder einer überstandenen Infektion sei von den Mitgliedstaaten stark genutzt worden und deshalb ein effektives Mittel gewesen, stellten die Rechnungsprüfer in Luxemburg in einem am Mittwoch veröffentlichten Bericht fest. So seien Reisebeschränkungen nach der Einführung des digitalen Nachweises europaweit vereinheitlicht und für Zertifikat-Inhaber später sogar vollständig aufgehoben worden.

MoPo 11.01.2023:
Der Regierungspartner FDP erneuerte am Mittwoch seine Forderungen, die Maskenpflicht umgehend zu beenden. Die FDP-Gesundheitspolitikerin Christine Aschenberg-Dugnus sagte: „Wir sollten uns schnellstmöglich verständigen, die Maskenpflicht in eine Empfehlung umzuwandeln. So wie es im Flugverkehr schon lange der Fall ist." Dass von Bayern bis Schleswig-Holstein auf ein und derselben Strecke im ICE eine Maskenpflicht gelte und im Regionalverkehr nicht, sei nicht mehr vermittelbar.

NTV 12.01.2023:
Der Chefvirologe der Berliner Charité, Christian Drosten, hält das Tragen von Masken in der derzeitigen Phase der Corona-Pandemie nicht mehr für so effektiv wie früher. "Die Maske wird so effizient nicht mehr sein", sagte er im Podcast "Coronavirus Update" des Norddeutschen Rundfunks (NDR). Da die Masken nur noch bei wenigen Anlässen getragen werden, spiele sie bei der Kontrolle der Gesamtübertragung des Coronavirus kaum noch eine Rolle. Drosten sagte, der Grund, weshalb es derzeit eine relative Ruhe in der Corona-Lage gebe, sei die große Bevölkerungsimmunität. "Die trägt am meisten bei zur Eindämmung."

MDZ 12.01.2023:
Fast drei Jahre lang galt für Corona-Kranke die Pflicht zur Quarantäne. Sachsen-Anhalt streicht diese Regel nun: Ab Februar

entfällt die Isolationspflicht. Gesundheitsministerin Grimm-Benne rät aber weiter zu Tests und Kontaktreduzierung.

BLZ 13.01.2023:

(1) Mitten in der Corona-Zeit, als Gaststätten in Deutschland Gäste nur nach Vorzeigen des Impfpasses einlassen durften, hängte Christian Günther große Schilder in seine Fenster seines Cafés Kleinschmidt in Eberswalde. Auf den Schildern stand: „Im Gegensatz zu den Regierungssimulanten auf Bundes-, Landes- und Kreisebene halten wir uns an das Grundgesetz und diskriminieren niemanden! Uns ist jeder willkommen, egal welcher Hautfarbe, Religion, sexueller Orientierung oder Impfstatus! Willkommen im Kleinschmidt!" Auch den Inhalt einer Tafel neben dem Schild hatte Günther an die Lage angepasst: „Bei uns gelten nur diese 3G-Regeln: Gebraut, Gezapft, Getrunken! Bei uns wird niemand ausgegrenzt!"

(2) Als „absurde Entgleisung" bezeichnet Günther die Regierungspolitik in der Pandemie, das Handeln des beinahe kompletten deutschen Staatsapparats in Form von Behörden und Institutionen samt ihrer Mitarbeiter. Er geht noch weiter und bezieht auch Bürger ein, die aus seiner Sicht „willfährige Unterstützer dieser Diskriminierungs- und Hetzorgie namens 2G" waren. Sowie die Medien. Günther spricht von einem „Offenbarungseid weiter Teile der Medienlandschaft", die Berichterstattung nennt er „verwahrlost". Niemand habe Regierungshandeln kritisch begleitet, faktisch hinterfragt. Er habe eine „lustvolle Beteiligung an der Hetze" gegen Ungeimpfte in Erinnerung.

(3) Was ihm bis heute nicht in den Kopf will, ist, dass ihm in einem Land mit 83 Millionen Menschen und etwa 60.000 gastronomischen Betrieben bisher kein Fall eines Gastwirtes bekannt ist, der es so handhabe wie er in Eberswalde. Und sich einfach nicht an die Regeln hielt. Er sei dafür geschmäht worden, verunglimpft, beleidigt, aus dem links-grünen Spektrum, sagt er. Aber etwas Schlimmeres sei nicht passiert. Die Brandenburger Polizei sei nicht tätig geworden. Womöglich sei ein Auge zugedrückt worden, vermutet er.

BLZ 13.01.2023:

(1) Bundesgesundheitsminister Karl Lauterbach (SPD) hat das Ende
der Maskenpflicht im öffentlichen Fernverkehr verkündet. Demnach
fällt die Pflicht zum Tragen einer Maske zum 2. Februar. Die
Bundesregierung kann die Maßnahme per Rechtsverordnung ganz
oder teilweise aussetzen. „Wir müssen einfach mehr auf
Eigenverantwortung und Freiwilligkeit setzen", sagte Lauterbach.
(2) Bundesjustizminister Marco Buschmann (FDP) sprach sich zuvor
dafür aus, die Pflicht vorzeitig zum Monatsende aufzuheben. Auch
der bayerische Gesundheitsminister Klaus Holetschek (CSU) sowie
die Gesamtbetriebsräte der Deutschen Bahn für Fern- und Nahverkehr
forderten, die Maskenpflicht zu beenden.
(2) Buschmann sagte der Augsburger Allgemeinen (Freitag): „Meines
Erachtens können auch andere Schutzmaßnahmen vor dem 7. April
aufgehoben werden." Die Entwicklung sei aktuell so positiv, „dass
selbst vorsichtige Wissenschaftler uns im endemischen Stadium
sehen". Eingriffe in die Grundrechte der Bürgerinnen und Bürger
müssten immer die Ausnahme und gut begründet sein.

NTV 16.01.2023:

(1) Im Fernverkehr endet die Maskenpflicht Anfang Februar, im
Nahverkehr ist die Regelung Ländersache. Diese individuelle
Verantwortung für das Tragen einer FFP2-Maske sollte auch
Arztpraxen und Pflegeeinrichtungen eingeräumt werden, findet
Ärztepräsident Reinhardt.
(2) Der Präsident der Bundesärztekammer, Klaus Reinhardt, plädiert
für ein Ende der gesetzlichen Maskenpflicht im Gesundheitswesen.
"Wir brauchen in medizinischen Einrichtungen keine generelle,
gesetzliche Maskenpflicht mehr. Nicht jede Einrichtung hat mit
Hochrisikopatienten zu tun", sagte Reinhardt der "Welt".

BLZ 16.01.2023:

(1) Viele Wissenschaftler haben es verlernt, ihre Position kritisch zu
reflektieren. Die Universitäten sollen eigentlich kritische Begleiter
eines gesellschaftlichen Alltags sein. Doch diesem Anspruch werden
sie oft nicht gerecht….

(2) Der Autor dieser Zeilen wurde hellhörig, als mehr und mehr zu bemerken war, dass all jene Forschende, die sich übertrieben stark und unverhältnismäßig für Impfungen, für Lockdowns, Masken, usw. aussprachen, allesamt Menschen waren, die sich noch inmitten des wissenschaftlichen Systems, oft gar am Höhepunkt ihrer Karrieren befanden und in den Beratungsgremien der Regierung saßen. Auch hatten diese Akteure offenkundig Verbindungen zu Pharmafirmen oder waren in eigenartige wissenschaftliche Machenschaften involviert. An diesem Punkt hätten vor allem Medien der Finanzierung von Forschung nüchtern nachgehen müssen. Das ist vielfach nicht geschehen.

(3) Die kritischen Experten-Stimmen hingegen waren fast alle emeritierte (also pensionierte) Universitätsprofessoren oder „Aussteiger" aus dem Wissenschaftssystem und nunmehr weitgehend unabhängig von Universitäten, Pharmafirmen und wissenschaftspolitischen Graben- und Machtkämpfen. Wer ist wohl weniger befangen, kann man naiv fragen.

BLZ 17.01.2023:

Immunsystem, Winter, Grippewelle: Warum sind gerade alle krank? Gefühlt ist gerade jeder erkältet – und das schon seit November. Woran liegt das? Ist unser Immunsystem geschwächt?

BLZ 18.01.2023:

(Zur Rede von Bundeskanzler Scholz auf dem WEF in Davos):
(1) Wirklich ausführlich wurde Scholz beim Thema „Gesundheitskrise", bei dem Deutschland offenbar eine globale Führungsrolle übernehmen will. Scholz berichtete von einem Treffen der EU, der Organisation der Afrikanischen Staaten und dem Unternehmen Biontech, bei dem der „Startschuss" zur Errichtung von „modularen Produktionsstätten" in Südafrika, Ruanda, Ghana und Senegal gegeben worden sei. Scholz sagte, dass sich zwar alle ein Ende der Covid-19-Pandemie wünschten, doch dem sei nicht so: „Die Pandemie ist noch nicht vorbei", sagte Scholz: „Sie wird kein Ende finden, wenn wir den Kreislauf, dass immer neue Mutanten zu immer neuen Infektionen auslösen, nicht endlich durchbrechen." Noch gäbe

es „Lockdowns in China, nach wie vor hohe Infektionszahlen" und
„neue Virus-Varianten". Bei der Bekämpfung von Pandemien werden
die Staaten künftig wesentliche Kompetenzen an die
Weltgesundheitsorganisation (WHO) abgeben.
(2) Scholz sagte, dass sich „die G7-Gesundheitsminister letzte Woche
auf den ‚Pact for Pandemic Readiness' verständigt" hätten. Dieser
Vertrag sehe vor: „besserer Datenaustausch, die Vernetzung
internationaler Gesundheitsexperten und Expertinnen und die
Mobilisierung schneller Einsatzteams, die im Ernstfall einen
Ausbruch bekämpfen sollen". Außerdem wird Deutschland den von
der WHO eingerichteten ACT Accelerator „massiv unterstützen",
„der für eine weltweite Versorgung mit Impfstoffen sorgt".
Deutschland „geht hier mit 1,3 Milliarden allein in diesem Jahr voran"
und wolle die WHO „dauerhaft stärken". Davos sei „bei diesen
Themen schon oft ein Impulsgeber" gewesen. „Nicht zuletzt wurde
hier im Jahr 2000 die Impfallianz Gavi gegründet, in der Pandemie
war sie Gold wert", so Scholz.
(3) Laut der Artikel 13, 18 und 20 soll der Pakt eine „Stärkung der
zentralen Rolle der WHO als leitende und koordinierende Behörde für
die internationale Gesundheitsarbeit, unter Berücksichtigung der
Notwendigkeit der Koordinierung mit Einrichtungen im System der
Vereinten Nationen und anderen zwischenstaatlichen Organisationen"
bringen. Die WHO erhält erleichterten Zugang zu Ausbruchsgebieten,
„unter anderem durch die Entsendung von Expertenteams zur
Bewertung und Unterstützung der Reaktion auf neu auftretende
Ausbrüche".

Anmerkung: Im Artikel 13 heißt es wörtlich: "Die Vertragsstaaten
erkennen die WHO als leitende und koordinierende Behörde für die
internationale Reaktion auf gesundheitliche Notfälle von
internationalem Belang an und verpflichten sich, den Empfehlungen
der WHO bei ihrer internationalen Reaktion auf gesundheitliche
Notfälle zu folgen".

Merke: Die Staaten verpflichten sich, den "Empfehlungen" einer
privat finanzierten Institution zu "folgen". Was das heißt ist klar:

Milliardäre, Bürokraten und Nichtmediziner bestimmen die Pandemie-Politik von Nationalstaaten, die hiermit ihre Souveränität abgeben!

BZ 19.01.2023:
Ein Offenburger Unternehmer verklagt die Bundesregierung, weil er für die von ihm gelieferten Corona-Schutzmasken kein Geld erhielt. Es ist die erste Klage dieser Art auf Akteneinsicht.

FAZ 19.01.2023:
(1) Bundesarbeitsminister Hubertus Heil will die Sonderregeln am Arbeitsplatz zum Schutz vor einer Corona-Ansteckung zwei Monate früher als geplant beenden. „Ich werde per Ministerverordnung die Corona-Arbeitsschutzverordnung zum 2. Februar 2023 aufheben", sagte der SPD-Politiker am Donnerstag der Nachrichtenagentur Reuters.
(2) Die besonderen Hygiene-Vorkehrungen hätten vor allem in den Hochphasen der Pandemie wichtige Dienste geleistet. „Dank der umfangreichen Schutzmaßnahmen konnten Ansteckungen im Betrieb verhindert und Arbeits- und Produktionsausfälle vermieden werden", sagte Heil. Durch die zunehmende Immunität in der Bevölkerung gehe die Zahl der Neuerkrankungen nun stark zurück. „Daher sind bundesweit einheitliche Vorgaben zum betrieblichen Infektionsschutz nicht mehr nötig", sagte der Arbeitsminister.

FAZ 19.01.2023:
(1) Das hessische Kabinett hat die bereits angekündigte Aufhebung der Maskenpflicht im öffentlichen Personennahverkehr beschlossen. Die entsprechende Verordnung gilt vom 2. Februar an. Masken müssen dann nur noch beim Betreten von medizinischen und pflegerischen Einrichtungen getragen werden, also beispielsweise in Krankenhäusern, Pflegeheime und Arztpraxen.
(2) In einer Mitteilung der Staatskanzlei werden Ministerpräsident Boris Rhein (CDU) und Sozialminister Kai Klose (Die Grünen) mit der Feststellung zitiert, dass die Infektionszahlen niedrig und die Lage in den Krankenhäusern „aktuell beherrschbar" seien. „Wir können

diesen Schritt also verantworten".

(3) Das Tragen einer Maske sei aber weiterhin sinnvoll und empfehlenswert, beispielsweise bei dichtem Gedränge. Die Politiker wollen „die Situation weiter im Blick behalten und beobachten, wie sich das Virus entwickelt."

BLZ 20.01.2023:

(1) Vier Bundesländer haben insgesamt über 17 Millionen abgelaufene Corona-Masken verbrannt. Dies geht aus einer Umfrage der Welt bei allen Ländern hervor.

(2) So wurden in Baden-Württemberg 6,1 Millionen, in Sachsen 5,5 Millionen, in Nordrhein-Westfalen fünf Millionen und in Mecklenburg-Vorpommern 656.000 Masken vernichtet. Elf Bundesländer teilten mit, bisher keine Corona-Masken entsorgt zu haben, einige planten dies aber. Thüringen konnte über die Art der Verwertung keine Angaben machen. Auch das Bundesgesundheitsministerium in Berlin hat in den vergangenen Monaten Masken „energetisch verwertet". Die Zahl liege bislang „unter einer Million Stück", teilte ein Sprecher auf Anfrage mit.

BLZ 20.01.2023:

(1) Durch die erste Phase der Pandemie kam Deutschland hervorragend, dann folgten zermürbende Debatten, unter anderen ums Impfen. Eine Corona-Zwischenbilanz des Weltärztepräsidenten.

(2) Wir haben die Pandemie in drei Jahren und drei Phasen bewältigt. Das erste Jahr war von Lockdowns und Abstandsgeboten sowie einer skurrilen Maskendiskussion gekennzeichnet. Erinnern wir uns: Lieferketten waren zusammengebrochen, Masken und Schutzausrüstung fehlten. Statt sich um die Lieferung funktionsfähiger FFP2-Masken zu kümmern, verlangte der bayerische Ministerpräsident, selbstgenähte Masken zu tragen und verhängte Bußgelder gegen Menschen, die dies nicht taten. Heute wissen wir – auch selbstgenähte Masken sind besser als gar nichts. Aber die Maßnahme verdeckte das Versagen der Politik, der es anfänglich nicht gelang, genügend Masken und Schutzausrüstungen (PPE) zu besorgen.

BLZ 20.01.2023

Vor nun fast drei Jahren wurde die erste Corona-Infektion in Deutschland bekannt. Mittlerweile sind rund 38 Millionen Infektionen registriert und etwa 64 Millionen Menschen per Impfung grundimmunisiert worden. Mehr als 164.000 Infizierte sind an oder mit Corona gestorben.

Ein Rückblick: https://www.berliner-zeitung.de/politik-gesellschaft/drei-jahre-corona-was-bisher-in-deutschland-geschah-li.308904

BZ 21.01.2023:

(1) Vor dem Ende der letzten Corona-Auflagen des Landes schaut Ministerpräsident Winfried Kretschmann ohne große Reue für eigenen Entscheidungen auf die Zeit der Pandemie zurück. "In der Situation von damals würde ich nichts groß anders machen", sagte der Grünen-Politiker der "Schwäbischen Zeitung" (Samstag).

(2) Er räumte aber auch ein, aus heutiger Sicht einige Entscheidungen anders zu treffen als damals: "Natürlich wussten wir nicht alles, mussten im Nebel navigieren", sagte Kretschmann. "Ich habe zum Beispiel die Folgen der Schulschließungen auf Kinder unterschätzt. Das würde ich mit dem Wissen von heute wohl nicht mehr so entscheiden."

MDZ 21.01.2023:

Keine Schule, keine ersten Dates, keine Cliquentreffen: Selbst Psychiater sind davon überrascht, welche drastischen Folgen die Isolation während der Pandemie für einige Jugendliche hat.

BZ 23.01.2023:

(1) In der kommenden Woche fallen die letzten Corona-Auflagen des Landes. Das ist sicher ein Signal, aber es ist keine Entwarnung, sagt Baden-Württembergs Gesundheitsminister. Dennoch habe das Land dazugelernt.

(2) Vor dem Aus für die letzten Corona-Auflagen des Landes im Februar sieht Gesundheitsminister Manfred Lucha das Land gut aufgestellt für Varianten des Virus und weitere Risiken. "Wir sind

eindeutig besser vorbereitet auf eine mögliche nächste Pandemie",
sagte der Grünen-Politiker der Deutschen Presse-Agentur. "Unsere
Seismographen, unsere gesellschaftlichen und wissenschaftlichen
Teleskope gehen bis zum Mond." Er erwarte zwar keine neuen
besorgniserregenden Varianten, das Land sei aber wachsam.
(3) "Bei Gesundheitsthemen würde ich nie etwas abhaken." Die
Menschen sollten in der privaten Gesundheitshygiene auch weiter
achtsam sein. Die Pandemie habe gezeigt, dass Achtsamkeit im
Umgang mit der Erkrankung und mit Infektionen ein hohes Gut sei.

BR24 24.01.2023:

(1) Corona: Was die 2G-Regel gebracht hat: Geimpft, genesen - oder
draußen bleiben: Das besagte die 2G-Regel, die im vergangenen
Winter galt. Studien zeigen nun, dass sie mäßig erfolgreich war. Und
eine Sache sollte man beim nächsten Mal anders machen, findet der
Sachverständigenausschuss.
(2) Wer vor rund einem Jahr keinen Impf- oder Genesenen-Nachweis
vorzeigen konnte, war bei der Freizeitgestaltung stark eingeschränkt.
In Schwimmbädern, Kinos, Theatern und vielen anderen
Einrichtungen galt die 2G-Regel, zeitweise auch in Teilen des
Einzelhandels. Eintritt hatten nur vollständig gegen Covid-19
Geimpfte und diejenigen, die gerade eine Infektion überstanden und
dazu auch eine Bestätigung hatten.
(3) Zeitweise wurde an vielen Türen auch der Nachweis von 2G plus
verlangt, also geimpft oder genesen und zusätzlich ein Antigen-Test.
Die 3G-Regel, geimpft, genesen oder getestet, galt in Bayern
zeitweise nur noch in Bus und Bahn und am Arbeitsplatz.

NZZ 25.01.2023:

(1) Der Präsident des Robert-Koch-Instituts (RKI), Lothar Wieler, hat
in einem Interview mit der «Zeit» Fehler im Umgang mit
Schulschliessungen zu Beginn der Coronapandemie eingeräumt. Die
Schulen offen zu halten, hätte nicht zwingend dazu geführt, den Tod
vieler Menschen in Kauf zu nehmen. Laut Wieler wäre es möglich
gewesen, den Schulbetrieb «unter Anstrengung» laufen zu lassen.
Diese Möglichkeit sei aber «während der ganzen Pandemie nicht

ausreichend mit der nötigen Sorgfalt, Ruhe und Sachlichkeit»
betrachtet worden.
(2) Allerdings räumt Wieler ein, dass auch er nicht empfahl, die
Schulen geöffnet zu lassen. Diesen Schritt begründet er mit der
schwachen Datenlage und den fehlenden Erkenntnissen über
Langzeitfolgen bei Kindern. Die endgültige Entscheidung über
Schulschliessungen sieht Wieler bei der Politik.

BZ 26.01.2023:
(1) Es gibt für Corona vorerst keine weiteren Impfempfehlungen.
(2) Drei Jahre nach dem ersten Infektionsfall in Deutschland ist
Corona keine Pandemie mehr – vor allem wegen der Impfungen. Nun
fragen sich viele, wie es damit weitergeht. Weitere Booster sind
erstmal nicht nötig, sagen Experten.

Zeit 26.01.2023:
(1) Den jüngsten Forderungen nach einem Ende der Corona-
Maskenpflicht im Gesundheitswesen schließen sich auch Fachleute
aus der Infektiologie an. Man plädiere für ein "sofortiges Ende" der
Testpflicht beim Zugang zu Krankenhäusern sowie für die Aufhebung
der FFP2-Maskenpflicht in medizinischen Einrichtungen, teilte die
Deutsche Gesellschaft für Infektiologie mit.
(2) Es sei nun nicht mehr nötig, diese Maßnahmen flächendeckend im
Gesundheitswesen aufrechtzuerhalten. "Sars-CoV-2 ist hierzulande
jetzt ein Gesundheitsrisiko unter vielen", sagte der Präsident der
Fachgesellschaft, Bernd Salzberger, laut einer Mitteilung.

Zeit 26.01.2023:
(1) Da habe ich mich geirrt: Vom Ministerpräsidenten bis zur
Virologin: 25 Menschen, die in der Pandemie eine wichtige Rolle
spielten, gestehen ein, wo sie falschlagen – und was sie heute nicht
mehr so machen würden.
(2) Von Dirk Brockmann, Dietrich Brüggemann, Alena Buyx, Prof.
Dr. Sandra Ciesek, Janosch Dahmen, Michael Hallek, Klaus
Holetschek, Michael Kretschmer, Wolfgang Kubicki, Armin Laschet,
Karl-Josef Laumann, Martin Machowecz, Frank Ulrich Montgomery,

Karin Prien, Dr. Viola Priesemann, Elisabeth Raether, Bodo
Ramelow, Jonas Schmidt-Chanasit, Monja Schünemann, Manuela
Schwesig, Andreas Sentker u. a.

SZ 26.01.2023:
Pharmakonzerne wie Biontech, Pfizer und Moderna haben mit ihren
Impfstoffen hohe Gewinne gemacht. Bislang geheim gehaltene
Zahlen zeigen, was die Regierung ihnen zahlen muss – und dass die
Preise mitten in der Pandemie drastisch angehoben wurden.

BLZ 26.01.2023:
(1) Lehrer zur Corona-Debatte: Wieso haben wir nicht protestiert? Wo
ist die Aufarbeitung?
(2) Die Kita- und Schulschließungen während der Pandemie waren
ein Fehler, sagt unser Autor. Eine Diskussion gibt es darüber nicht.
Das ist fatal.
(3) Pünktlich zum Weihnachtsfest verkündete „Deutschlands
Topvirologe" Christian Drosten in einem Interview mit der Zeitung
Der Tagesspiegel am 26.12.2022, dass seiner Einschätzung nach die
Corona-Pandemie beendet sei. Seine Einschätzung begründete
Drosten damit, dass „die Immunität in der Bevölkerung (…) nach
diesem Winter so breit und belastbar sein (werde), dass das Virus im
Sommer kaum noch durchkommen könne". Maßgeblich dafür sei
seiner Meinung nach die hohe Impfquote in der Bevölkerung. Die
getroffenen Maßnahmen, die der Eindämmung der Pandemie dienen
sollten, verteidigte der Virologe damit, dass ohne die
Einschränkungen eine Million oder sogar noch mehr Corona-Tote in
Deutschland zu beklagen gewesen wären.
(4) Prüfen lassen sich alle drei Aussagen freilich nicht – auch
aufgrund der miserablen Datenlage, an der sich bis zum heutigen
Zeitpunkt nichts wesentlich geändert hat. Allerdings steht nach fast
drei Jahren Corona-Pandemie – bzw. besser gesagt: nach drei Jahren
staatlich verordneter Anti-Corona-Maßnahmen – aber auch fest, dass
diese Maßnahmen massive Schäden in vielen Bereichen des
gesellschaftlichen, politischen und wirtschaftlichen Lebens
hinterlassen haben. Ihre Auswirkungen werden noch viele Jahre lang

spürbar sein.

(5) Ungeimpfte wurden diskriminiert:

Die sogenannten 2G-Regeln wurden mit ihrem angeblichen Beitrag zur Eindämmung der Pandemie begründet. De facto waren sie allerdings eine der wichtigsten Maßnahmen dafür, den Druck auf die sogenannten Ungeimpften zu erhöhen, sich doch noch impfen zu lassen. Bestimmte Ethiker:innen haben in diesem Zusammenhang öffentlich behauptet, dass es ethisch zulässig sei, die sogenannten Ungeimpften zu diskriminieren (Alena Buyx). Ich frage mich: Wie konnte es passieren, dass Ethik-Lehrkräfte dies unwidersprochen hingenommen und keine saubere ethische Analyse für dieses ethische Problem eingefordert haben?

BLZ 26.01.2023:

(1) Deutschland bestellte insgesamt 672 Millionen Corona-Impfstoff-Dosen. Die Hersteller erhöhten ihre Preise während der Pandemie um rund 50 Prozent.

(2) Deutschland hat in der Corona-Pandemie Impfstoffe im Wert von rund 13,1 Milliarden Euro bestellt. Das bestätigte das Bundesgesundheitsministerium den Sendern NDR und WDR und der Süddeutschen Zeitung, wie die Medien am Donnerstag berichteten. Bislang waren die Kosten für die Impfstoff-Bestellungen nicht bekannt: Die Verträge, welche die EU-Kommission mit den Herstellern für alle Mitgliedsstaaten geschlossen hatte, unterliegen strenger Vertraulichkeit. Den Informationen zufolge erhöhten die Hersteller Biontech/Pfizer und Moderna die Preise in der Pandemie erheblich.

(3) Wie das Bundesgesundheitsministerium auf Nachfrage von WDR, NDR und SZ mitteilte, bestellte Deutschland seit Beginn der Pandemie insgesamt 672 Millionen Corona-Impfstoff-Dosen. Umgerechnet bedeutet das, dass für jeden Einwohner in Deutschland vom Säugling bis zum Greis gut acht Impfstoff-Dosen bestellt wurden.

Spiegel 30.01.2023:

(1) 35 Prozent weniger Lernfortschritte wegen Corona - Weltweit

lernten Kinder und Jugendliche in der Pandemie deutlich weniger als
vorher. Besonders betroffen: Kinder aus ärmeren Ländern und
Elternhäusern. Das zeigt eine neue Datenanalyse.
(2) Während der Coronapandemie haben Schülerinnen und Schüler
mehr als ein Drittel des normalen Lernzuwachses eingebüßt. Zu
diesem Ergebnis kommen Bildungsforschende in einer Metaanalyse
unterschiedlicher Studien zu nachlassenden Lernerfolgen in der
Pandemie. Die Ergebnisse wurden am Montag im Wissenschaftsblatt
»Nature Human Behaviour« veröffentlicht.

BLZ 30.01.2023:

(1) Keine Maskenpflicht mehr in Bus und Bahn: „Ich werde sie aus
Gewohnheit weiter tragen".
(2) Sie nervt! Sie schützt! Sie ist wie Knast! Zur FFP2-Maske hat
jeder eine andere Meinung, ab Donnerstag gilt die Maskenpflicht nur
noch im medizinischen Bereich.

NTV 02.02.2023:

(1) Ausgehverbote, Maskenpflicht im Freien und Sperrung von
Kinderspielplätzen - während der Corona-Pandemie kämpft der Staat
mit teilweise drastischen Regeln gegen eine Ausbreitung des Virus.
Gesundheitsminister Lauterbach hält einige der Maßnahmen aus
heutiger Sicht für einen Fehler.
(2) Bundesgesundheitsminister Karl Lauterbach hat Fehler bei der
Bekämpfung der Corona-Pandemie bemängelt. Es habe etwa bei der
Reduzierung von Kontakten einen falschen Schwerpunkt gegeben,
sagte der SPD-Politiker am Mittwochabend im ZDF. Andere Länder
hätten die Kontakte in Unternehmen stark heruntergefahren. "Wir
haben stark die Kontakte reduziert bei den Kindern, insbesondere bei
den Kita-Kindern und bei den Schulkindern." Das solle man so nicht
wiederholen, damals sei aufgrund der Studienlage aber nicht so klar
gewesen, wie ansteckend Kinder seien.

Stern 02.02.2023:

(1) Manche haben den Tag herbeigesehnt, manche sahen ihm
skeptisch entgegen: Die Maskenpflicht wegen der Coronavirus-

Pandemie ist nun auch in Bussen und Bahnen bundesweit passé. Ganz verabschieden können wir uns vom Mund-Nasen-Schutz aber nicht.

(2) Erst wurde sie von den politischen Entscheidungsträgern abgelehnt, dann empfohlen und schließlich zur Pflicht – nun ist das Kapitel Maske in Deutschland nach rund drei Jahren Coronavirus-Pandemie (fast) geschlossen.

(3) Nachdem bereits seit längerem in Geschäften, in Schulen und an den meisten Arbeitsplatz auf das Tragen eines Mund-Nasen-Schutzes verzichtet werden darf, haben jetzt auch die letzten Bundesländer die Maskenpflicht in Bussen und Bahnen aufgehoben. Auch im bundesweiten Fernverkehr gilt nun: Maske tragen ist freiwillig.

(4) Gekürzt: Im Gesundheits- und Pflegebereich gilt die Maskenpflicht bis zum 7. April.

Welt 04.02.2023:

(1) Karl Lauterbach und die große Umdeutung der Corona-Politik.

(2) Bundesgesundheitsminister Karl Lauterbach war während der Corona-Krise einer der lautesten Befürworter von Schulschließungen – jetzt bezeichnet er sie als Fehler und erklärt die Maßnahme mit einem schlechten Forschungsstand. Ex-NRW-Ministerpräsident Armin Laschet übt scharfe Kritik.

BZ 04.02.2023:

(1) Freiburger Lehrerin sorgt sich um die seelische Gesundheit der Schulkinder.

(2) Seit Corona fühlen sich viele Schülerinnen und Schüler psychisch belastet. Die stellvertretende Schulleiterin der Freiburger Staudinger-Gesamtschule, spricht über die neue Normalität im Schulalltag.

NTV 05.02.2023:

(1) Zur Eindämmung der Pandemie verhängt die Regierung 2021 eine Notbremse. Besonders umstritten dabei: die Schließung der Schulen. Zwei Juristen ziehen mit ihrer Beschwerde gegen die Maßnahme bis vor den Europäischen Gerichtshof. Dieser fordert nun Antworten von der Bundesregierung.

(2) Der Europäische Gerichtshof für Menschenrechte (EGMR) hat

nach einem Pressebericht von der Bundesregierung eine
Stellungnahme zu den Schulschließungen während der Corona-
Pandemie gefordert. Wie die "Welt am Sonntag" berichtete, bestätigte
das Bundesjustizministerium den Eingang eines Fragenkatalogs des
Gerichts zur sogenannten Bundesnotbremse.

Focus 06.02.2023:
(1) Virologe Alexander Kekulé erklärte am Mittwoch in einem
Interview mit „Welt", dass die Impfung ein Problem hervorgebracht
habe: „Geimpfte und Genesene glauben, sie wären sicher, weil man
ihnen das bis vor Kurzem so gesagt hat. Aber auch sie infizieren sich
zu einem erheblichen Teil."
(2) Linken-Politikerin Sahra Wagenknecht teilte seine Aussagen am
Donnerstag auf Twitter. So zeigten Studien etwa, dass „die
Ansteckungsgefahr bei vorsichtigen Ungeimpften geringer ist als bei
denjenigen Geimpften, die glauben, ihnen könne nichts passieren."
(3) Lauterbach: „Der ‚vorsichtige Ungeimpfte' existiert nicht".

BLZ 08.02.2023:
Angesichts einer entspannten Corona-Lage und dem Wegfall
zahlreicher Corona-Maßnahmen erwartet Brandenburgs
Gesundheitsministerin Ursula Nonnemacher (Grüne) Entscheidungen
des Bundes zur Masken- und Testpflicht in Gesundheitseinrichtungen.
Die Gesundheitsministerkonferenz habe Bundesgesundheitsminister
Karl Lauterbach (SPD) angeschrieben, weil die kostenlosen
Bürgertests Ende Februar auslaufen sollen, sagte die Ministerin am
Mittwoch im Gesundheitsausschuss des Landtags. Nach dem
Bundesinfektionsschutzgesetz würden aber noch bis zum 7. April
Testnachweise bei Besuchen von Krankenhäusern und Pflege
verlangt.

BLZ 10.02.2023:
(1) Während der Corona-Pandemie richtete sich die Hoffnung der
Politik und vieler Bürger früh auf mögliche Impfstoffe gegen das
Virus Sars-CoV-2. Diese sollten die Pandemie beenden helfen und
möglichst jene Menschen schützen, die von einem schweren Corona-

Verlauf bedroht waren. Deshalb war bei der Impfstoffentwicklung,
die bereits im Frühjahr 2020 begonnen hatte, vor allem Schnelligkeit
die Devise. Für den folgenden Text haben sich drei
Rechtsprofessoren, ein Rechtsdozent und drei Rechtsanwälte aus der
juristischen Praxis die Umstände und das Verfahren bei der
behördlichen Zulassung der neuartigen mRNA-Präparate genau
angesehen. Sie stellen dabei schwere Mängel fest und machen
Vorschläge, worauf künftig besser geachtet werden muss......
(2) .....Gesprochen werden muss über das Zulassungsverfahren für
die neuartigen Corona-Impfstoffe. Hier haben wir es mit einem
Skandal zu tun, aus dem wir dringend Konsequenzen für die Zukunft
ziehen müssen.
(3) Die Europäische Arzneimittelagentur (EMA) und die EU-
Kommission haben zusammen mit nationalen Behörden
Gentherapeutika für eine „Impfung" gegen Infektionskrankheiten
zugelassen. Solche Injektionen sind keine Impfung im herkömmlichen
Sinn. Sie widersprechen nämlich der Charakterisierung einer Impfung
– wie sie sich etwa in der Richtlinie 2001/83/EG des Europäischen
Parlaments und des Rates von 2001 findet (Anhang I Teil 3 Ziffer
1.2). Denn sie enthalten keine Antigene, sondern den Bauplan für
Teile des Virus, Fremdstoffe, die der Körper selbst herstellen soll.
(4) Aufgrund dessen führt die Injektion unmittelbar dazu, dass der
Körper einen Schadstoff – und nicht wie bei herkömmlichen
Impfungen unmittelbar einen spezifischen Abwehr- oder Schutzstoff
(§ 4 Abs. 4 AMG) – selbst herstellt, siehe Arzneimittelgesetz (AMG)
§ 4 Abs. 4. Die Bildung von Antikörpern und damit Schutzstoffen
erfolgt erst im zweiten Schritt. Die Zulassung von Gentherapeutika als
Impfung erfolgte auf einer von den allgemeinen Anforderungen an
neue Arzneimittel (speziell Impfungen sowie insbesondere
Gentherapeutika) abweichenden und entsprechend wissenschaftlich
wie medizinrechtlich fragwürdigen Grundlage. Dieses führt zu
unabsehbaren Folgen für die Gesundheit der Bevölkerung.......

BLZ 10.02.2023:

(1) Bundesgesundheitsminister Karl Lauterbach hat vor
„Umdeutungen" bei der Bewertung von Corona-Schutzmaßnahmen

gewarnt. Deutschland sei jetzt technisch viel besser für mögliche nächste Pandemien gerüstet, machte der SPD-Politiker im Spiegel deutlich. „Aber kommunikativ und politisch sind wir wegen all der Verharmloser und „Querdenker" schlechter vorbereitet, als wir es vor Corona waren. Deshalb ist umso wichtiger, dass die wissenschaftlichen Erkenntnisse nicht nachträglich umgedeutet werden."

(2) Lauterbach sagte, ein „Verdrehen von Tatsachen" habe in der Pandemie erheblichen Schaden ausgelöst. „Ohne Desinformationskampagne einiger Medien, Parteien, „Querdenker" und Wissenschaftler hätten wir eine deutlich höhere Impfquote bei den Älteren gehabt. Weniger Tote waren möglich."

(3) FDP-Vize Wolfgang Kubicki legt Lauterbach gar einen Rücktritt nahe. „Einen ehrenvollen Rücktritt würde Karl Lauterbach niemand vorwerfen", schrieb Kubicki am Freitag auf seiner Facebook-Seite. In dem Eintrag kritisierte der stellvertretende Bundestagspräsident die Corona-Politik der vergangenen drei Jahre scharf. „Karl Lauterbach war einer derjenigen, die daran mitgewirkt haben, kritische wissenschaftliche Stimmen auszugrenzen, Panik selbst zu schüren und die Grenzen des Verfassungsstaates zu verschieben", schreibt Kubicki weiter. „Wenn er meint, jetzt mit einer „Schwamm-drüber-Mentalität" zur Tagesordnung übergehen zu können, dann wäre das für den demokratischen, rechtsstaatlichen und sozialen Aufarbeitungsprozess fatal."

BLZ 11.02.2023:

Seltener Geschmacksverlust, öfter Halsschmerzen: Die Symptome von Corona-Patienten haben sich laut einer Analyse des Robert Koch-Instituts (RKI) während der Pandemie verändert. Das sogenannte Symptomprofil sei bei der Omikron-Variante BA.5 zunehmend „grippeähnlicher" geworden und habe sich dem anderer Atemwegserkrankungen angenähert, schreiben die Autorinnen und Autoren im „Deutschen Ärzteblatt".

NTV 14.02.2023:

(1) Weitere bundesweite Corona-Schutzvorgaben sollen nach Plänen

von Bund und Ländern vorzeitig zum 1. März auslaufen. Die
Gesundheitsminister vereinbaren ein früheres Ende der eigentlich bis
7. April festgelegten Masken- und Testpflichten für Beschäftigte und
Bewohner in Gesundheits- und Pflegeeinrichtungen.
(2) Angesichts der stabilen Corona-Lage sollen zum 1. März weitere
Schutzvorgaben in ganz Deutschland vorzeitig auslaufen. Die
Gesundheitsministerinnen und -minister von Bund und Ländern
vereinbarten das frühere Ende der Masken- und Testpflichten für
Beschäftigte und Bewohner in Gesundheits- und Pflegeeinrichtungen,
die eigentlich bis 7. April gelten sollten. Für Besuche in Arztpraxen,
Kliniken und Pflegeheimen soll die Maskenpflicht aber bleiben, wie
das Bundesministerium mitteilte. Die letzten Vorgaben sollen damit
schrittweise bis Ostern enden. Von Patientenschützern kam Kritik.

BLZ 16.02.2023:
Gab es bei den Impfungen ein „Zulassungsdesaster"? Zwei
Perspektiven A und B:
Perspektive A: Das Zulassungsdesaster: Lobbyarbeit und Rechtsbruch
im Fall der mRNA-Präparate von den Autoren: RA René M.
Kieselmann, Prof. Dr. Gerd Morgenthaler, Dr. Amrei Müller, Prof.
Dr. Günter Reiner, RA Dr. Patrick Riebe, RAin Dr. Brigitte Röhrig
und Prof. Dr. Martin Schwab.
(A1) Die Europäische Arzneimittelagentur (EMA) und die EU-
Kommission haben zusammen mit nationalen Behörden
Gentherapeutika für eine „Impfung" gegen Infektionskrankheiten
zugelassen. Solche Injektionen sind keine Impfung im herkömmlichen
Sinn. Sie widersprechen nämlich der Charakterisierung einer Impfung
– wie sie sich etwa in der Richtlinie 2001/83/EG des Europäischen
Parlaments und des Rates von 2001 findet (Anhang I Teil 3 Ziffer
1.2). Denn sie enthalten keine Antigene, sondern den Bauplan für
Teile des Virus, Fremdstoffe, die der Körper selbst herstellen soll.
(A2) Aufgrund dessen führt die Injektion unmittelbar dazu, dass der
Körper einen Schadstoff – und nicht wie bei herkömmlichen
Impfungen unmittelbar einen spezifischen Abwehr- oder Schutzstoff
(§ 4 Abs. 4 AMG) – selbst herstellt, siehe Arzneimittelgesetz (AMG)
§ 4 Abs. 4. Die Bildung von Antikörpern und damit Schutzstoffen

erfolgt erst im zweiten Schritt. Die Zulassung von Gentherapeutika als Impfung erfolgte auf einer von den allgemeinen Anforderungen an neue Arzneimittel (speziell Impfungen sowie insbesondere Gentherapeutika) abweichenden und entsprechend wissenschaftlich wie medizinrechtlich fragwürdigen Grundlage. Dieses führt zu unabsehbaren Folgen für die Gesundheit der Bevölkerung…….
<u>Perspektive B:</u> Lies bitte selbst nach in der BLZ vom 16.02.2023. Mein Kommentar: Die Texte hier 1:1 zu zitieren, würde den Rahmen des vorliegenden Buches sprengen.

Welt 17.02.2023:
(1) Die vielen Ungereimtheiten bei der Pfizer-Zulassungsstudie
(2) Die Genehmigung des mRNA-Impfstoffs von Biontech/Pfizer erfolgte möglicherweise aufgrund von falschen Unterlagen. An den Daten der entscheidenden Phase-3-Studie gibt es immer mehr Zweifel. Pfizer weicht den Vorwürfen aus und verweigert sich einer Nachprüfung.

Aschermittwoch 22.02.2023:
Ist dir in der Faschings-, Fasnacht-, Karneval-Saison 2023 aufgefallen, daß Corona-Themen kaum oder gar nicht angesprochen wurden? Hatten die Regierenden oder die angeblichen Qualitätsmedien einen solchen Einfluss auf die aufmüpfigen Narren, die sonst auch nicht auf die Schnauze gefallen sind? Haben die Narren Direktiven bekommen, was gesagt und was nicht gesagt werden darf?

Stern 01.03.2023:
(1) Woher stammt das Coronavirus? Auch mehr als drei Jahre nach Beginn der Pandemie herrscht darüber Unklarheit. FBI und US-Energieministerium halten einen Laborunfall in Wuhan für wahrscheinlich. Das Weiße Haus reagiert zurückhaltend auf die Erkenntnisse der Behörden.
(2) "Eine mysteriöse Lungenkrankheit ist in der zentralchinesischen Metropole Wuhan ausgebrochen." Mit dieser Nachricht ging es im Dezember 2019 los – wohl kaum einer ahnte damals, was auf uns zukommen sollte.

(3) Gut drei Jahre später ist die Welt eine andere: Millionen Menschen sind tot. Aber es wurden Impfstoffe und Therapiemöglichkeiten entwickelt, die Weltwirtschaft erholt sich wieder. Kurz: Die schwerste Phase der Coronavirus-Pandemie scheint überwunden, auch wenn allein in Deutschland nach Zahlen des Robert-Koch-Instituts weiterhin Tag für Tag mehr als 100 Menschen infolge einer Infektion mit dem Sars-CoV-2-Erreger sterben.

BLZ 02.03.2023:

(1) Die FDP im Bundestag will die Corona-Pandemie jetzt politisch aufarbeiten – mit einer Enquete-Kommission. Ein entsprechendes Positionspapier der Fraktion stellten der Vizepräsident des Bundestages Wolfgang Kubicki und der Gesundheitsexperte der Fraktion, Andrew Ullmann, am Donnerstag gemeinsam vor.
(2) Kubicki begründete die Notwendigkeit einer solchen Kommission unter anderen damit, dass er selbst insgesamt 71 parlamentarische Einzelfragen zu Corona an die Bundesregierung gestellt und bei der Beantwortung „teilweise ein taktisches Verständnis zur Wahrheit" festgestellt habe.
(3) Viele Entscheidungen in der Pandemie seien unter fragwürdigen Umständen zustande gekommen, so Kubicki weiter. Scharfe Kritik übte er dabei auch am Robert-Koch-Institut (RKI). Dass das RKI darauf verzichtet habe, die unterschiedlich langen Maskenregelungen der Bundesländer auf ihre Wirksamkeit zu untersuchen, grenze seiner Meinung nach schon an Arbeitsverweigerung.

BLZ 02.03.2023:

Überschriften: (1) Corona-Debatte: Es ist Zeit für eine Rückkehr zur wissenschaftlichen Seriosität.
(2) Zulassungsdesaster? Menschenversuche? Die Fronten in der Diskussion um die Zulassung der Corona-Impfstoffe sind verhärtet. Zeit für eine seriöse Aufarbeitung.

BLZ 02.03.2023:

In Polen sind mit rund 60 Prozent deutlich weniger Menschen gegen Corona geimpft als im EU-Durchschnitt. Aufgrund der geringen

Nachfrage wurden schon jetzt Millionen von Impfdosen eingelagert –
auch ohne die bereits bestellten zusätzlichen EU-Lieferungen. Da sich
auch in anderen Ländern immer weniger Menschen impfen lassen,
verhandelt die EU-Kommission derzeit über eine Anpassung der
Lieferungen an den jeweiligen Bedarf der Mitgliedsstaaten.

BZ 03.03.2023:
(1) Da jetzt die letzten Corona-Maßnahmen abgeschafft sind, stellt
sich die Frage, wie gut Deutschland durch die Pandemie gekommen
ist. Die Antwort lautet: mittelmäßig. Doch viele Fragen bleiben offen.
(2) Unmut und Unverständnis, offener Protest und Verweigerung –
die Corona-Maßnahmen der vergangenen drei Jahre sind vor allem bei
einer lauten Minderheit auf Ablehnung gestoßen. Die meist
schweigende Mehrheit zeigte sich einverstanden, befolgte die …..

DLF 04.03.2023:
(1) Der Experte für Zoonosen und Gründungsdirektor des Helmholtz-
Instituts für One Health in Greifswald sagte der Deutschen Presse-
Agentur, es gebe keine neuen wissenschaftlichen Daten, die die
Laborhypothese stärken würden. Es bleibe die „aller
unwahrscheinlichste" aller Hypothesen. Leendertz vermutet politische
Machtspiele hinter der Debatte.
(2) Leendertz sagte hingegen, es gebe gute wissenschaftliche
Hinweise, dass die Wahrscheinlichkeit einer Übertragung auf einem
Markt im chinesischen Wuhan extrem hoch sei. Er bekräftigte, dass
eine Übertragung über Zwischenwirte, die das Virus oder dessen
Vorfahren eventuell von Fledertieren bekommen haben, am
wahrscheinlichsten sei. Diese könnten sich beispielsweise auf
Wildtierfarmen infiziert haben, auf denen eine hohe Dichte an
Insekten auch Fledermäuse anziehe.
(3) Wissenschaftler suchen seit drei Jahren nach dem Ursprung der
Pandemie. Eine WHO-Delegation war Anfang 2021 in China, weitere
Reisen internationaler Experten hatte Peking abgelehnt. In Wuhan, wo
Ende 2019 erstmals Coronaerkrankungen auftauchten, wird in einem
Labor an Coronaviren geforscht.

T-Online 05.03.2023:

(1) Corona: Was bis heute verschwiegen wird.

(2) Drei Jahre Corona bedeuteten drei Jahre massive
Einschränkungen. Dabei sind Fehler gemacht worden, die einige
Politiker heute lieber verschweigen.

(3) Drei Jahre ist es her, dass ein unsichtbares Virus unser Leben auf
den Kopf stellte: Im März 2020 breitete sich Corona in Deutschland
aus. Nun sind einige der letzten Corona-Regeln aufgehoben worden,
die Pandemie schleicht sich aus unserem Leben. Alles gut also?
Mitnichten. Welche Fehler sind rückblickend passiert? Und was
haben wir gelernt? Wären wir für die nächste Pandemie gewappnet?

NTV 06.03.2023:

Der fehlende Impfnachweis bei Novak Djokovic kostet den Tennis-
Profi im letzten Jahr die Teilnahme an mehreren großen Turnieren.
Noch gilt in den USA die Regel, dass man als Ungeimpfter nicht
einreisen darf. Entsprechend wird der Serbe nicht am Masters-Turnier
in Indian Wells teilnehmen.

BLZ 08.03.2023:

(1) Berliner Feuerwehr-Führung hat noch nicht gemerkt, dass Corona
vorbei ist.

(2) In Berlin gelten härtere Regeln, als das Gesetz vorschreibt: „Das
erinnert an den Grenzsoldaten, dem noch niemand gesagt hat, dass die
Mauer offen ist.“

(3) Ganz Deutschland ist von den Corona-Maßnahmen befreit. Ganz
Deutschland? Nein! Eine von unbeugsamen Bürokraten bevölkerte
Behörde hört nicht auf. Bei der Berliner Feuerwehr gilt noch immer
eine hohe Alarmstufe. Das hat Auswirkungen auf den ohnehin
katastrophal aufgestellten Rettungsdienst in der Hauptstadt.

(4) Obwohl Mitte Februar in ganz Deutschland die Regeln für eine
Isolationspflicht sogar für Corona-Infizierte endeten, verhält es sich
bei der Berliner Feuerwehr so: Personal, das im Einsatzdienst arbeitet
und dienstlich oder privat Kontakt mit einem Corona-Infizierten hatte,
muss noch immer fünf Tage zu Hause bleiben. So steht es in einer
Handlungsanweisung vom 11. Juli 2022. Personal „ohne Bezug zum

Einsatzdienst" soll lediglich „kontaktarm" oder im Homeoffice arbeiten.

NTV 09.03.2023:

(1) Einschneidende Veränderungen in der deutschen Pandemie-Strategie: Der Ausstieg aus dem Corona-Test-Angebot schränkt die Datenlage massiv ein. Das Testaufkommen sackt ab, in der Warn-App und beim RKI kommen dazu kaum noch frische Zahlen an.

(2) Drei Jahre nach Pandemiebeginn wird der Blick auf das Infektionsgeschehen in Deutschland plötzlich unscharf: Corona-Tests sind seit 1. März nicht mehr kostenlos erhältlich. Betroffene müssen für Bürgertests und PCR-Tests seitdem selbst in die Tasche greifen. Was die Staatskasse entlastet, führt in der Statistik zu dramatischen Veränderungen.

(3) Die Zahl der amtlich erfassten Coronavirus-Ansteckungen geht unvermittelt steil zurück. Prominente Kennzahlen zur Einschätzung der Pandemielage wie etwa die Zahl der täglich gemeldeten Neuinfektionen, die Sieben-Tage-Inzidenz oder die Positivenquote verlieren plötzlich ihre breit aufgestellte Grundlage. Angaben aus der offiziellen Corona-Warn-App des Bundes belegen, wie massiv sich die politische Weichenstellung auf das Testaufkommen in Deutschland auswirkt:

NTV 09.03.2023:

(1) Ist der IQ durch Corona-Schulschließungen gesunken?

(2) In der Pandemie sind Schulen zeitweise geschlossen, die Kinder im Fern- oder Heimunterricht. Einer Studie zufolge soll sich das auf die Intelligenz der Kinder ausgewirkt haben. Doch ist die Untersuchung repräsentativ? Eine ganze Reihe an Argumenten spricht dagegen.

(3) Mehrere Experten interpretieren eine neue Studie zu schlechterem Abschneiden von Schülerinnen und Schülern bei IQ-Tests nach coronabedingten Schulschließungen zurückhaltend. Ein Forscherteam um Moritz Breit von der Universität Trier schreibt im Fachblatt "PLOS ONE", dass Schüler aus Rheinland-Pfalz rund sechs Monate nach Pandemiebeginn bei Intelligenztests deutlich weniger Punkte

erzielten als Vergleichsgruppen in den Jahren 2002 und 2012.
(4) Unabhängige Experten stellen das Ergebnis der Studie nicht per se
infrage, weisen aber darauf hin, dass sich die Ergebnisse nur schwer
verallgemeinern lassen. So besuchte rund die Hälfte der
teilnehmenden Schüler sogenannte Hochbegabtenklassen. Zudem sei
denkbar, dass die Unterschiede zwischen 2012 und 2020 auch durch
andere Faktoren beeinflusst wurden. Auch die Forscher um Breit
diskutieren Einschränkungen ihrer Studie.

BLZ 10.03.2023:
In Anknüpfung an Merkels "Brandrede" vom 18.03.2020 (siehe
Vorwort) schreibt die BLZ:
(1)„Dass wir diese Krise überwinden werden, dessen bin ich
vollkommen sicher. Aber wie hoch werden die Opfer sein? Wie viele
geliebte Menschen werden wir verlieren?", fragte Merkel. Sie schwor
die Deutschen auf harte Maßnahmen ein, um die Ausbreitung des
Virus zu verlangsamen. Zugleich aber sagte sie, dass die Regierung
jede politische Entscheidung „transparent machen und erläutern"
wolle. Sie sprach von „geteiltem Wissen und Mitwirkung" und davon,
dass Freiheitsbeschränkungen „in einer Demokratie nie leichtfertig
und nur temporär beschlossen werden" sollten.
(2) Leider blieb in der Praxis offenbar nur „Weltkrieg" hängen, nicht
„Transparenz", „Mitwirkung" und „Demokratie". Als zum Beispiel
Anfang April 2020 Wissenschaftler aus etwa zehn deutschen
Universitäten und Forschungsinstituten eine „flexible, nach Risiken
gestaffelte Strategie" vorstellten, um die Pandemie zu bekämpfen,
ohne die ganze Gesellschaft monatelang im Lockdown zu halten,
blieben ihre Vorschläge nahezu ungehört. Die Wissenschaftler
schlugen unter anderem vor, nationale und regionale Taskforces aus
Experten verschiedenster Fachgebiete einzurichten.
(3) Doch leider umgab sich die Regierung lange nur mit einem
kleinen Kreis von Wissenschaftlern. Ihr Vorgehen wurde beherrscht
von einer Sicht, der zufolge sich das Virus unbegrenzt exponentiell
ausbreiten würde, wenn man nicht „alles dicht" machte. Das beruhte
auf viel zu einfachen, alten Modellen, die die „Pandemie als
komplexes System" nicht abbildeten, wie Forscher kritisierten. Dabei

gab es recht früh Vorschläge, wie man regional unterschiedlich
vorgehen und einen besseren Überblick über die wirkliche
Ausbreitung gewinnen könnte.

(4) Der Panikmodus fand seinen Höhepunkt in einem völlig
unangemessenen Ton gegenüber nicht Geimpften. Dieser erklärt sich
dadurch, dass sich Politiker und Gesellschaft durch die Impfungen die
schnelle Herstellung einer „Herdenimmunität" und ein Ende aller
Lockdowns erhofften. Bald stellte sich jedoch heraus, dass auch
Geimpfte weiter erkranken konnten, wenn auch meist nicht so schwer,
und dass sie das Virus nach wie vor weitergeben konnten.

NZZ 14.03.2023:

(1) Gerade in Deutschland wurden in den Corona-Jahren Eingriffe in
Freiheitsrechte begrüsst. Aber der Staat darf nie Sündenbockpolitik
betreiben, wie es bei der Impfpflichtdebatte der Fall war.

(2) Aufgrund des starken moralischen Appellcharakters wurde viel zu
selten hinterfragt, wie sehr die verordneten Schutzmassnahmen
während der Pandemie das Ende jeglicher Freiheit bedeuteten.

(3) In den Pandemiejahren galt für einen nicht geringen
Bevölkerungsteil die Devise: «Niemand hat die Freiheit, andere zu
gefährden.» Gemeint war damit, dass niemand etwas tun durfte, was
dazu hätte führen können, dass ich mich mit dem Virus infiziere.
Dieses starke Schutzbedürfnis führte dazu, dass sich Menschen einem
Austausch von Argumenten darüber verschlossen, ob Handlungen
einer anderen Person überhaupt ein Infektionsrisiko darstellen.

(4) Zu gross war bei vielen die Sorge, dass Debatten über die
Notwendigkeit und Verhältnismässigkeit von Schutzmassnahmen zu
deren Aufhebung hätten führen können. Erwartet wurde gerade in
Deutschland vom Staat der maximal mögliche Schutz. Eingriffe in
Freiheitsrechte wurden begrüsst. Man war damit einverstanden, dass
der Staat bestimmt, wie viele Menschen man treffen darf, wo man sie
treffen darf und ob die Menschen, mit denen man zusammenkommt,
geimpft sind oder nicht.

Focus 17.03.2023:

Axel Springer kündigt der gesamten „Bild"-Chefredaktion. Das geht aus einer Pressemitteilung von Axel Springer hervor.

Kommentare: (1) Ist das die Quittung für die Kritik an den Coronamaßnahmen, die immer stärker wurde?!

(2) In den vergangenen Monaten hat die BILD starken Druck auf das Coronaregime ausgeübt und die Aufklärung, z.B. über die Folgen der Impfung oder die Nutzlosigkeit der Maßnahmen, vorangetrieben. Und nun entlässt der Axel Springer Konzern zufällig die gesamte Chefredaktion. Ein Schelm, wer dabei Böses denkt!

(3) Vielleicht war die letzte Redaktion der BILD, trotz aller berechtigter Kritik bei anderen Themenfeldern, noch nicht grün genug? Die politische Säuberung und die Gleichschaltung der Medien geht Schritt für Schritt weiter!

BLZ 17.03.2023:

(1) So absurd waren Berlins Corona-Regeln: Auf der Bank mit Bierflasche? Verboten!

(2) Angeln verboten, auf der Wiese liegen verboten: Vor drei Jahren begann in Berlin der Lockdown. Mit Regeln, die kaum zu verstehen waren.

Eine übersichtliche Zusammenfassung der absurden C-Regeln ist zu finden unter: https://www.berliner-zeitung.de/mensch-metropole/lockdown-so-absurd-waren-berlin-corona-regeln-auf-der-bank-mit-bierflasche-verboten-li.327943

BLZ 18.03.2023:

(1) Drei Jahre Corona-Lockdown: Was haben wir da nur mitgemacht?

(2) Am 18. März 2020 forderte Angela Merkel die Deutschen auf, das Coronavirus ernst zu nehmen. Wir geben zu, dass wir mitgemacht haben. Und uns seltsam verhielten.

(3) Drei Jahre sind eine lange Zeit, aber nicht lang genug, wenn man vergessen will, wie merkwürdig man sich benommen hat. Vor drei Jahren verhängte Deutschland den ersten großen Schwung an Maßnahmen gegen die Ausbreitung des, wie es damals oft noch genannt wurde, neuartigen Coronavirus. Die Kanzlerin hielt eine Rede an das Volk. Die Infektionszahlen waren noch niedrig. Die Bedrohung schien riesig. Zu Hause bleiben wurde zur wichtigsten Aufgabe für

jeden und jede.

(4) Die Verbreitung eines neuen Krankheitserregers zu verzögern, bis man ihn besser verstanden und Mittel gegen ihn hat, war das Einzige, was man am Anfang tun konnte. Aber manche unserer Reaktionen auf die neue Gefahr und die unzähligen neuen Regeln wundern uns in heute dann doch.

Eine Zusammenfassung der Auswirkungen der absurden C-Regeln auf das Privatleben ist zu finden unter: https://www.berliner-zeitung.de/mensch-metropole/drei-jahre-corona-lockdown-was-haben-wir-da-nur-mitgemacht-li.327896

BLZ 06.04.2023:

(1) Corona-Berichterstattung: Das Interesse der Medien an Aufarbeitung ist gering. Der Medienjournalist Timo Rieg hat einen medienwissenschaftlichen Beitrag über Probleme in der Corona-Berichterstattung verfasst. Die Resonanz: gleich null.

(2) Dass Ungeimpfte massiv von den Medien diskriminiert wurden, daran erinnert man sich nur allzu gut. Die schneidenden Headlines blieben im Gedächtnis haften. Eine kleine Auswahl der Titel: „Keine Rücksicht auf die Rücksichtlosen" (Stern), „Eine Diskriminierung von Ungeimpften ist ethisch gerechtfertigt" (Die Zeit), „Wer sich nicht an eine Impfpflicht hält, darf nicht mit einer Geldstrafe davonkommen" (Handelsblatt), „Ungeimpfte sollen finanzielle Konsequenzen spüren" (Wirtschaftswoche).

(3) Der dänische Politikwissenschaftler Michael Bang Petersen untersuchte die Diskriminierung von Ungeimpften während der Pandemie. Und kam zu schockierenden Ergebnissen: In den meisten Ländern befürwortete ein signifikanter Anteil der Geimpften den Ausschluss von Ungeimpften aus familiären Beziehungen. „Umgekehrt galt dies aber nicht", so Petersen in einem Interview mit der Neuen Zürcher Zeitung, „Ungeimpfte zeigten in der Regel keine diskriminierenden Einstellungen gegenüber Geimpften."

(4) Der Medienjournalist Timo Rieg aus Bochum hat die Berichterstattung über Corona von Anfang an als katastrophal wahrgenommen. „Wie bei einem schrecklichen Unfall wollte ich nicht glauben, was ich da sehe und höre", so Rieg. „Aber ich war sicher,

dass genügend Menschen ‚Alarm' rufen würden – vom einfachen
Radiohörer bis zum Medienforscher –, so dass sich bald etwas ändern
würde."

(5) Doch falsch gedacht. Es geschah kaum etwas, musste Rieg
resigniert feststellen. Im Gegenteil, die wenigen honorigen
Journalismusforscher, die sich zunächst geäußert hatten, wurden
alsbald stumm. Mit Journalistenkritik macht man sich im
Journalismus nie Freunde, das weiß Rieg nur zu genau. „Doch mit der
Kritik am Corona-Journalismus wurde man sofort als ‚Schwurbler'
abgestempelt, in einem Maß, das sofort die Karriere kosten kann."
Nachdem die gesamte Kommunikationswissenschaft praktisch stumm
blieb, hat Rieg in einer Fachzeitschrift einen Essay dazu
vorgeschlagen, der angenommen wurde.

(6) Heftige Kritik bringt Rieg an der Berichterstattung von der ersten
Berliner Großdemonstration gegen die Corona-Politik an. Er
bezeichnet sie als Meilenstein für Einseitigkeit und Verzerrung. In
keinem Medium, das er beobachtete, konnte er auch nur das Bemühen
ausmachen, Positionen der klar zu Gegnern der eigenen Meinung
erklärten Demonstranten zu vermitteln. Das Weglassen, so Rieg, ist
ein starkes Propagandainstrument.

RNZ 08.04.2023:

(1) Berlin. (dpa) Nach drei Jahren in der Pandemie enden zu Ostern
auch die letzten bundesweiten Corona-Vorgaben im
Infektionsschutzgesetz. Ab diesem Samstag entfällt die Maskenpflicht
für Besucherinnen und Besucher in Praxen, Kliniken und
Pflegeheimen. Die einst zahlreichen Maskenpflichten etwa in Läden,
Bussen und Bahnen sind schon länger aufgehoben. Anfang März
waren auch Testpflichten bei Besuchen in Kliniken oder
Pflegeheimen ausgelaufen.

(2) Lauterbach erklärt Pandemie für beendet: Gesundheitsminister
Karl Lauterbach (SPD) sieht die Corona-Pandemie in Deutschland als
beendet an. Betrachte man den Stand etwa bei den Virus-Varianten,
den Impfungen und den noch vorkommenden Klinikfällen, könne man
sagen, dass die Pandemie in Deutschland zu einem Ende gekommen
sei, so Lauterbach. "Dem ist der Fall", sagt der Minister. "Wir haben

in Deutschland die Pandemie erfolgreich bewältigt und auch mit einer guten Bilanz."

(3) VdK empfiehlt weiteres Maskentragen: Auch nach dem Ende der Corona-Auflagen sollte man bei Besuchen älterer Menschen nach Einschätzung des Sozialverbands VdK weiter den Einsatz von Tests oder Masken in Betracht ziehen. "Nach dem Auslaufen der verpflichtenden Corona-Schutzauflagen setzen wir darauf, dass die Menschen freiwillig verantwortungsbewusst handeln", so VdK-Präsidentin Verena Bentele "Wer zum Osterfest seine betagten oder kranken Eltern zu Hause oder im Pflegeheim besucht, kann selber entscheiden, ob er sich vorher testet oder eine Maske aufsetzt", so Bentele.

(4) Mit Schulschließungen an "Kindern versündigt": Der Chef der Kassenärztlichen Bundesvereinigung (KBV), Andreas Gassen, fordert, die Pandemie und alle möglicherweise gemachten Fehler aufzuarbeiten. Alle ergriffenen staatlichen Maßnahmen müssten nun genau auf ihre Wirksamkeit hin untersucht werden, sagte er. Dabei würde sich dann auch zeigen, ob Deutschland im Vergleich mit anderen Ländern wirklich besser durch die Pandemie gekommen sei, wie das von der Politik jetzt dargestellt werde. Der Mediziner selbst nennt den Umgang mit den Kindern hierzulande kritikwürdig. "Vor allem eines bewegt mich: Wir haben uns mit den langen unnötigen Schulschließungen an unseren Kindern versündigt."

(5) Patientenschützer fordern Auswertung: Auch die Deutsche Stiftung Patientenschutz fordert eine Nachbereitung der Pandemie. "Wer die Pandemie konsequenzlos für beendet erklärt, hat nichts daraus gelernt", so Vorstand Eugen Brysch. "Denn ohne bundesweit geltende Schutzpläne schlittert Deutschland bei der nächsten Pandemie erneut in die Katastrophe." Für die Zukunft forderte Brysch von der Politik Pläne für einen zielgerichteten Personaleinsatz. "Bund und Länder müssen in Notlagen medizinisch-pflegerische Mitarbeiter dort einsetzen, wo sie am dringendsten gebraucht werden. Gesetzliche Vorgaben fehlen jedoch", sagt Brysch.

BLZ 11.04.2023:

(1) Lauterbach sagt: Pandemie vorbei, alles gut! Wo bleibt die

knallharte Analyse?

(2) Die Corona-Pandemie ist nun auch durch Ministerwort beendet. Doch jetzt müsste die große Debatte laufen, um „beim nächsten Mal" schwere Fehler zu vermeiden.

(3) Karl Lauterbach hat gerade verkündet, dass die Corona-Pandemie nun auch offiziell beendet ist. Man habe sie „erfolgreich bewältigt und auch mit einer guten Bilanz", wenn man auch einige Dinge heute anders machen würde. So schnell gehen Politiker heute zur Tagesordnung über. Dabei gibt es durchaus Redebedarf.

(4) Man hört Politikersätze wie: Wir werden einander viel verzeihen müssen. Die Schließung von Schulen und Kindergärten war falsch. Aus heutiger Sicht würde niemand mehr für eine Impfpflicht plädieren, und so weiter. Aber warum das so ist, wird nicht offen diskutiert. Von den Wissenschaftlern und laut agierenden Politikern, die in der Corona-Zeit in jeder Talkshow saßen, hört und sieht man fast niemanden mehr.

(5) Wie aber will man es „das nächste Mal" besser machen, wenn man jetzt nichts ernsthaft analysiert? Zumal die Auseinandersetzung ja ohnehin stattfindet, in gesellschaftlichen Gruppen und den sozialen Medien. Dabei wird mitunter die Bedrohung durch die Pandemie ganz negiert. Allein die Schäden durch Lockdown und Impfungen stehen im Mittelpunkt. Man muss aber die Pandemie als Ganzheit sehen.

(6) Die wirklichen Relationen lassen sich nur in offener Debatte herstellen. Und zwar auf wissenschaftlicher Basis. Das erste Prinzip dabei heißt, dass man möglichst immer auf der Grundlage gesicherten Wissens diskutieren und handeln muss. Man spricht von Evidenz. Das zweite Prinzip lautet, dass man immer Nutzen und Risiken abwägen muss. Nur so findet man einen angemessenen Weg.

FAZ 18.04.2023:

(1) Die Corona-Krise und das Pandemiemanagement der vergangenen Jahre soll von einer unabhängigen Kommission untersucht und aufgearbeitet werden. Das verlangt eine Gruppe von gut drei Dutzend Wissenschaftlern, der unter anderem die Virologen Klaus Stöhr und Jonas Schmidt-Chanasit sowie der Medizinstatistiker Gerd Antes angehören.

(2) Die Aufarbeitung solle „möglichst entpersonalisiert und unabhängig von politischen Interessen" erfolgen, heißt es in einem Schreiben, das der F.A.Z. vorliegt.

BI 05.05.2023:
(1) Höchste Alarmstufe für Corona ist vorbei: WHO hebt den Gesundheitsnotstand auf, betont aber, dass das Virus nicht besiegt ist.
(2) Mehr als drei Jahre hat der Corona-Gesundheitsnotstand gedauert. Nun verkündete die Weltgesundheitsorganisation (WHO) die Aufhebung der höchsten Alarmstufe. WHO-Chef Tedros Adhanom Ghebreyesus verwies bei seiner Entscheidung auf die gestiegene Immunität durch Impfungen und Infektionen. Konkrete Auswirkungen hat die Verkündung allerdings nicht, da jedes Land selbst über seine Schutzmaßnahmen entscheidet.

BLZ 21.06.2023:
(1) Das Bundesverwaltungsgericht hat das völlige Verbot von Versammlungen zu Beginn der Corona-Zeit für unwirksam erklärt.
(2) Das völlige Verbot von Versammlungen zu Beginn der Corona-Pandemie im April 2020 war nach einem Urteil des Bundesverwaltungsgerichts unverhältnismäßig. Das oberste deutsche Verwaltungsgericht in Leipzig stufte am Mittwoch die entsprechende Passage einer sächsischen Corona-Schutzverordnung als unwirksam ein. Die Regelungen der Sächsischen Corona-Schutz-Verordnung vom 17. April 2020 (SächsCoronaSchVO) über die Zulässigkeit von Versammlungen seien mit dem Grundsatz der Verhältnismäßigkeit nicht vereinbar gewesen. Der Verordnung zufolge waren Versammlungen nur mit Genehmigung zugelassen. Auch andere Bundesländer hatten damals Kundgebungen untersagt.
(3) Die Versammlungsverbote durften zwar auf das Infektionsschutzgesetz gestützt werden, so das Gericht. Die Behörden durften auch davon ausgehen, dass andere Schutzmaßnahmen nicht gleich wirksam gewesen wären. „Dieser Zweck und die zu erwartende Zweckerreichung standen jedoch außer Verhältnis zur Schwere des Grundrechtseingriffs", heißt es in dem Urteil. (Az.: BVerwG 3 CN 1.22).

(4) Das komplette Verbot sei „ein schwerer Eingriff in die
Versammlungsfreiheit" gewesen, so das Gericht. Dass die
Verordnung Einzelgenehmigungen in Aussicht stellte, habe wenig
geändert. Aus der Vorschrift sei nicht erkennbar gewesen, unter
welchen Voraussetzungen Versammlungen trotz Pandemie vertretbar
gewesen sein könnten. Die Landesregierung hätte dies regeln müssen,
„unter welchen Voraussetzungen Versammlungen infektiologisch
vertretbar sein können, um zumindest Versammlungen unter freiem
Himmel mit begrenzter Teilnehmerzahl unter Beachtung von
Schutzauflagen wieder möglich zu machen. Nur so hätte er die
erforderliche Rechtssicherheit für Bürger und Behörden schaffen
können".

BLZ 27.06.2023:
(1) Regierung will 755 Millionen Corona-Masken verbrennen
(2) Der Bund plant die Vernichtung von mindestens 755 Millionen
Corona-Schutzmasken durch Verbrennen. Die Masken seien Anfang
2020 zu Pandemiebeginn beschafft worden und hätten mittlerweile ihr
Haltbarkeitsdatum überschritten, teilte das
Bundesgesundheitsministerium gegenüber der Welt vom Dienstag
mit. Das Ministerium plane nun eine „zoll- und abfallrechtlich
konforme energetische Verwertung", sagte ein Sprecher. Sie sollten
verbrannt werden.
(3) Betroffen sind demnach 660 Millionen zertifizierte OP-Masken
und rund 95 Millionen zertifizierte FFP2-Masken. Aus der Politik
kam scharfe Kritik an dem Vorhaben – sie richtete sich auch gegen
den früheren Gesundheitsminister Jens Spahn (CDU), in dessen
Amtszeit die Masken angeschafft worden waren.

BLZ 01.07.2023:
Corona und die Medien: Wir müssen sprechen.
Die Medien hätten in der Corona-Krise den Siegeszug der Angst nicht
zulassen dürfen. Wir müssen aus den Fehlern lernen, meint ein
gestandener ZDF-Mann.

BLZ 05.07.2023:

(1) Übersterblichkeit seit Corona: Steckt dahinter eine demografische Trendwende?

(2) Seit 2020 ist in Deutschland eine Übersterblichkeit zu beobachten. Die Pandemie hatte komplexe Auswirkungen auf den demografischen Wandel. ....

(3) Es dämmert also langsam auf, dass die Covid-19-Pandemie offenbar komplexere Auswirkungen auf verschiedene Faktoren des demografischen Wandels und des Alterungsprozesses in Deutschland hatte und haben wird. Das Phänomen Übersterblichkeit wird uns zweifellos noch längere Zeit beschäftigen. Die Pandemie hat möglicherweise eine demografische Trendwende eingeläutet: mit einem Übergang von der gesicherten Lebenszeit der vorpandemischen Jahrzehnte zu einer neuen, unsicheren Lebenszeit in den kommenden Jahren. Die uns bevorstehenden tiefgreifenden gesellschaftspolitischen und technologischen Umwälzungen werden existenziell in das Bevölkerungsgeschehen in Gegenwart und Zukunft, das heißt, in den demografischen Wandel eingreifen.

Die letzten Beiträge fassen das Ende der Pandemie sowie deren Aufarbeitung gut zusammen: Die Maßnahmen enden zwar, aber die Gesetze und WHO-Vorgaben nicht, sie existieren weiter. Eine Aufarbeitung (zumindest in Deutschland) findet nicht statt. Im Klartext: Bei der nächsten kritischen Lage droht das gleiche Horrorszenario: Isolation, Schulschließungen, Zugangsverbote, Lockdown, Impfpflicht, Medien-Einheitsmeinung. Und das, obwohl heute fast alle wissen, dass die Maßnahmen vollkommen überzogen waren. Es hat uns mehr geschadet als genutzt.

4. Corona-Impfschäden – Was uns noch erwartet

Zur Zeit (August 2023) sind hier nur wenige Texte in den veröffentlichten Medien vorhanden, da keine verlässlichen statistischen Daten bekannt sind bzw. Krankheitsdaten von Ärzten und offiziellen Seiten nicht systematisch erfasst, bewusst übersehen, nicht ernst genommen oder nicht weitergegeben werden.

Bild 11.05.2022:
„Es muss jedem Patienten klargemacht werden, dass es sich um eine bedingte Zulassung des Corona-Impfstoffs handelt. Das bedeutet, die Zulassungs-Studien sind noch nicht abgeschlossen", sagt Dr. Gunter Frank. Der Allgemeinarzt fordert eine transparentere Aufklärung aller Nebenwirkungen der Corona-Impfung und berichtet von eigenen Erfahrungen mit erkrankten Patienten im jungen Alter. „Das sind keine Einzelfälle!", sagt Frank.

BLZ 01.07.2022:
(1) Corona: Wie Impfschäden immer noch heruntergespielt werden
(2) Der Brandbrief (Anmerkung des Autors: von Betroffenen) ist unterschrieben von Hunderten Patienten, Betreff: „Unterlassene Hilfeleistung bei Impfnebenwirkungen". Er ist adressiert an die Bundestagsabgeordneten und Mitglieder im Gesundheitsausschuss, an Frank Ulrich Montgomery als Ratsvorsitzenden des Weltärztebundes und weitere Ärztevertreter sowie an Wissenschaftler und Forscher der Unikliniken. Die Unterzeichner kritisieren den Umgang mit unerwünschten Nebenwirkungen der Corona-Schutzimpfung.
(3) Schwerste Impfnebenwirkungen ignoriert? Nach wie vor würden teils hochrangige Wissenschaftler und Politiker in Deutschland diese öffentlich herunterspielen und damit schwerste Beschwerden der Patienten negieren, heißt es darin. „Unter anderem sprechen wir von Entzündungsreaktionen, Autoimmunprozessen, kardiologischen und neurologischen Beschwerden, die so schwerwiegend sind, dass ein

Großteil der Betroffenen seinen Alltag nicht bewältigen, seiner Arbeit nicht nachgehen und seine Kinder nicht mehr alleine versorgen kann", schreiben die Geschädigten. Der Brandbrief ging Mitte Juni an Politik und Medien. Nachgefragt bei einer Sprecherin, ob und wie darauf reagiert wurde, heißt es: Von den Medien hätten sich deutschlandweit nur drei zurückgemeldet. Aus der Politik: niemand.

Heidelberg24 08.06.2022:
(1) Als „Long Covid" definieren die deutschen Patientenleitlinien Beschwerden, die länger als vier Wochen nach der Corona-Infektion bestehen, als Unterform „Post Covid" dauern sie länger als zwölf Wochen an. In einer Stellungnahme des Corona-Expertenrats der Bundesregierung aus dem Mai heißt es, laut Studien entwickle die Mehrheit derer, die mit schwerem Covid-19-Verlauf auf Intensivstationen behandelt wurden, Langzeitkomplikationen. Auch nach milder Infektion erfüllten zehn Prozent die Post-Covid-Kriterien.
(2) Jördis Frommhold, Lungenfachärztin und Chefärztin der Median Klinik Heiligendamm, geht von hunderttausenden Long-Covid-Betroffenen in Deutschland aus. Konsens in Expertenkreisen herrscht zur Annahme, dass vollständiger Impfschutz das Risiko für Langzeitfolgen nach einer Corona-Infektion klar verringert. Einer englischen Studie zufolge reduzieren Grundimpfungen und Booster das Long-Covid-Risiko um 50 Prozent, einer israelischen Studie zufolge um zwei Drittel.
(3) In U.K. werden die #LongCovid Fälle systematischer erfasst als bei uns.

Aus einer freien Zeitung:
(1) In der Folge von Covid-Impfungen zeigen sich viele verschiedene Krankheitsbilder, die von kardiovaskulären Erkrankungen über Gürtelrose bis hin zu Infektanfälligkeiten (die auf ein vermindertes Immunsystem hinweisen) oder einer ständigen körperlichen Erschöpfung, oft begleitet von Schwindel oder Kopfschmerzen, reichen.
(2) In verständnisvollen Arztpraxen kümmert man sich auch um jene Menschen, die dem Corona-Narrativ geglaubt haben und oft von eben

jenem System , dem sie vertraut haben, im Stich gelassen und als eingebildete Kranke abgestempelt werden.

NTV 04.09.2022:

(1) Corona als Grund für eine Berufsunfähigkeit dürfte häufiger werden, prognostiziert der Debeka-Vorstandschef. Sechs Menschen bekommen deshalb bereits eine Invalidenrente von dem Lebensversicherer. Auch bei Neuverträgen für eine Berufsunfähigkeitsversicherung spielt Covid-19 inzwischen eine Rolle.

(2) Die Debeka-Versicherungsgruppe meldet erstmals auch Corona als Grund für eine anerkannte Berufsunfähigkeit verbunden mit einer Invalidenrente. "Wir hatten 2021 die ersten sechs Fälle, da zahlen wir", sagte Vorstandschef Thomas Brahm. Die Debeka ist nach eigenen Angaben viertgrößter Lebensversicherer in Deutschland mit 451.000 gegen Berufsunfähigkeit Versicherten.

MDR 29.11.2022:

(1) Hirnschädigung nach Impfung - Wie Hinterbliebene um Aufklärung kämpfen

(2) Der Dresdner Pathologe Michael Mörz veröffentlicht im Oktober den Fall eines nach einer Corona-Impfung verstorbenen Patienten. Das alarmierende Ergebnis: Der Verstorbene wies im Gehirn Entzündungsherde auf, in denen Zellen abgestorben waren. Gleichzeitig konnte der Pathologe das Spike-Protein nachweisen - also das Protein des SARS-CoV2-Virus, das vom Körper in Folge der mRNA-Impfung gebildet wird, das aber nach Herstellerangaben an der Einstichstelle verbleiben soll. Hatte die Impfung also zu einer Hirnschädigung geführt und damit maßgeblich zum Tod des Patienten beigetragen? Trotz der Veröffentlichung in einer Fachzeitschrift versuchte der Arbeitgeber des Pathologen, ihm Interviews zu untersagen. Sein Berufsverband stellt sich hinter ihn.

NZZ 17.11.2022:

(1) Die Covid-Impfung kann den Menstruationszyklus stören: Bei den Zulassungsstudien dachte offenbar keiner an die Periode – mit

unangenehmen Folgen für viele Frauen.

(2) Eine internationale Studie bestätigt die Erfahrungsberichte von Tausenden von Frauen. Ist die Aktivierung des Immunsystems die treibende Kraft der Zyklusveränderungen?

(3) Die britische Arzneimittelbehörde hat bereits mehr als 51000 Meldungen über Menstruationsstörungen nach der Corona-Impfung erhalten. Dazu zählen verzögerte, aussergewöhnlich starke und unerwartete Regelblutungen. Ob diese auf die Impfung zurückgehen oder nicht, liess sich bis dahin nicht beantworten. .....

Welt 23.12.2022:

(1) Nebenwirkungen? Ja, es gibt sie. Immerhin das ist bekannt.

(2) Die Datenlage zu Impffolgen ist in Deutschland derart erbärmlich, die Widersprüche von Behörden und Ministern derart offensichtlich, dass unter Fachleuten und Betroffenen ein Verdacht wächst: Die wollen und wollten es nicht so genau wissen.

T-Online 11.01.2023:

(1) Wer sich in bestimmten Berufen mit dem Coronavirus infiziert, kann das als Berufskrankheit melden. t-online hat die Zahlen ausgewertet: Sie sind explodiert.

(2) Verglichen mit den ersten beiden Pandemiejahren haben die Fälle von Berufskrankheiten 2022 stark zugenommen. Insgesamt hat sich die Zahl der jährlich festgestellten Berufskrankheiten durch das Coronavirus gegenüber der Vor-Pandemiezeit vervielfacht. Dies belegen Zahlen des Spitzenverbands Deutsche Gesetzliche Unfallversicherung (DGUV), die t-online ausgewertet hat

(3) Seit Beginn der Pandemie wurden im Zusammenhang mit Covid-19 mehr als 300.000 Fälle von Berufskrankheiten gezählt. Sie tauchen in der DGUV-Statistik unter der Nummer 3101 auf – dem Code für "Infektionskrankheiten". 2019, im letzten Jahr vor der Pandemie, wurden unter dieser Nummer nur 787 Betroffene registriert. Ein Vergleich: Etwa genau so viele Fälle von Rippenfellkrebs durch Asbest wurden damals als Berufskrankheit anerkannt.

BLZ 19.01.2023:

(1) Mit einer Aktion in Berlin will eine Initiative auf Corona-Langzeitfolgen aufmerksam machen und mehr Forschung für Betroffene fordern. Vor dem Reichstagsgebäude sind laut Veranstalter am Donnerstag 500 Feldbetten mit Porträts von Betroffenen aus ganz Deutschland aufgebaut. „Wir fordern Forschung, Anerkennung und Versorgung", heißt es in der Ankündigung der Initiative „Nicht Genesen". Es herrsche dringender Handlungsbedarf der Politik, schreibt die Initiative, die sich auch für Menschen einsetzt, die nach einer Corona-Impfung über bestimmte Beschwerden berichten.

(2) Long Covid, also länger andauernde Beschwerden nach einer Corona-Infektion, komme bei mindestens zehn Prozent der Covid-19-Infektionen vor, fasste ein Autorenteam kürzlich im Journal Nature Reviews Microbiology zusammen. Weltweit seien nach Schätzungen mindestens 65 Millionen Menschen betroffen, mit täglich weiter steigenden Fallzahlen. Die bisherigen Diagnose- und Behandlungsoptionen beschrieben die Autoren als unzureichend. Sie warnen, dass einem Teil der Betroffenen möglicherweise lebenslange Einschränkungen drohten, sollte nicht gehandelt werden.

(2) Das Spektrum der Long-Covid-Symptome ist sehr vielfältig, auch die Schwere variiert. Dazu gehören zum Beispiel Müdigkeit und Erschöpfung, Kurzatmigkeit, Muskelschwäche und Konzentrations- und Gedächtnisprobleme. Möglich sind laut dem Review auch auftretende Erkrankungen, zum Beispiel Typ-2-Diabetes und ME/CFS.

BLZ 21.01.2023:

(1) Bundesgesundheitsminister Karl Lauterbach (SPD) hat vor den möglichen Folgen einer wiederholten Infektion mit dem Coronavirus gewarnt. Wie der Gesundheitsminister gegenüber der Düsseldorfer Rheinischen Post (Samstagausgabe) anführt, liefen Menschen, die mehrmals an Covid-19 erkranken, Gefahr eine unheilbare Immunschwäche zu entwickeln. Verschiedene Studien deuteten darauf hin, so Lauterbach.

(2) „Es ist bedenklich, was wir bei Menschen beobachten, die mehrere Corona-Infektionen gehabt haben. Studien zeigen mittlerweile sehr

deutlich, dass die Betroffenen es häufig mit einer nicht mehr zu
heilenden Immunschwäche zu tun haben", sagte Lauterbach weiter. In
der Folge drohten etwa Herz-Kreislauf-Erkrankungen oder Demenz.
(3) Der Minister räumt jedoch auch ein, dass die Untersuchungen
noch nicht abgeschlossen seien. „Wie gesagt, das ist noch nicht sicher,
wird intensiv erforscht. Ich verfolge die Studien und diskutiere mit
Experten. Das zeigt: Wenn jemand nach zwei Infektionen ein stark
gealtertes Immunsystem hat, ist es ratsam, dass er weitere Covid-
Infektionen vermeidet", sagte Lauterbach.
(4) Lauterbach kündigte zudem an, die Forschung zur Versorgung von
Patienten mit langfristigen Folgen einer Corona-Infektion mit 100
Millionen Euro zu fördern. Dies sei Teil einer „groß angelegten
Initiative für Menschen mit Long Covid", so Lauterbach gegenüber
der Zeitung. Zeitnah werde zudem eine Hotline im
Bundesgesundheitsministerium eingerichtet.

NTV 23.01.2023:
(1) 65 Millionen Menschen betroffen, Long Covid behält man
vermutlich ein Leben lang
(2) Eine Corona-Infektion kommt vielen inzwischen als keine große
Sache mehr vor. Doch auf Covid-19 folgt in etwa zehn Prozent aller
Fälle Long Covid. Eine neue Studie fasst den aktuellen
Forschungsstand zusammen - und kommt zu besorgniserregenden
Schlussfolgerungen.
(3) Weltweit leiden vermutlich ungefähr 65 Millionen Menschen
unter den Spätfolgen einer Corona-Erkrankung. Zu diesem Ergebnis
kommt eine Überblicksstudie, die vor wenigen Tagen in der
Fachzeitschrift "Nature Reviews Microbiology" erschienen ist.
Wissenschaftlerinnen und Wissenschaftler der Patient-Led Research
Collaborative und vom Scripps Research Translational Institute in La
Jolla, im US-Bundesstaat Kalifornien, vermuten, dass etwa zehn
Prozent der bislang etwa 651 Millionen weltweit infizierten Menschen
davon betroffen sind. Vermutlich aber liege die Zahl aufgrund vieler
undokumentierter Fälle noch höher.
(4) Damit wäre Long Covid oder Post Covid sehr viel
schwerwiegender als bisher angenommen. Allein in Deutschland wird

inzwischen von mindestens einer Million Menschen ausgegangen, die unter Langzeitfolgen der Infektion leiden. Für ihre Studie hatten die Forschenden die aktuelle Studienlage zum Thema ausgewertet. Dabei bezogen sie auch Ergebnisse aus der jahrzehntelangen Forschung zu Krankheiten wie der Myalgischen Enzephalomyelitis (ME) und dem Chronischen Fatigue-Syndrom (CFS) mit ein.

Welt 30.01.2023:

(1) Wir brauchen solide Studien zu den Booster-Impfstoffen.

(2) Die US-Gesundheitsbehörden meldeten einen möglichen Anstieg von Schlaganfällen bei Senioren, die mit dem aktuellen bivalenten mRNA-Impfstoff von Biontech geimpft worden waren. Die Arzneimittelbehörde FDA und die „Centers for Disease Control and Prevention" (CDC) teilten mit, dass man im „Vaccine Safety Datalink", das regelmäßig die elektronischen Krankenakten von derzeit 13 Krankenkassen nach Impfkomplikationen auswertet, ein entsprechendes „Risikosignal" für „ischämischen Hirninfarkt" innerhalb von 21 Tagen nach der Impfung beobachtet habe.

(3) Erst vor wenigen Tagen räumte eine CDC-Datenexpertin gegenüber der Nachrichtenagentur Reuters ein, dass sich die Rate der in der Datenbank beobachteten Schlaganfälle seit Anfang Januar zwar verlangsamt habe, dass das Signal aber immer noch statistisch signifikant – also wahrscheinlich nicht zufällig sei.

RP 30.01.2023:

(1) Myokarditis nach Corona-Impfung Wenn die Impfung aufs Herz schlägt.

(2) Dass die Corona-Impfung zur Herzmuskelentzündung führen kann, ist schon länger bekannt. Die Ursachen dafür waren jedoch bislang unklar. Jetzt haben US-Forscher im Blut von Patienten wohl den Hauptschuldigen gefunden.

MoPo 31.01.2023:

(1) Erst kam Corona – dann kamen Husten, Schnupfen, Grippe, Atemwegserkrankungen und sonstige Infekte. Hat unser Immunsystem durch das monatelange Masketragen verlernt, uns zu

beschützen? Oder hat Covid es einfach nachhaltig beschädigt? Hier ein Überblick über die wissenschaftliche Lage.

(2) Ist unsere Abwehr durch das ständige Maske-Tragen aus der Übung gekommen? Markus Beier, Bundesvorsitzender des Deutschen Hausärzteverbandes, hat darauf eine klare Antwort: „Ein erwachsenes, voll entwickeltes Immunsystem verlernt nicht innerhalb kurzer Zeit, mit bestimmten Erregern umzugehen", sagt er. Die menschliche Abwehr sei „ein komplexes System, das sich nicht durch das Tragen einer Maske aus dem Tritt bringen lässt."

(3) Theorie zwei: Corona macht dem Immunsystem so zu schaffen, dass es dauerhaft geschwächt wird. Dazu sagt der Gesundheitsminister: „Es ist bedenklich, was wir bei Menschen beobachten, die mehrere Corona-Infektionen gehabt haben." Karl Lauterbach zur „Rheinischen Post": „Studien zeigen mittlerweile sehr deutlich, dass die Betroffenen es häufig mit einer Immunschwäche zu tun haben, deren Dauer wir noch nicht kennen."

Dazu meine Frage: Hat einer der Experten mal untersucht, ob die Corona-Impfungen dem Immunsystem übermäßig zusetzen?

NZZ 08.02.2023:

(1) Lockdowns und Schulschliessungen haben offenbar nachhaltig die Gesundheit von jungen Menschen geschädigt. Gesundheitsminister Karl Lauterbach und Familienministerin Lisa Paus haben einen Bericht über die psychosozialen Auswirkungen der Corona-Pandemie auf Minderjährige vorgelegt. «73 Prozent der jungen Menschen sind auch durch die Einschränkungen während der Pandemie bis heute enorm gestresst», sagte Familienministerin Paus in einer Pressekonferenz.

ARTE 08.02.2023:

(1) Über 900 Millionen Corona-Impfungen wurden seit Beginn der Pandemie EU-weit verabreicht. Während ein Großteil der Menschen die Vakzine problemlos verträgt, leiden einige nach ihrer Impfung unter massiven Komplikationen. Wegen fehlender Anlaufstellen und Therapiemöglichkeiten fühlen sich viele Betroffene im Stich gelassen. Nun kämpfen sie um Anerkennung.

(2) Bis vor kurzem verlief Pascal Mertens' Leben noch ganz normal: Der 34-Jährige war gerade mit seiner neuen Freundin zusammengezogen. Ende letzten Jahres ließ er sich gegen Corona impfen, und seitdem hat sich sein Alltag drastisch verändert: Zum Laufen benötigt er jetzt einen Rollator, seine Wohnung kann er allein kaum mehr verlassen. Mittlerweile verbringt Pascal den Großteil seiner Zeit zu Hause auf dem Sofa. Besserung ist nicht in Sicht. In mehreren Kliniken wurde er untersucht, doch kein Arzt wollte eine Diagnose in direktem Zusammenhang mit der Impfung stellen. Seine letzte Hoffnung ist nun das Universitätsklinikum Marburg, wo man sich auf Fälle wie jenen von Pascal spezialisiert hat.

Übersterblichkeit:
(1) Statistisches Bundesamt 14.02.2023 Pressemitteilung Nr. 060: Im Januar 2023 sind in Deutschland nach einer Hochrechnung 98632 Menschen gestorben. Diese Zahl liegt 13 % oder etwa 11000 Fälle über dem mittleren Wert (Median) der Jahre 2019 bis 2022 für diesen Monat.
(2) Gründe für diese Sterbezahlen wurden nicht genannt.

ZDFheute 08.03.2023:
(Video) Nach einer Corona-Infektion können langfristige Beschwerden auftreten - aber auch nach einer Corona-Impfung. Rechtlich sind die Impfstoff-Hersteller gut abgesichert. Und die Betroffenen? Viele Menschen fühlen sich im Stich gelassen. Sie kämpfen um die richtige Diagnose und Behandlung, die Übernahme der Behandlungskosten und die Anerkennung als Impfschaden…. Dieser Film wirft viele kritische Fragen auf: Warum wurden im EU-Vertrag mit den Impfherstellern 2020 die Risiken der Covid-Impfung eindeutig festgehalten, während öffentlich meist die Unbedenklichkeit kommuniziert wurde? Oder: Warum hat Ex-Gesundheitsminister Jens Spahn für Covid-Impfstoffe Bestimmungen außer Kraft gesetzt, die für alle andere Medikamente gelten?

DWN 13.03.2023:
(1) Neue Corona-Leaks: „Industrieller Zensurkomplex" unterdrückte

Tweets zu Impfnebenwirkungen
(2) Enthüllungsjournalisten werfen der Stanford-Universität eine
Zensur-Kooperation mit Twitter vor – demnach sollten auch wahre
Aussagen zu Impfnebenwirkungen unterdrückt werden, um die
Ausbreitung von „Impfskepsis" zu verhindern. Es handelt sich um die
nächste brisante Enthüllung im Zusammenhang mit der
problematischen Covid-Politik.

NTV 13.03.2023:
(1) Die meisten Menschen merken nach sechs Monaten nichts mehr
von einer vorangegangenen Corona-Impfung. Doch bei manchen löst
das Vakzin unerwünschte Langzeitfolgen aus. Betroffene können
Entschädigung beantragen, doch der Prozess ist langwierig.
Gesundheitsminister Lauterbach will die Verfahren beschleunigen.
(2) Bundesgesundheitsminister Karl Lauterbach hat Hilfen für
Menschen mit Langzeitschäden einer Corona-Infektion oder -Impfung
zugesagt. Sein Ministerium plane ein Programm, bei dem die Folgen
von Long Covid und Post Vac (Impfschäden) untersucht würden und
die Versorgung der Betroffenen verbessert werde, sagte der SPD-
Politiker im ZDF.

BLZ 14.03.2023:
(1) Jetzt doch Hilfe bei Impfschäden: Warum ging das nicht früher?
(2) Lauterbach, der für die „nebenwirkungsfreie Impfung" warb, will
nun ein Programm für Impfgeschädigte. Besser spät als nie, doch der
Vertrauensschaden ist da.
(3) Irren ist menschlich, heißt es so schön. Das Dumme ist nur, dass
einige Fehler größere Auswirkungen haben als andere. Es ist eben
nicht zu vergleichen, wenn ein Kassierer im Supermarkt sich vertippt,
eine Chirurgin im OP einen Fuß verwechselt – oder ein Politiker von
einer „nebenwirkungsfreien Impfung" spricht und das später gar nicht
so gemeint haben will. Später heißt nun: leider erst anderthalb Jahre
später.
(4) Es kam daher doch ziemlich überraschend, als Karl Lauterbach
(SPD) am Sonntagabend im ZDF plötzlich ankündigte, ein Programm
für Impfgeschädigte aufsetzen zu wollen. Den Menschen müsse

endlich geholfen werden, einige seien schwer betroffen und sie täten
ihm sehr leid.

(5) Wer die Debatte um die schweren Impfschäden verfolgt, kann sich
nur verwundert die Augen reiben: Wie kommt Lauterbach auf einmal
darauf? Noch während der Impfkampagne hatte es stets geheißen,
Langzeitfolgen seien bei Impfungen nicht zu erwarten, schon gar
keine schweren. Noch im August 2021 hatte der heutige
Gesundheitsminister getwittert, er verstehe nicht, warum eine
Minderheit „eine nebenwirkungsfreie Impfung nicht will". Ähnliches
hatte er später bei Anne Will wiederholt.

(6) Viele der schwer Impfgeschädigten nehmen ihm das bis heute sehr
übel, denn einige haben sich daraufhin impfen lassen und können nun
aufgrund der Vielzahl ihrer Symptome nicht mehr arbeiten. Geholfen
wurde den meisten von ihnen bisher kaum, ihre Symptome wurden
lange Zeit psychologisiert. Denn schwere Impfnebenwirkungen, so
hieß es immer wieder auch von Ärzten, die gebe es ja nicht.

ZDF 25.03.2023:

(1) Impfschäden nach einer Covid-Impfung stellen Ärzte vor
Probleme: Der Virchowbund fordert ein vereinfachtes Meldesystem.
Außerdem Leitlinien zur Diagnose und Therapie.

(2) Angesichts der Debatte um die tatsächliche Zahl von Impfschäden
nach Corona-Schutzimpfungen fordern Ärzte ein vereinfachtes
Meldesystem zur Erfassung von Verdachtsfällen. "Der Meldeprozess
muss dringend besser digitalisiert werden, damit Ärzte mögliche
Nebenwirkungen nach Impfungen einfacher an die zuständigen
Stellen melden können", sagte ein Sprecher des Virchowbundes der
"Welt am Sonntag". Das bisherige Verfahren sei "zu kompliziert und
zeitaufwendig".

BLZ 28.03.2023:

(1) Wie gefährlich ist die Corona-Mutation Arcturus?
(2) Führt die Untervariante von Omikron namens XBB 1.16 zu
schweren Krankheitsverläufen? Erwartet uns eine weitere
Infektionswelle?
(3) Nach Angaben der Weltgesundheitsorganisation (WHO) löst sie

die bislang vorherrschenden Varianten BA.5 und BA.2 ab. Fälle von
XBB 1.16 wurden unter anderem in den USA, Australien, Japan,
Großbritannien, Österreich und Dänemark registriert. Das Robert-
Koch-Institut hat für Deutschland ebenfalls das Virus nachgewiesen,
ausgehend von Bayern und Baden-Württemberg. Bisher dominiert
XBB 1.5.
(4) Arcturus scheint sich in die bisherige Entwicklung des
Coronavirus einzupassen. Möglicherweise umgeht diese Variante
noch besser als ihre Vorgänger die Immunabwehr von geimpften und
genesenen Menschen. Darauf deuten drei Mutationen am Spike-
Protein hin. Die bisher gewonnen Daten zur Vorläufervariante XBB
1.5 lassen bei diesem Typus jedoch nicht auf eine erhöhte
Krankheitslast schließen.

BZ 11.04.2023:
Zwei Anwaltskanzleien wollen knapp 200 Fälle von Corona-
Impfnebenwirkungen vor Gericht bringen. Haften sollen die
Hersteller der Vakzine. Am Ende könnte aber auch der Staat für
etwaige Ansprüche zahlen.

ZDF frontal 27.04.2023:
(1) Krank nach Corona-Impfung: Wer haftet für die Folgen?
(2) Die Impfungen gegen Corona haben viele Menschenleben gerettet
und schwere Krankheitsverläufe verhindert. Doch über
Nebenwirkungen und mögliche Impfschäden wurde lange
geschwiegen. Die Betroffenen fühlen sich im Stich gelassen.
(2) Bei 192 Millionen Einzelimpfungen in Deutschland wurden bis
Ende Februar 54.879 Verdachtsfälle schwerwiegender
Nebenwirkungen beim Paul-Ehrlich-Institut gemeldet. Das sind rund
0,03 Prozent Verdachtsfälle. Die Zahl ist niedrig, doch die
Betroffenen möchten zählen in der Politik. Stattdessen müssen sie um
Anerkennung kämpfen.
(3) Der Staat müsse endlich Gelder für Forschung und Kliniken
bereitstellen. Wegen möglicher Impfschäden verklagen Betroffene die
Impfstoffhersteller auf Schmerzensgeld. Im Mai 2023 sollen die
ersten Prozesse beginnen.

BLZ 30.05.2023:

(1) Warum gab es 2020 keine statistisch relevante Übersterblichkeit in Deutschland, obwohl so dramatisch über die Corona-Pandemie berichtet wurde? Warum aber stiegen die Todesfälle hierzulande ab April 2021 über die statistisch zu erwartenden Werte an? Was geschah ab April 2021, das vorher nicht geschah? Hat jemand eine Idee?

(2) Warum sind zum Beispiel 2021 von den 15- bis 29-Jährigen 3,1 Prozent mehr und von den 30- bis 39-Jährigen 3,4 Prozent mehr gestorben, als statistisch zu erwarten war? Und dann im Jahr 2022 von den 15- bis 29-Jährigen 10,5 Prozent mehr und von den 30- bis 39-Jährigen 9,7 Prozent mehr? Was ist diesen Menschen in den Jahren 2021 bis 2022 geschehen, das ihnen vorher nicht geschah? Hat jemand eine Idee?

BLZ 01.06.2023:

(1) Gute Nachrichten für Menschen, die an Long Covid und ME/CFS leiden. Das Unternehmen Berlin Cures hat die behördlichen Genehmigungen für den Start einer klinischen Phase-II-Studie mit dem Molekül BC 007 erhalten. Getestet wird an mehreren Einrichtungen in Europa.

(2) Los gehe es in diesem Monat, teilt das Unternehmen mit. „Mit diesem wichtigen Meilenstein wird Berlin Cures in der Lage sein, belastbare Ergebnisse zur Wirksamkeit und Verträglichkeit von BC 007 bei Patienten mit Long Covid zu erhalten." Erste Ergebnisse werden demnach Anfang 2024 erwartet.

Der Corona-Impfcheck:

Du willst auch zur Masse gehören, die willig den Arm hingehalten hat? Du glaubst, die Corona-Impfung hat keine Nebenwirkungen? Beweise es dir und stelle fest, wie viele "Schüsse" du brauchst: https://www.infektionsschutz.de/coronavirus/schutzimpfung/der-corona-impfcheck/

5. Die nächste Pandemie

YouTube 24.12.2020:
Paul Schreyer: Pandemie-Planspiele – Vorbereitung einer neuen Ära?
Die Politik in der Corona-Krise kam nicht aus heiterem Himmel. Der
„Kampf gegen die Viren" begann schon in den 1990er Jahren als
„Kampf gegen den Bioterror". Eine Recherche zeigt: Über zwanzig
Jahre lang wurden seither in Planspielen immer wieder Pandemie-
Szenarien geprobt, erst in den USA, später international abgestimmt,
auch mit deutscher Beteiligung. Die Titel dieser Übungen erinnern an
Hollywood-Produktionen: „Dark Winter" (2001), „Global Mercury"
(2003), „Atlantic Storm" (2005) oder „Clade X" (2018). Beteiligt
waren hochrangige Behörden- und Regierungsvertreter sowie
bekannte Journalisten, zuletzt, bei „Event 201" im Oktober 2019,
auch Vorstandsmitglieder großer Weltkonzerne. Nachdem die
Weltgesundheitsorganisation WHO 2020 eine Coronavirus-Pandemie
ausgerufen hatte, wurden viele der jahrelang geprobten und
diskutierten Maßnahmen global umgesetzt.

5.1 Planspiele Corona-Virus

Spiegel 07.04.2020:
(1) 2012 entwarfen deutsche Behörden das Szenario eines weltweiten
Coronavirus-Ausbruchs.
(2) Rückblickend liest sich das Dokument in Teilen wie eine düstere
Vorhersage: Ein Coronavirus ist auf einem Markt in Südostasien von
einem Wildtier auf einen Menschen übergesprungen und breitet sich
in der Folge weltweit aus.
(3) Ansteckend ist es vor allem über Tröpfcheninfektionen, es kann
aber auch einige Tage auf Oberflächen überleben. Erkrankte leiden
typischerweise unter trockenem Husten und Fieber. Ein Infizierter
steckt ungefähr drei weitere Menschen an. Zunächst gibt es keine
Medikamente und keinen Impfstoff.

(4) All das haben Forscher unter der Leitung des Robert Koch-Instituts (RKI) bereits vor Jahren beschrieben. Der "Bericht zur Risikoanalyse im Bevölkerungsschutz 2012" wurde im Januar 2013 veröffentlicht und ist bis heute auf den Internetseiten des Bundestages zu finden. Nach Deutschland gelangt der Erreger in dem fiktiven Szenario über zwei Reisende. Der eine kehrt von einem Auslandssemester an seine Universität in Süddeutschland zurück, der andere ist Gast auf einer Messe in einer Großstadt in Norddeutschland.

DWN 08.05.2020: „Event 201": Eine sonderbare Pandemie-Übung kurz vor Ausbruch der Corona-Krise:
Am 18. Oktober 2019 fand in New York eine umfangreiche Pandemie-Simulation mit dem Namen „Event 201" statt, welche aus heutiger Sicht einige Fragen aufwirft. Die von der Bill & Melinda Gates Stiftung in Zusammenarbeit mit dem Weltwirtschaftsforum (World Economic Forum – WEF) und dem Johns Hopkins Center for Health Security initiierte Übung behandelte den fiktiven Fall einer von einem neuartigen Virus ausgelösten weltweiten Pandemie. Ziel war es dem offiziellen Internetauftritt der Veranstaltung zufolge, Bereiche zu illustrieren, „wo öffentlich-private Zusammenarbeit im Falle einer ernsten Pandemie nötig sei, um weitreichende ökonomische und soziale Folgen abzumildern."

5.2 Was kommt nach Corona?

SEERS-25, 23.10.2022:
Die nächste Pandemie (SEERS-25) wird unter der Ägide von Bill Gates simuliert.
Quelle: https://www.centerforhealthsecurity.org/our-work/exercises/2022-catastrophic-contagion/
☐[Übersetzt mit www.DeepL.com/Translator (kostenlose Version)]
(1) Das Johns Hopkins Center for Health Security hat in Zusammenarbeit mit der WHO und der Bill & Melinda Gates Foundation am 23. Oktober 2022 auf der Jahrestagung der Grand

Challenges in Brüssel, Belgien, die Pandemieübung Catastrophic Contagion durchgeführt.

(2) Die außergewöhnliche Teilnehmergruppe bestand aus zehn aktuellen und ehemaligen Gesundheitsministern und hochrangigen Beamten des öffentlichen Gesundheitswesens aus Senegal, Ruanda, Nigeria, Angola, Liberia, Singapur, Indien und Deutschland sowie Bill Gates, dem Ko-Vorsitzenden der Bill & Melinda Gates Foundation.

(3) Die Übung simulierte eine Reihe von Sitzungen des WHO-Notfall-Gesundheitsbeirats, in denen es um eine fiktive Pandemie in der nahen Zukunft ging. Die Teilnehmer setzten sich mit der Frage auseinander, wie auf eine Epidemie zu reagieren sei, die sich in einem Teil der Welt ausbreitet und sich zu einer Pandemie mit einer höheren Sterblichkeitsrate als COVID-19 entwickelt, von der unverhältnismäßig viele Kinder und Jugendliche betroffen sind.

(4) Die Teilnehmer wurden vor die Herausforderung gestellt, angesichts der Ungewissheit dringende politische Entscheidungen mit begrenzten Informationen zu treffen. Jedes Problem und jede Entscheidung hatte schwerwiegende gesundheitliche, wirtschaftliche und soziale Auswirkungen.

Begriffe: SEERS - Schweres epidemisches Enterovirus-Atemwegssyndrom; Contagion - Ansteckung

Merkur 09.02.2023:

(1) Welche Erreger die nächste Pandemie auslösen könnten – und was die Wissenschaft dagegen tut

(2) Nach der Pandemie ist immer nur vor der nächsten Pandemie. So oder so ähnlich lassen sich viele Aussprüche von Epidemiologen und Mikrobiologen der letzten Jahre deuten. Dabei ist die Gefahr durch das Coronavirus noch nicht einmal gänzlich zum Erliegen gekommen. Vor drei Jahren brach durch den Erreger SARS-CoV-2 die Corona-Pandemie über die Welt hinein. Mit den Auswirkungen kämpft sie seitdem noch immer, je nach Region mehr oder weniger stark.

(3) „Es wird weitere, vielleicht noch gefährlichere Pandemien geben", sagt auch Dr. Berit Lange, Leiterin der Klinischen Epidemiologie am Helmholtz-Zentrum für Infektionsforschung (HZI). Denn mögliche

Wege für die Krankheitserreger, wie sie zu den Menschen gelangen können, gibt es viele. Zecken, Vögel, Mücken, sogar die heimische Feldspitzmaus – sie alle tragen Erreger in sich, die das Zeug haben, die nächste Seuche unter Menschen auszulösen.

BLZ 21.03.2023:

(1) Experten warnen vor neuer Corona-Variante „Arcturus"

(2) In Indien ist eine neue Untervariante des Virus aufgetreten. In den letzten zwei Wochen sorgte sie bereits für einen starken Anstieg an Neuinfektionen.

(3) …..Die Untervariante von Omikron, die auch unter dem Namen XBB 1.16 bekannt ist, wurde erstmals im Januar entdeckt.

NTV 10.08.2023:

(1) Eine Variante von Sars-CoV-2 führt zu einem Anstieg von neuen Covid-19-Fällen. Der als EG.5 bezeichnete Erreger ist bereits in mehreren Ländern nachgewiesen worden. Doch wie gefährlich ist die auch als Eris-Variante bezeichnete Mutation wirklich?

(2) Die Weltgesundheitsorganisation WHO hat die erstmals im Februar 2023 registrierte Covid-19-Mutation EG.5 als "interessante Variante" eingestuft. Die auch als Eris bezeichnete Mutation geht auf Omikron zurück. Sie wurde von der WHO bereits im Juli "unter Beobachtung" gestellt. Es gebe 7354 Meldungen, in denen die EG.5-Variante nachgewiesen worden sei, schreibt die Organisation in ihrem aktuellen Bericht.

6. Buchempfehlungen

Nein, ich bekomme keine Provision, wenn du diese Bücher kaufst!
Mir geht es darum, dass das Corona-Thema mit all seinen Facetten
auch mal aus einem anderen Blickwinkel als aus der Sicht der
Standardmedien und des Einheitsjournalismus und vor allem kritisch
betrachtet wird.

6.1 Möge die gesamte Republik mit dem Finger auf sie zeigen

Spiegel-Bestseller von Marcus Klöckner und Jens Wernicke:
»MÖGE DIE GESAMTE REPUBLIK MIT DEM FINGER AUF SIE
ZEIGEN«
Das Corona-Unrecht und seine Täter
Rubikon Mainz, Paperback, 208 Seiten, 20 Euro

Auszüge aus einer Rezension:
(1) ….. steht dabei nicht nur als Mahnmal für die Menschlichkeit,
sondern auch als Auftakt dafür, der Herrschaft des Schreckens endlich
ein Ende zu bereiten.
(2) ….. Wie spitze Pfeile wurden die Worte abgeschossen gegen
diejenigen, die sich seit bald 3 Jahren gegen Bevormundung und
Übergriffigkeit, Freiheitsraub und Demokratieverlust auflehnen und
dafür Spott, Häme und Verachtung ernteten. Jeder, der Zweifel
anmeldete, musste damit rechnen, vom Familientisch verbannt, aus
Freundeskreisen ausgeschlossen und im Beruf gemobbt zu werden.
(3) Anhand hundert vielsagender Zitate von vorgeblichen
Volksvertretern, Journalisten, Medizinern und anderen in der
Öffentlichkeit stehenden Persönlichkeiten veranschaulichen die
Autoren, dass Tyrannei sich eben nicht erst dadurch manifestiert, dass
Exekutionskommandos durch die Straßen ziehen oder Nachbarländer
im Morgengrauen überfallen werden. Sie zeigen, wie Kommunikation
zur Waffe wurde.

Vorwort von der Politikwissenschaftlerin Ulrike Guérot:
„Die Corona-Politik war und ist ein großes Verbrechen an der
Menschheit und an der Menschlichkeit. In einer Demokratie gehört
das aufgeklärt, damit das gesellschaftliche Krebsgeschwür nicht dazu
führt, dass die Gesellschaft und die Demokratie von innen zerfressen
werden.“

BLZ 22.11.2022:
Jedes Kapitel des Buches, die sich mit der Haltung zur Corona-
Pandemie (dass es wirklich eine Pandemie gab, wird von den Autoren
übrigens nicht geleugnet) von Politik, Medien, Gesellschaft und Eliten
beschäftigen, beginnt mit einem besonders ungeheuerlichen Zitat.
Zum Beispiel vom Weltärztebund-Vorsitzenden Frank Ulrich
Montgomery: „Aber wenn sie ungeimpft auch nicht mehr arbeiten
können, brauchen sie auch keinen öffentlichen Nahverkehr mehr, um
dahin zu kommen. Ja, so hart ist das!“ Oder vom Tübinger
Oberbürgermeister Boris Palmer: „Für Leute wie Sie muss die
Impfpflicht her. Wenn nötig, bis zur Beugehaft.“

6.2 Der Staat streift seine Samthandschuhe ab

Peter Sloterdijk
»DER STAAT STREIFT SEINE SAMTHANDSCHUHE AB«
Amazon Kindle 15,99 €, Paperback 18,00 €

Klappentext:
Peter Sloterdijk ist einer der bekanntesten und wirkungsmächtigsten
Denker unserer Zeit. Seine philosophischen Zeitdiagnosen und
politischen Interventionen sind risikofreudig, streitbar und mindestens
so erhellend wie überraschend. Dies konnte man einmal mehr im
letzten Jahr mitverfolgen, als er in zahlreichen Interviews über die
Pandemie und ihre sozialen, politischen und existentiellen
Konsequenzen befragt wurde.

Vorbemerkung des Autors P.S.:
Der vorliegende kleine Band versammelt eine Auswahl von
Äußerungen, die im Zeitraum zwischen März 2020 und März 2021
zum größeren Teil in direkten Gesprächen mit Journalisten deutscher,
französischer und amerikanischer Medien entstanden sind. Deren
Fragen bezogen sich – ohne Absprache oder Vorsatz überwiegend auf
die von dem neuen mikrobischen Erreger SARS-CoV-2 verursachte
Pandemie und ihre sozialen, politischen und existenziellen
Konsequenzen….

Erstes Zitat aus dem Buch:
Zunächst einmal muß festgehalten werden, daß wir im Zeitalter der
Überreaktion leben. Seit mindestens einem Jahrhundert ist das
Gleichgewicht des Prinzips Aktion/Reaktion, welches Newton
entwickelt und Starobinski auf Kultur und Politik angewandt hat,
durch ein Ungleichgewicht zugunsten der Aktion ersetzt worden.
Modern sein bedeutet zu glauben, daß Handeln Vorrang hat. Jetzt, wo
wir uns in einer Situation befinden, die eigentlich eine gewisse
Passivität von uns verlangt, entscheiden wir uns für die Flucht in
übertriebenen Aktivismus. Es handelt sich hier um eine allergische
Überempfindlichkeit gegenüber Erregern, die uns möglicherweise
Leid zufügen können. Weil plötzlich von einem neuen Mitglied des
mikrobiologischen Universums, über das wir noch wenig wissen, eine
Ansteckungsgefahr ausgeht, schließen wir alle Schulen, obwohl wir
wissen, daß Kinder kaum bedroht sind, weil sie erstaunlicherweise
über eine natürliche Immunität verfügen. Von nun an wird jeder,
buchstäblich jeder einzelne, aufgefordert, sich bedroht zu fühlen. Und
der Mensch neigt so sehr dazu, sich eine Bedrohung einzubilden, daß
ein Großteil der europäischen Bevölkerung nun davon ausgeht, einer
aussterbenden Spezies anzugehören!

Zweites Zitat aus dem Buch:
…. Man muß in Zeiten der Corona-Krise auch über Alternativen
diskutieren dürfen. Verwunderlich sind doch die
Verordnungsregierungen in aller Welt und märchenhafte
Geschwindigkeit, mit der sich größere und kleinere Nationen in eine

Schockstarre versetzen lassen. Es zeigt sich eben, daß der Staat etwas ganz anderes ist, als wir bislang gedacht haben. Für alle war klar, daß wir nicht mehr die Bevölkerungen der Militärstaaten sein können, die sich im 19. Jahrhundert entwickelt hatten. Man meinte, das System habe sich zu einer großen Versorgungsmaschine gewandelt. Daß aber ein so mächtiger Verfügungsstaat, ein wohlmeinender Leviathan, entstanden war, mußte erst mal bewiesen werden. Alles, was gestern beschlossen wurde, Ausgehverbote in Friedenszeiten etwa, galt noch vorgestern als völlig unmöglich.

7. Schlusswort

Zu Coronazeiten haben vor allem Alte, Kinder und unser Zusammenleben gelitten. Das wurde so zerrissen wie noch nie zuvor und ist auch heute noch nicht repariert. Wir können jederzeit wieder in eine solche Situation hineinschliddern, weil die Politik nicht das macht, was sie versprochen hat, nämlich das "Infektionsschutzgesetz" zu überarbeiten und die Fehler auszumerzen. Aber wir brauchen auch kein neues Gesetz, sondern eine Analyse, kritisch, ehrlich und vor allem selbstkritisch.

Eine Untersuchung ist dringend geboten, um zu verstehen, warum zu viele kritiklos mitgemacht haben, weshalb Kritiker ausgegrenzt, beleidigt, per Gesetz verfolgt und tot geschwiegen wurden. Wieso hatten wir immer zu wenig Daten, wo waren vor allem die vielen kritischen Journalisten, die sonst alles in Frage stellen? Wo waren die Kirchen, Gewerkschaften, Vereine und andere Organisationen? Alle haben mitgemacht, ohne zu prüfen, was da wirklich vor sich geht, haben sich an den Ausgrenzungen Ungeimpfter beteiligt. Wo waren die Richter, die alle berechtigten Klagen abgeschmettert und einige Artikel des Grundgesetzes außer Kraft gesetzt haben, so dass Schlägertrupps in Uniform friedlich Demonstrierende drangsalieren konnten?

Die Anordnung einer Corona-Pandemie war der ultimative Test, welche Einschränkungen und Erniedrigungen der Mensch bereit ist, zu akzeptieren. Dazu musste Angst verbreitet werden und die Androhung von Strafen bei geringsten Zuwiderhandlungen war Teil des Plans. Diese klassischen Druckmittel von Regierungen werden weltweit angewendet.

Der Gesundheitsminister – und nicht nur er an vorderster Stelle - hat in der Pandemie, mit im Prinzip falschen Aussagen, gegen Ungeimpfte regelrechte Hetze betrieben ("nächstes Jahr sind alle Ungeimpften tot") und sie als Treiber der Pandemie bezichtigt.

Diese irren und überzogenen Maßnahmen haben viele Deutsche erkannt und auch kritisiert, aber trotzdem erduldet, weil sie aus den veröffentlichten Medien immer wieder nur die regierungsamtlichen Verlautbarungen vorgesetzt bekamen und diese unreflektiert als "korrekt" hingenommen haben.

Wer im Frühsommer 2023 noch behauptet, dies sei eine echte Pandemie gewesen und man hätte es nicht besser wissen können, wer noch nie von den neuen WHO-Pandemie-Regulatorien gehört hat und wer die Impfschäden für fatale Einzelfälle hält, der muss sich schon penetrant Augen und Ohren zuhalten.

Nach der gerade überstandenen „Corona-Pandemie" können wir uns dann weiteren äußerst wichtigen und drängenden Dingen zuwenden: Dschungelcamp, DSDS, ESC, Netflix, Feierabendbier, Königskrönung, Ukraine-Krieg, Waffenlieferungen, Energie- und Güterverknappung, Blackout-Gefahr, Inflation, Rezession, Schuldenbremse, Bahnstreik, Politiker-Klüngelei, Klimakrise, Heizungsverbot, neue Grundsteuer, Migranten, Bargeldverbot, EU-Vermögensregister, Genderismus usw..

Die Corona-Kanonen rauchen noch und das Pulver ist noch lange nicht verschossen. Jetzt wird schon an der nächsten Front gebastelt und der Fokus auf das Klima ausgerichtet: Mit der Ankündigung von Verboten für Gas- und Ölheizungen und angekündigter Stromrationierungen zur angeblichen Beherrschung der Erderwärmung werden schon die nächsten Angst- und Drohszenarien in Stellung gebracht!

PS: BLZ 30.08.2023: Frankfurter Buchmesse ohne Mut: Diese Kritik der Pandemiepolitik ist unerwünscht
(1) Das Buch des Philosophieprofessors Michael Esfeld kann nicht auf die Buchmesse. Ist diese Kritik der Corona-Maßnahmen tatsächlich unzumutbar?
(2) Corona ist vorbei, die Aufarbeitung ebenso – eingestanden werden

kleine Fehler, aber im Großen und Ganzen haben „wir" alles gut gemacht, und eine Kommission zur Evaluierung der Pandemiepolitik hält der Bundestag auch nicht für nötig. Da stört ein Buch wie das von Michael Esfeld – renommierter Philosophieprofessor an der Universität Lausanne und Mitglied der Leopoldina.

(3) Das andere ausgeschlossene Buch ist Gunter Franks „Das Staatsverbrechen. Warum die Corona-Krise erst dann endet, wenn die Verantwortlichen vor Gericht stehen" (2023).

(4) Kritische Menschen, die sich erkühnen, sich ihres eigenen Verstandes zu bedienen, scheinen nicht mehr im Horizont der Frankfurter Buchmesse zu sein. Das ist, wenn schon kein Land, dann sicher eine Buchmesse „ohne Mut"?

PPS: Noch ein schlauer Spruch zum Schluss:
Die ZEIT ist gekommen, den BLICK von den Massenmedien abzuwenden. Denn das BILD was sie für uns zeichnen, ist nur ein SPIEGEL ihrer selbst. Wenn wir erkennen würden, wie DIE WELT wirklich ist, glaubten wir auf einem anderen STERN zu sein. Man versucht unseren FOCUS abzulenken, um die Wahrheit zu verstecken (H. Jörsch).

8. Quellen verwendeter Zitate

ARTE	Deutsch-französischer Kultursender
BR24	Bayerischer Rundfunk
BZ	Badische Zeitung
BI	Businessinsider
Bild	Tageszeitung
BLZ	Berliner Zeitung
Die Nachrichten	Nachrichtenmagazin
DLF	Deutschlandfunk
DW	Deutsche Welle
DWN	Deutsche Wirtschaftsnachrichten
ET	Epoch Times
FAZ	Frankfurter Allgemeine Zeitung
Focus	Nachrichtenmagazin
FR	Frankfurter Rundschau
GMX	E-Mail-Dienst mit aktuellen Nachrichten
Handelsblatt	Tageszeitung
Heidelberg24	News aus Heidelberg und Baden-Württ.
KRS	Kölnische Rundschau
Lisa Fitz	Kabarettistin
LVZ	Leipziger Volkszeitung
MDR	Mitteldeutscher Rundfunk
MDZ	Mitteldeutsche Zeitung
Merkur	Münchner Merkur
MM	Mannheimer Morgen
Monika Gruber	Kabarettistin
MoPo	Hamburger Morgenpost

Netzfund	frei verfügbare Texte aus dem Internet
News.de	Nachrichtenportal
NTV	Nachrichtenfernsehen
NZZ	Neue Zürcher Zeitung (für das deutsche "ß", in der Schweiz "ss")
RKI	Robert Koch Institut
RND	Redaktionsnetzwerk Deutschland
RNZ	Rhein-Neckar-Zeitung
RP	Rheinische Post
Spiegel	Nachrichtenmagazin
Stern	Nachrichtenmagazin
SWR aktuell	Südwestrundfunk
SZ	Süddeutsche Zeitung
T-Online	Nachrichtenmagazin
Tagesschau	TV-Nachrichten
WDR	Westdeutscher Rundfunk
WEB	WEB.de
Welt	Nachrichtenmagazin
WHO	Weltgesundheitsorganisation
Yahoo	E-Mail-Dienst mit aktuellen Nachrichten
YouTube	Videoportal
ZDF	Fernsehprogramm
Zeit	Aktuelle Nachrichten

www.ingramcontent.com/pod-product-compliance
Lightning Source LLC
Chambersburg PA
CBHW070921260726
48661CB00003B/774